D. R. INOGAMOVA

Genética básica e doenças hereditárias no desenvolvimento da criança

D. R. INOGAMOVA

Genética básica e doenças hereditárias no desenvolvimento da criança

ScienciaScripts

Imprint

Cover image: www.ingimage.com

This book is a translation from the original published under ISBN 978-620-7-80747-5.

Publisher:
Sciencia Scripts
is a trademark of
Dodo Books Indian Ocean Ltd. and OmniScriptum S.R.L publishing group

120 High Road, East Finchley, London, N2 9ED, United Kingdom
Str. Armeneasca 28/1, office 1, Chisinau MD-2012, Republic of Moldova, Europe
Printed at: see last page
ISBN: 978-620-8-35126-7

Conteúdo

A genética é o coração da ciência biológica. Só no âmbito da genética é que a diversidade das formas e processos de vida pode ser compreendida como um todo unificado.
Φ. Ayala, geneticista americano, autor do livro didático Modern Genetics.

INTRODUÇÃO

A genética é um ramo da biologia que estuda a base material da hereditariedade e da variabilidade, bem como as regularidades da herança e as alterações dos traços numa série de gerações de organismos. ***A hereditariedade*** é entendida como a propriedade dos organismos de repetir num certo número de gerações os traços, os tipos semelhantes de metabolismo e o desenvolvimento individual em geral. Por outras palavras, a hereditariedade assegura a reprodução de uma nova geração nas formas estritas da espécie original através da transmissão de informação hereditária sobre traços e propriedades. ***A variabilidade é a*** propriedade exatamente oposta, graças à qual surgem novas caraterísticas na descendência. A informação hereditária modificada é transmitida na geração seguinte de geração em geração.

A hereditariedade, enquanto propriedade de todos os organismos, tem interessado as pessoas desde os tempos antigos. É provável que já na antiguidade existissem ideias pré-científicas sobre as diferenças hereditárias entre as pessoas. Em afirmações geralmente atribuídas a Hipócrates, pode encontrar-se a seguinte afirmação: "..... A semente produz o corpo inteiro, a semente saudável produz partes saudáveis do corpo, a semente doente produz partes doentes do corpo. Uma vez que, em regra, um homem careca dá à luz um homem careca, um homem de olhos azuis dá à luz um homem de olhos azuis e um homem oblíquo dá à luz um homem oblíquo, nada impede o nascimento de homens de cabeça comprida com homens de cabeça comprida." Anaxágoras e Aristóteles defendiam o mesmo ponto de vista. Platão, na sua obra "Política", explica em pormenor como escolher os cônjuges para dar à luz filhos capazes de se tornarem personalidades excepcionais, tanto física como moralmente.

A obra genial do cientista-enciclopedista Abu Ali ibn Sina "Avicena" (980 - 1037) *"Conon da Ciência Médica"* permitiu-lhe tornar-se um dos maiores representantes da humanidade de todos os tempos. *"Conon" - uma* obra capital, uma verdadeira enciclopédia dos conhecimentos médicos que a humanidade tinha acumulado nessa altura. Além disso, incluía muitas informações até então desconhecidas da ciência médica no domínio da cirurgia, do diagnóstico e das doenças hereditárias. Ibn Sina, com base nas suas observações científicas, partiu do princípio de que, se uma pessoa é fisicamente forte e saudável, a sua geração será igualmente forte e saudável e que algumas doenças são herdadas de geração em geração.

Mas foi apenas no século XI que estes fenómenos começaram a ser estudados de forma objetiva. O investigador checo Gregor Johann Mendel deu um contributo decisivo para a compreensão dos mecanismos de hereditariedade das caraterísticas. Pode ser considerado o fundador da genética científica. Em 1866, Mendel publicou os resultados de experiências com ervilhas no seu artigo "Experiências sobre híbridos de plantas", no qual demonstrou que a hereditariedade é transmitida através das células germinativas *sob a forma de factores discretos* de uma geração para outra, *sem mistura nem dissolução.* No entanto, o significado da sua investigação foi verdadeiramente reconhecido quando, em 1900, três cientistas - G. De Fries, C. Correns e C. Cermak - obtiveram simultaneamente resultados semelhantes em diferentes objectos vegetais, o que confirmou a correção das conclusões de H. Mendel. O ano de 1900 foi o ano do nascimento da genética como ciência. O termo *"genética"* foi introduzido em 1906 por W.Batson.

A descoberta das leis de Mendel provocou um rápido desenvolvimento da ciência da hereditariedade e da variabilidade dos organismos, que ficou conhecida como genética. No seu desenvolvimento, a genética passou por três fases, entre as quais não há limites claros. Em cada uma delas, formaram-se certas ideias humanas sobre a estrutura do material hereditário e sobre as regularidades da hereditariedade e das mudanças nos traços.

A primeira fase é a era da "Genética Clássica" (1900 - 1930). Durante este período, o Mendelismo foi finalmente estabelecido, o fenómeno da herança ligada foi descoberto, a teoria dos genes e a teoria cromossómica da hereditariedade foram formuladas. O desenvolvimento da doutrina do fenótipo e do genótipo e a interação dos genes foram também importantes.

A segunda fase do desenvolvimento da genética é conhecida como "Neoclassicismo" (1930-1953), quando foram descobertos os métodos bioquímicos e a mutagénese induzida na investigação genética. Nesta fase, obtiveram-se provas inegáveis do papel preponderante do ADN nos fenómenos de hereditariedade e variabilidade, determinou-se a estrutura física e química da molécula de ADN e decifrou-se o código biológico.

A terceira fase "Período sintético do desenvolvimento da genética" (de 1953 até à atualidade). Atualmente, a principal atenção é dada ao estudo da estrutura fina e das funções do gene, às questões de regulação da atividade genética. O processo de mutação é intensamente estudado, e estão a ser desenvolvidos métodos de engenharia genética para alterar artificialmente as propriedades hereditárias na direção desejada.

Assim, a terceira fase moderna do desenvolvimento da genética abriu enormes perspectivas de intervenção dirigida nos fenómenos de hereditariedade e de seleção dos organismos vegetais e animais, revelou o importante papel da genética na medicina, em particular, no estudo dos padrões das doenças hereditárias e das anomalias físicas dos seres humanos. Em cada década do século XX, foram efectuadas descobertas importantes no domínio da genética. Gradualmente, esta ciência ocupou posições-chave e uma posição de liderança na biologia fundamental.

A cronologia das descobertas mais importantes no domínio da genética humana e da genética médica é apresentada a seguir (no quadro 1).

Tabela 1.

Grandes descobertas da genética humana

Ano	Descoberta científica	Investigadores
1866	Hereditariedade corpuscular. Leis da hereditariedade	H. Mendel
1876	Método de Gémeos	F.Galton
1900	Descoberta de traços humanos polimórficos mendelantes (grupos sanguíneos ABO)	K. Landsteiner
1902	Variabilidade bioquímica humana, erros inatos do metabolismo	A. Garrod
1903	O cromossoma como portador de genes	W. Sutton e T. Boveri
1910	Localização de genes humanos num cromossoma	E.Wilson
1911	A teoria cromossómica da hereditariedade	T.G. Morgan et al.
1927	Determinação do efeito mutagénico dos raios X	G. Meller
1940	O conceito de polimorfismo	E. Ford
1947	Elementos genéticos móveis	Б. McClintock
1949	A descoberta da cromatina sexual	M. Barr e L. Bertram
1953	Estrutura do ADN	J. Watson e F. Crick.
1954	O papel das doenças infecciosas na formação do património genético humano	A. Ellison
1955	Síntese enzimática do ARN e do ADN	O. Ochoa e A.Kornberg
1956	Determinação do número de cromossomas nos seres humanos	J. Thio e A. Levan
1957	Determinação da determinação do oligénio sequências de aminoácidos numa molécula de proteína	W. Ingram
1959	Aberração cromossómica como causa de anomalia congénita no ser humano (síndrome de Down)	J.Lejeune et al.
1959	Estabelecimento do papel do cromossoma Y na determinação do sexo em humanos	C. Ford e P. Jacobs
1960	Preparação de preparações cromossómicas a partir de leucócitos do sangue periférico	P.Moorhead
1961	Rastreio bioquímico	R.Guthrie
1961	A descoberta do código genético	M. Nirenberg
1962	Inativação indiscriminada de um dos cromossomas X em indivíduos do sexo feminino	E. Beitler

1966	Diagnóstico pré-natal de doenças cromossómicas	M. Steele e V. Breg
1970	Coloração diferencial dos cromossomas	T. Kasperson, A.F. Zakharov
1970	Gene sintetizado artificialmente	H.B. Koran
1978	Diagnóstico genético molecular	J.Kann
1983	Método da reação em cadeia da polimerase	C. Mullison
1985	Método de datiloscopia do ADN	A.Jeffries
1988	Dissomia uniparental em seres humanos	J. Spence et al.
1988	A anatomia patológica do genoma humano como um novo paradigma da medicina	B. Mac Cusick
1989	Primeiras tentativas bem sucedidas de terapia genética para doenças hereditárias e não hereditárias (tumores e infecções)	A.Anderson
1990	Imprinting genómico e doenças de imprinting	J. Hall
1991	Doenças da expansão de repetições em tandem	A.Verkerk et al.
1992	Classificação das doenças mitocondriais	D. Wallace
1989	Decifrar os genomas de muitos organismos	
2002	Sequenciação do genoma humano	Resultado da cooperação internacional

A hereditariedade e a variabilidade são as principais propriedades inerentes aos organismos vivos. São a base de todas as manifestações de vida. Sem a hereditariedade e a variabilidade, a evolução da vida na Terra seria impossível. O homem é um "produto" da longa evolução da natureza viva. Todas as leis biológicas gerais se reflectem na sua formação como espécie biológica *"Homem de razão" (Homo sapiens).*

No seu desenvolvimento, a genética humana foi constantemente "alimentada" por conceitos biológicos gerais (doutrina evolutiva, ontogénese), por descobertas genéticas (mendelismo, teoria cromossómica da hereditariedade, papel informativo do ADN), por realizações da medicina teórica e clínica.

Não há hoje qualquer dúvida de que um organismo é o resultado de uma interação complexa entre o programa genético herdado dos pais e as condições ambientais diversas e em constante mutação.

O programa genético, por um lado, sendo transmitido de geração em geração, assegura a reprodução das caraterísticas tipológicas de um ser humano enquanto representante de uma espécie biológica e a herança de algumas caraterísticas, incluindo as patológicas, dos pais. Por outro lado, cria de cada vez (com base em fenómenos e regularidades genéticas) um indivíduo único na sua individualidade genotípica.

A experiência secular da medicina atesta de forma convincente o carácter individual do curso da patologia. O carácter individual da doença, que se manifesta no ritmo de desenvolvimento da doença, na intensidade do processo patológico, na especificidade do seu curso, no resultado da doença, etc., deve-se em grande parte à singularidade genética de cada pessoa, às formas inimitáveis de implementação do programa genético.

Um ramo aplicado da genética médica é a genética clínica, que utiliza os avanços da genética médica, da genética humana e da genética geral para abordar problemas clínicos que surgem em doentes específicos ou nas suas famílias.

A genética humana deve muito do seu sucesso à genética médica, uma ciência que estuda o papel da hereditariedade na patologia humana, os padrões de transmissão das doenças hereditárias de geração em geração e desenvolve métodos de diagnóstico, tratamento e prevenção de todas as formas de patologia hereditária. Nesta direção, são sintetizadas as realizações tanto da medicina como da genética. Esta síntese tem como objetivo a luta contra as doenças e a melhoria da saúde humana.

A genética responde às seguintes questões específicas: que mecanismos hereditários mantêm a homeostase do organismo e determinam a saúde de um indivíduo; qual é o significado dos factores hereditários na etiologia das doenças; qual é a relação entre os factores hereditários e ambientais na patogénese das doenças; qual é o papel dos factores hereditários na determinação do quadro clínico das doenças, se a constituição hereditária afecta o processo de recuperação e o resultado da doença; que factores hereditários determinam a especificidade do tratamento farmacológico e de outros tipos de tratamento.

Atualmente, a genética médica desenvolve-se intensamente em diferentes direcções: o estudo do genoma humano, a citogenética, a genética molecular e bioquímica, a imunogenética, a genética clínica e a ecogenética.

Através da interpenetração de ideias, conceitos e métodos, a genética geral, a genética humana e a genética médica enriqueceram-se mutuamente, contribuindo, em última análise, para 7
garantir que as conquistas da ciência sejam concretizadas na prática não só pelo médico, mas também pelo professor-defectologista, pelo psicólogo e pelo especialista em educação pré-escolar.

Como resultado de um século de desenvolvimento da genética humana como ciência, foram formadas as principais disposições da genética, cujo conhecimento é obrigatório para um professor-defectologista, psicólogo e especialista em educação pré-escolar.

1. As doenças hereditárias fazem parte da variabilidade hereditária total nos seres humanos. Não existe uma fronteira nítida entre a variabilidade

hereditária que leva a variações nos traços normais e a variabilidade que causa doenças hereditárias. Tanto as mutações neutras como as patológicas podem ocorrer nos mesmos genes.

2. O desenvolvimento de traços hereditários ou doenças envolve o genótipo humano e o ambiente externo. Em todas as manifestações da vida, existe sempre uma interação entre a hereditariedade e o ambiente. Embora a hereditariedade (genótipo) desempenhe um papel determinante para o desenvolvimento de alguns traços ou doenças, e o ambiente externo desempenhe um papel significativo para o desenvolvimento de outros (hipotermia, desnutrição, stress emocional ou mental, etc.), não existem traços que dependam apenas da hereditariedade ou apenas do ambiente.

3. A humanidade está "sobrecarregada" com uma enorme "carga" de várias mutações, cuja acumulação ocorreu no processo de longa evolução. O processo de mutação em curso constante forneceu novas mutações ao património genético da humanidade, e a seleção natural preservou-as e multiplicou-as ou levou ao seu desaparecimento.

4. Se há algumas décadas se falava de centenas de doenças hereditárias, hoje em dia, ao descrever qualquer doença, incluindo as doenças infecciosas, temos de ter em conta, em certa medida, a estrutura hereditária do organismo e o seu papel na etiologia e patogénese da doença. Para um trabalhador pedagógico pensante, os conceitos genéticos podem tornar-se uma "estrela-guia" tanto na atividade prática de um pedagogo, como no diagnóstico e na prevenção entre os seus familiares.

5. O progresso da medicina e da sociedade conduz a um aumento da esperança de vida dos doentes com doenças hereditárias, à restauração da sua função reprodutiva e, consequentemente, a um aumento do seu número na população. Uma pessoa doente ou portadora de uma condição patológica é um membro de pleno direito da sociedade e tem direitos iguais aos de uma pessoa saudável. Conceitos como a eugenia, a degeneração das famílias com patologia hereditária, a incurabilidade das doenças hereditárias, a proibição do casamento ou a esterilização por motivos genéticos pertencem ao passado. No diagnóstico, tratamento e prevenção de doenças hereditárias, a medicina moderna e a pedagogia têm grandes possibilidades, que se tornarão ainda maiores no futuro. A importância da genética para a pedagogia não pode ser sobrestimada.

Em primeiro lugar, como parte da base teórica da medicina, a genética expande e aprofunda o pensamento biológico de um especialista. O futuro pedagogo, através da compreensão das leis da hereditariedade e da variabilidade, deve realmente representar todas as fases do desenvolvimento humano individual do ponto de vista da implementação do programa herdado por um indivíduo em condições ambientais específicas. O conhecimento genético é necessário para novos métodos de diagnóstico, tratamento e prevenção de doenças hereditárias, educação e compreensão das crianças doentes.

Em segundo lugar, as conquistas da genética médica são efetivamente implementadas em todas as secções da pedagogia e da psicologia. As doenças hereditárias ocupam um lugar significativo no trabalho de cada formador de professores devido à sua frequência e gravidade. As doenças hereditárias incluem uma vasta gama de doenças de várias classes nosológicas. Trata-se de numerosas doenças dos órgãos internos, do metabolismo, do sangue, do sistema endócrino, da pele, dos olhos, do sistema geniturinário, das doenças nervosas e mentais, etc. Cerca de 5 por cento das crianças nascem com doenças hereditárias e congénitas. As doenças hereditárias incluem defeitos visuais generalizados como a miopia, a hipermetropia e o daltonismo (ocorre em 0,5% das mulheres e 8% dos homens). As doenças com predisposição hereditária incluem a aterosclerose, os defeitos cardíacos, a esquizofrenia, o autismo infantil e outras. Por conseguinte, todos os professores-defectologistas, psicólogos e especialistas em educação pré-escolar podem deparar-se com patologias hereditárias no seu trabalho quotidiano.

Graças aos êxitos da ciência médica e às conquistas científicas e técnicas dos últimos anos, a percentagem de reconhecimento da patologia geneticamente determinada na estrutura da morbilidade, mortalidade e incapacidade da população está a aumentar.

Por exemplo, em países com sistemas de saúde desenvolvidos, os factores genéticos são responsáveis por:

80% de atraso mental;

70% de cegueira congénita;

50% de surdez congénita;

40-50% dos abortos espontâneos e abortos espontâneos;

20-30% da mortalidade infantil.

Entre os motivos de hospitalização de crianças em hospitais não especializados, as doenças hereditárias representam 20 a 40% do total de casos. Por outras palavras, em média, uma em cada quatro crianças internadas num hospital geral é uma criança com uma patologia hereditária. Naturalmente, entre as crianças com atraso mental, perda de audição, surdez e perda de visão, o número de doentes com doenças hereditárias é muito mais elevado.

A patologia hereditária pode "assombrar" uma pessoa em todas as fases da vida: desde o nascimento até à velhice. Por conseguinte, deve ser prestada não só assistência médica, mas também pedagógica e apoio psicológico, não só à criança doente, mas também à sua família. Neste caso extremamente importante, o papel do educador é inestimável.

Há muito que as doenças hereditárias não podiam ser tratadas e o único método de prevenção era a recomendação de não ter filhos.

A genética médica moderna está equipada com métodos de diagnóstico precoce pré-sintomático e mesmo pré-natal de doenças hereditárias. Os métodos de diagnóstico pré-implantação estão a ser intensamente desenvolvidos.

O desenvolvimento da genética, que alcançou um sucesso sem precedentes nos últimos anos, predetermina o nascimento de uma nova abordagem para a compreensão de problemas não só médicos, mas também psicológicos, pedagógicos e outros relacionados com o fator humano. Os resultados preliminares dos estudos de gémeos e famílias destinados a estudar a contribuição dos factores genéticos para a formação das propriedades do temperamento e de alguns traços de personalidade são agora confirmados pelos resultados dos estudos de genética molecular. Os estudos sobre o controlo genético de alguns sistemas de neurotransmissores do cérebro permitiram descobrir e identificar sistemas genéticos que constituem a base e os mecanismos da memória, contribuindo para o desenvolvimento de comportamentos aditivos ou agressivos.

É óbvio que a formação de um comportamento adequado numa criança (tanto normal como anormal), o desenvolvimento de certas competências, a adaptação e os processos de aprendizagem devem ser realizados com base na compreensão das causas, da estrutura dos defeitos e da natureza da sua interação com outros sistemas do corpo. Compreender os problemas do aparecimento e da formação de anomalias numa criança é uma condição prévia para uma intervenção pedagógica qualificada e bem sucedida.

O conhecimento das leis da hereditariedade desempenha um papel importante na educação pedagógica. Todos os comportamentos humanos estão, em maior ou menor grau, ligados à herança filogenética. Para compreender os mecanismos subtis desta relação, é necessário um conhecimento não superficial mas profundo.

O papel metodológico da genética na educação predetermina requisitos especiais para o seu ensino, que deve combinar amplitude de cobertura, profundidade científica e acessibilidade de apresentação. Este manual aborda, a um nível adequado, todas as secções da ciência moderna da genética necessárias à compreensão da genética e do comportamento humanos, pelo que se espera que seja útil a todos os estudantes e investigadores que estudam estas áreas. A apresentação breve mas coerente dos princípios básicos da genética é especialmente necessária nos departamentos pré-escolares. Juntamente com um médico, um defectologista pedagógico, um psicólogo e um especialista em educação pré-escolar podem participar ativamente na aplicação da genética médica em prol de uma família feliz com filhos saudáveis.

Questões de supervisão:

1. Qual é a essência dos fenómenos de hereditariedade e de variabilidade?
2. O que é a genética, história do desenvolvimento da genética?
3. O que é que a genética médica estuda?
4. Quais são as afirmações básicas da genética cujo conhecimento é essencial para um professor instruído?
5. Dar exemplos-chave da importância da genética médica na pedagogia.

CAPÍTULO I

A BASE CITOLÓGICA DA HEREDITARIEDADE.

1.1. ESTRUTURA E FUNÇÕES DA CÉLULA

Todos os organismos vivos, com exceção dos vírus, são constituídos por células. As células, representadas na maioria das vezes por formações microscópicas, possuem todas as propriedades vitais mais importantes: autorregulação, auto-reprodução, unidade de estrutura e função, desenvolvimento histórico, etc. As células estão constantemente a passar por processos de metabolismo e transformação de energia.

A ciência que estuda a estrutura e o funcionamento das células é designada por *citologia* (do grego *kytos* - célula + *logos* - ciência). O desenvolvimento e o estabelecimento da citologia foram em grande parte determinados pelo aperfeiçoamento das técnicas microscópicas, uma vez que as células são difíceis de estudar a olho nu.

Em 1665, o naturalista inglês R. Hooke referiu pela primeira vez a existência de células. Examinou fatias finas de cortiça ao seu microscópio aperfeiçoado e encontrou pequenos poros e células vazias, a que chamou células. Em rigor, numa fatia de cortiça, R. Hooke observou paredes celulares mortas, desprovidas do conteúdo vivo que as preenchia. Examinando ao microscópio várias partes de outras plantas, nomeadamente cenouras, bardanas, fetos, encontrou o mesmo plano de estrutura que o da cortiça.

Em 1677, M. Malpighi apresentou um relatório sobre a estrutura celular de todas as plantas que tinha estudado. O proeminente cientista do século XVII Anthony van Leeuwenhoek, examinando uma gota de água ao microscópio, descobriu os organismos unicelulares mais simples. Durante muito tempo, o principal componente estrutural de uma célula foi reconhecido como a sua membrana.

Após melhorias técnicas na qualidade das lentes no início do século XIX, a atenção à investigação microscópica aumentou rapidamente. Em 1825, o cientista checo J. Purkinje demonstrou que no interior da célula existe uma substância gelatinosa, mais tarde denominada citoplasma. O botânico inglês R. Brown descreveu o núcleo da célula. O botânico alemão M. Schleiden, em 1837, concluiu que todas as células vegetais contêm núcleos.

Em 1839, o zoólogo alemão T. Schwann, resumindo os seus próprios dados experimentais e os resultados de outros cientistas, formulou o conceito atualmente conhecido como *teoria celular*.

De acordo com a teoria celular:

1) a célula é o elemento básico da vida;

2) Todos os organismos são constituídos por uma ou várias células.

De facto, apesar da enorme diversidade dos seres vivos, que diferem em tamanho, forma, habitat, modo de deslocação, fornecimento de energia, etc., a base da sua organização morfofuncional são as células. R.Virchow, em 1855, acrescentou a estes dois postulados uma posição fundamental: *"Omnis cellula e cellulae" - "Toda a célula provém de uma célula"*. Por outras palavras, o terceiro postulado da teoria celular afirma que todas as células são formadas apenas pela divisão de outras células. O conteúdo moderno da teoria celular pode ser resumido da seguinte forma: a *unidade estrutural e funcional básica dos organismos vivos é a célula.* A teoria celular é a realização mais importante da ciência natural. Desempenhou um papel notável no desenvolvimento não só da biologia e da medicina, mas também de muitos outros sectores da ciência humana.

Atualmente, os princípios básicos da teoria celular são formulados da seguinte forma:

1) A célula é a unidade estrutural e funcional, bem como a unidade de desenvolvimento de todos os organismos vivos;
2) a célula tem uma estrutura de membrana inerente;
3) o núcleo é o principal constituinte da célula;
4) as células só se reproduzem por divisão;
5) estrutura celular - prova de que as plantas e os animais têm uma origem comum.

A teoria celular está intimamente ligada ao aparecimento e desenvolvimento da *citologia* (do grego *"cytos"* - célula) - a ciência da estrutura, composição e funções das células; *citogenética - a* ciência da transmissão da hereditariedade a nível celular. Um grande passo em frente foi a invenção do microscópio eletrónico por Zworykin e do microscópio de contraste de fase por F. Zernike nos anos 30. A ampliação de 100 mil e mais vezes, que o microscópio eletrónico permite, permite ver os mais pequenos detalhes da estrutura dos organóides celulares. As realizações modernas da citologia estão associadas à utilização de métodos físicos (método dos átomos marcados) e químicos. Como se sabe, todos os organismos vivos, devido à sua propriedade primária inerente de hereditariedade, retêm num certo número de gerações caraterísticas que lhes são próprias, ou seja, reproduzem-se semelhantes a si próprios e transmitem esta continuidade de geração em geração no processo de reprodução.

A célula é a base da estrutura de qualquer organismo e, na reprodução, é o elo entre duas gerações. Células de diferentes 13

As células dos organismos e dos diferentes tecidos são muito diversas em termos de tamanho, forma, estrutura e função, mas o esquema geral da estrutura celular é o mesmo. Os elementos básicos de todas as células são a membrana, o citoplasma e o núcleo.

Membrana celular. Cada célula é coberta por uma *membrana plasmática (citoplasmática)* com 8-12 nm de espessura. Esta membrana é constituída por duas camadas de lípidos (camada bilipídica ou bicamada). Cada molécula de lípido é formada por uma cabeça hidrofílica e uma cauda hidrofóbica. Nas membranas biológicas, as moléculas de lípidos estão dispostas com a cabeça virada para o exterior e a cauda para o interior (uma em direção à outra).

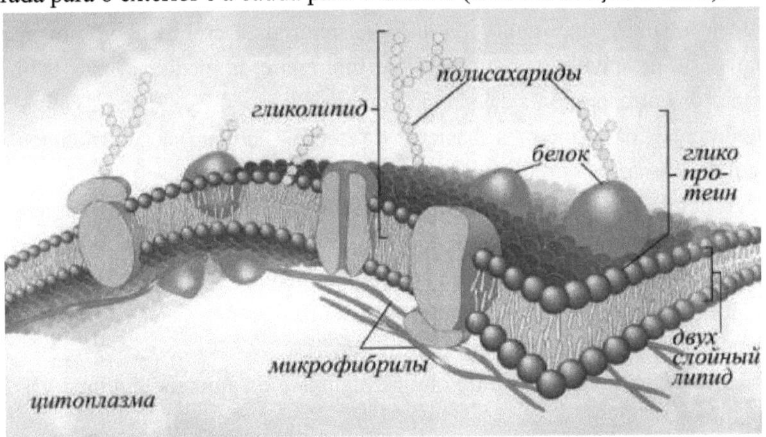

Figura 1. Estrutura da membrana celular.

A dupla camada de lípidos assegura a função de barreira da membrana, impedindo que o conteúdo da célula se espalhe e que substâncias perigosas entrem na célula. Numerosas moléculas de proteínas estão incorporadas na camada bilipídica da membrana.

Uma está no exterior da membrana, outras estão no interior e outras permeiam toda a membrana. As proteínas da membrana são chamadas *receptores.* Com a sua ajuda, a célula apercebe-se de várias influências na sua superfície. Outras proteínas formam canais através dos quais vários iões são transportados para dentro e para fora da célula. As terceiras proteínas são enzimas que asseguram os processos de atividade vital na célula (Fig. 1).

Citoplasma. A parte obrigatória da célula, situada entre a membrana plasmática e o núcleo. Citoplasma de uma célula animal

- Um sistema complexamente organizado que representa a maior parte da célula. É constituído por uma solução coloidal de proteínas e outras substâncias orgânicas: 85% desta solução é água, 10% proteínas e 5% outros compostos. O citoplasma tem uma estrutura heterogénea. O citoplasma inclui vários organóides. O espaço entre eles é preenchido pelo *citosol - uma* solução aquosa viscosa de vários sais e substâncias orgânicas, penetrada por um sistema de filamentos proteicos - *o citoesqueleto.* Este é constituído por três elementos: *microtúbulos, filamentos intermédios e microfilamentos.*

Os microtúbulos permeiam todo o citoplasma e são tubos ocos com um diâmetro de 20-30 nm. As suas paredes são formadas por fios especialmente torcidos feitos de proteína tubulina. A montagem dos microtúbulos a partir da tubulina tem lugar no *centro da célula.* Os microtúbulos são fortes e formam a estrutura de suporte do citoesqueleto. Estão frequentemente dispostos de forma a contrariar o estiramento e a contração da célula. Para além da sua função mecânica, os microtúbulos desempenham também uma função de transporte, participando no transporte de várias substâncias através do citoplasma. Os filamentos intermédios têm cerca de 10 nm de espessura e são também proteicos. As suas funções estão atualmente insuficientemente estudadas.

Os microfilamentos são filamentos proteicos com um diâmetro de apenas 4 nm. Têm por base a proteína actina. Por vezes, os filamentos de actina estão agrupados em feixes. Os microfilamentos localizam-se mais frequentemente perto da membrana plasmática e são capazes de alterar a sua forma, o que é muito importante, por exemplo, para os processos de fagocitose e pinocitose.

O citoplasma é composto pelos seguintes organóides: rede endoplasmática, ribossomas, mitocôndrias, complexo de Golgi, lisossomas, peroxissomas, entre outros. (Figura 2). A maior parte dos processos químicos e fisiológicos da célula ocorre no citoplasma. As proteínas recém-sintetizadas e outras substâncias movem-se no interior da célula ou são excretadas da célula.

Rede ou retículo endoplasmático. Distingue-se entre *retículo endoplasmático liso* (RE) e retículo *endoplasmático rugoso* (RER). O RE é um sistema de membranas intracelulares lisas: este organelo contém enzimas que neutralizam as substâncias tóxicas (nomeadamente as oxidases). A síntese dos lípidos e a clivagem hidrolítica do glicogénio ocorrem nas membranas do HER. A HER é um sistema de membranas intracelulares com numerosas membranas anexas 15

ribossomas, que dão o aspeto de rugosidade. Uma parte do SER está em contacto direto com a membrana nuclear. Nas membranas dos SERs são sintetizados diferentes tipos de proteínas.

Os ribossomas são grânulos submicroscópicos organizados de forma complexa, localizados nas membranas da rede endoplasmática ou livremente no citoplasma. Os ribossomas podem ser simples ou estar unidos em complexos - *polirribossomas*. São compostos por proteínas e RNA de alto peso molecular em proporções aproximadamente iguais. A função dos ribossomas é a síntese de proteínas do organismo. Membranas em forma de disco e numerosas vesículas associadas a elas representam o chamado complexo de Golgi.

O aparelho de Golgi acumula vários produtos do metabolismo celular e substâncias externas. As suas alças concentram as substâncias em gotículas ou grânulos, que são depois excretados para o exterior da célula.

Mitocôndrias. São formações esféricas em forma de bastonete de estrutura complexa. São constituídas por uma matriz rodeada por uma membrana interna, um espaço intermembranar e uma membrana externa.

A matriz é a principal substância homogénea ou de grão fino da célula, que preenche o espaço intracelular entre as cristas - membrana interna abaulada. A matriz contém moléculas circulares de ADN, ARN específico e grânulos de sais de cálcio e magnésio.

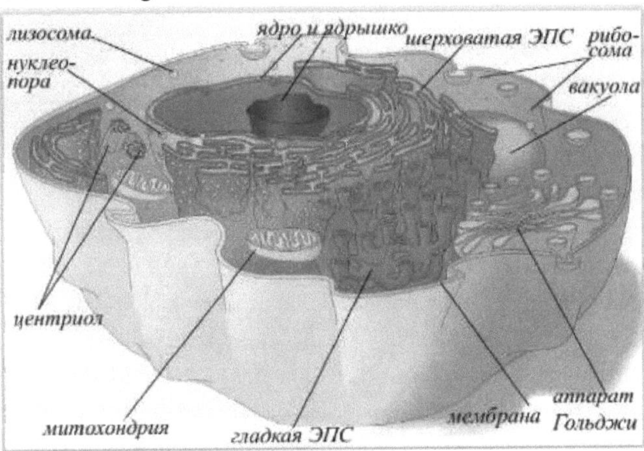

Figura 2. A estrutura de uma célula.

As membranas são compostas por proteínas e fosfolípidos. As mitocôndrias são capazes de se auto-reproduzir. Nas mitocôndrias, devido ao processo oxidativo 16

a energia é produzida sob a forma de moléculas de ATP (adenosina trifosfato). A respiração celular ocorre com a participação das mitocôndrias.
O citoplasma da célula contém *lisossomas.* Têm o aspeto de sacos cobertos por membranas e contêm enzimas que decompõem os ácidos nucleicos, as proteínas e os polissacáridos. Os lisossomas são o *"sistema digestivo" da* célula. Em caso de rutura da membrana, os lisossomas podem também digerir o conteúdo do citoplasma da célula - autólise (auto-digestão).
Os peroxissomas da célula são corpúsculos de forma oval, delimitados por uma membrana e situados em ambos os lados do retículo.
Os peroxissomas contêm uma matriz granular com estruturas cristalinas constituídas por fibrilas e tubos no centro. O conteúdo dos peroxissomas é constituído por enzimas de oxidação de aminoácidos e catalase. O metabolismo dos aminoácidos produz peróxido de hidrogénio H2O2, que é decomposto pela catalase. $_{22}$ Assim, a catalase dos peroxissomas tem uma função protetora, uma vez que o H O é um composto tóxico para a célula.
O centrossoma, ou **"centro celular", está** normalmente localizado no centro da célula ou perto do núcleo. É constituído por dois *centríolos* situados numa zona especialmente organizada do citoplasma. O centrossoma participa no processo de divisão celular, criando o fuso de divisão. Por vezes, são identificadas inclusões no citoplasma da célula. Não são um componente obrigatório, uma vez que representam vários produtos metabólicos (cristais de sais de ácido úrico, grãos de pigmento, gorduras, proteínas, etc.) e podem ser utilizados pelo organismo, se necessário.
Núcleo celular. O núcleo é a estrutura mais importante das células eucarióticas. Representa o centro de controlo da célula e o armazenamento de informação sobre a mesma. Mais de 90% do ADN celular, uma substância que transporta informação hereditária, está localizado no núcleo. Normalmente, o núcleo é uno, mas podem existir células binucleares e até multinucleares (por exemplo, algumas células do fígado humano, fibras musculares estriadas transversais). A forma do núcleo é mais frequentemente redonda ou oval e é geralmente determinada pela forma da célula e pela sua função. Em alguns tipos de células, os núcleos são achatados (por exemplo, células endoteliais) ou segmentados (por exemplo, leucócitos neutrófilos humanos). O tamanho do núcleo em diferentes tipos de células varia e é altamente dependente da atividade funcional da célula.
A estrutura do núcleo varia em diferentes períodos da vida celular. Nas células em interfase (o período em que as células não se dividem), todos os núcleos são caracterizados pela presença de uma casca, cromatina, núcleo e suco nuclear - *o carioplasma.*

O ***invólucro nuclear*** é formado por duas membranas (interna e externa), entre as quais existe um intervalo - o espaço perinuclear. O espaço perinuclear comunica com os canais de EPS, e a membrana exterior do invólucro nuclear é semelhante em estrutura às membranas dos EPS granulares. O invólucro nuclear contém poros através dos quais passam seletivamente várias macromoléculas. O invólucro nuclear separa o ambiente interno do núcleo do citoplasma e regula o fluxo de substâncias do citoplasma para o núcleo e vice-versa.

O ***núcleo*** é geralmente intensamente colorido e tem uma estrutura compacta. O núcleo pode conter um único núcleo ou vários núcleos. O microscópio eletrónico revela a ligação do núcleo com secções de cromossomas - os organizadores do núcleo. Estes locais são utilizados para a síntese do ARN ribossómico (ARNr). No núcleo, o ARNr forma um complexo com proteínas e formam-se os ribossomas.

A ***cromatina do*** núcleo tem a forma de grânulos ou aglomerados que são intensamente corados com corantes especiais. Esta coloração deve-se à presença de ADN e proteínas na cromatina. Estudos ao microscópio eletrónico revelaram que a cromatina é constituída por longos e finos fios - ***os cromossomas***, que na célula em divisão se espiralizam e se transformam em corpúsculos densos e curtos. Graças a isto, os cromossomas das células em divisão são claramente distinguíveis ao microscópio de luz. Por outras palavras, podemos dizer que a cromatina são os cromossomas em interfase em estado desespiralizado. No núcleo em interfase, nem toda a cromatina é visível, mas apenas as partes que permanecem espiraladas na célula em divisão.

1.2. ESTRUTURA E FUNÇÕES DOS CROMOSSOMAS. CARIÓTIPO HUMANO

Os conceitos de cromossomas foram introduzidos pela primeira vez pelo morfologista alemão W.Waldeyer (1888), que propôs chamar-lhes *cromossomas* (do grego *chromatos* - cor + *soma* - corpo) porque eram intensamente coloridos por alguns corantes . *Os cromossomas* podem ser localizados

em forma espiralada e desespiralizada. Durante a interfase, os cromossomas são quase invisíveis porque estão desespiralizados.

Só depois de serem corados com corantes especiais é que se tornam visíveis. Os cromossomas que se encontram no período de interfase são designados por *cromatina.*

Analisando as placas metafásicas ao microscópio de luz, é possível distinguir que qualquer cromossoma é constituído por dois *braços e um centrómero*, ou *amarra primária*, que funciona como centro mecânico do cromossoma durante a divisão (Figura 3). O centrómero é a região do cromossoma à qual se fixa o filamento *do fuso de divisão* durante a *divisão* celular, propagando os cromossomas para os pólos da célula. Para além da ligação primária, alguns cromossomas têm uma *ligação secundária* que não está relacionada com o processo de fixação do filamento do fuso. A localização da ligação secundária no cromossoma está associada à formação do núcleo, e esta secção do cromossoma é designada por *organizador* do núcleo. Os genes responsáveis pela síntese de rRNA estão localizados nos organizadores do núcleo. A função das outras ligações secundárias ainda não é clara. A secção da cromátide entre o centrómero e o telómero é designada por braço.

O braço longo de um cromossoma é designado pela letra latina "q" e o braço curto por **"p"**. Se o centrómero estiver localizado no centro do cromossoma e como que o dividir em partes iguais, esse cromossoma é chamado de ombros iguais ou *metacêntrico* (1.º e 16.º cromossomas) (Fig. 4). Se um ombro for ligeiramente maior do que o outro - *submetacêntrico* (2.º e 7.º cromossomas). Um cromossoma com uma posição centromérica quase terminal (terminal), quando um braço é significativamente maior do que o outro, é chamado *acropêntrico* (13.º e 21.º cromossomas).

-metacêntrico (p = q);

-submetacêntrico (q> p);

-acrocêntrico (com um ombro só - q).

Alguns cromossomas acrocêntricos têm os chamados satélites - regiões ligadas ao resto do cromossoma por uma fina cadeia de cromatina.

Estes cromossomas são designados por cromossomas *satélites*. O tamanho do satélite em relação ao comprimento de todo o cromossoma é constante para cada cromossoma em particular. No cariótipo humano, cinco pares de cromossomas têm satélites: 13º, 14º, 15º, 21º e 22º.

As extremidades dos cromossomas têm segmentos que impedem que os cromossomas se colem nas suas extremidades, ajudando assim a manter a sua integridade. Estes segmentos são designados por *telómeros*.

Por isso, os telómeros são responsáveis pela existência dos cromossomas como entidades individuais. Os cromossomas que têm a mesma ordem de genes são chamados *homólogos*. Têm a mesma estrutura (comprimento, localização do centrómero, etc.). Os cromossomas *não homólogos* têm conjuntos de genes diferentes e estruturas diferentes.

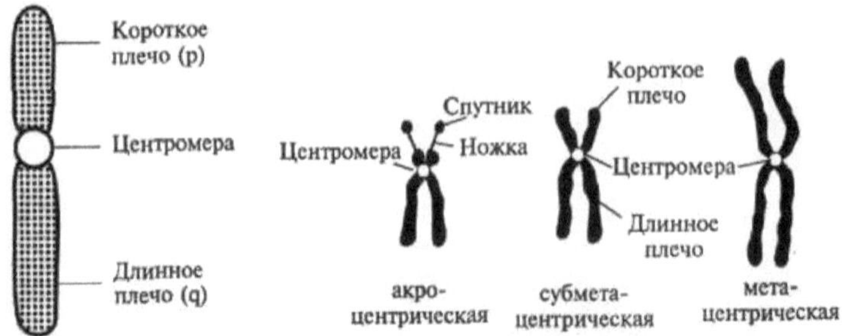

Fig.Z. Representação esquemática de um cromossoma.

Figura 4. Dependência da forma dos cromossomas da posição do centrómero.

O estudo da estrutura fina dos cromossomas mostrou que estes são compostos por ADN, proteínas (principalmente histonas) e uma pequena quantidade de ARN. As diferentes partes dos cromossomas são heterogéneas. As partes que se coram mais intensamente são chamadas *heterocromatina.* Têm o aspeto de uma hélice e encontram-se num estado quase inativo. As partes pouco coradas dos cromossomas são designadas *por eucromatina.* São secções desespiralizadas dos cromossomas e são constituídas por genes no estado ativo. O tamanho da molécula de ADN dos cromossomas é enorme. Cada cromossoma é representado por uma única molécula de ADN. Podem atingir centenas de micrómetros e até centímetros. Dos cromossomas humanos, o maior é o primeiro; o seu ADN tem um comprimento total de até 7 cm. O comprimento total da molécula de ADN de todos os cromossomas de uma única célula humana é de 170 cm. Apesar do seu tamanho gigantesco, as moléculas de ADN funcionam em micro formações como os cromossomas. Por conseguinte, os cromossomas dos núcleos celulares devem ser estruturas de ADN altamente encurtadas (condensadas).

Isto é conseguido devido ao empilhamento específico das moléculas de ADN - helicalização a vários níveis. Este empilhamento específico do ADN cromossómico é assegurado pelas proteínas histonas. As histonas estão dispostas ao longo do comprimento da molécula de ADN sob a forma de blocos. Um bloco contém 8 moléculas de histonas, formando um *nucleossoma* (uma formação constituída por uma cadeia de ADN enrolada em torno de um octâmero de histonas). A principal unidade estrutural do cromossoma é o nucleossoma. O tamanho do nucleossoma é de cerca de 10 nm. Os nucleossomas assemelham-se a contas enfiadas num fio.

Os nucleossomas e as secções de ADN que os ligam estão firmemente empacotados sob a forma de uma hélice, com seis nucleossomas por cada volta dessa hélice. É assim que se forma a estrutura de um cromossoma (Fig. 5).

Cada nucleossoma contém duas moléculas de quatro tipos diferentes de histonas combinadas num octâmero (octaedro) envolto numa cadeia de ADN. Os nucleossomas e as secções de ADN que os ligam formam uma estrutura helicoidal - uma fibra de cromatina. Existem 6 nucleossomas por cada volta de uma hélice. É assim que se forma a estrutura do cromossoma (Fig. 6). Esta organização permite compactar uma molécula de ADN muito longa numa estrutura compacta. A condensação reduz o comprimento da molécula de ADN por um fator de 10 000, de modo que os cromossomas condensados têm, em média, cerca de 200 nm de comprimento (ou seja, 200x10-9 m). Isto permite a divisão precisa e rápida do material genético da célula-mãe entre as células filhas (mitose) e a redução para metade do número de cromossomas durante a formação das células germinativas (meiose).

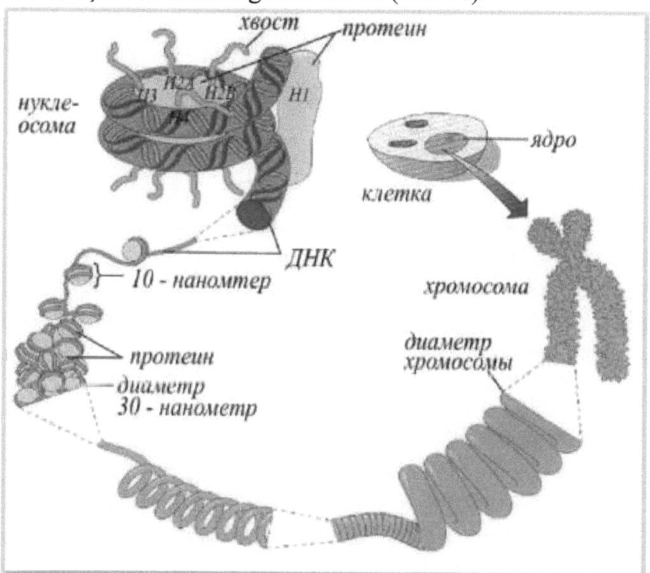

Figura 5. Estrutura dos nucleossomas e sua relação com o cromossoma e a molécula de ADN (no cromossoma metafásico).

Os cromossomas funcionam como o aparelho genético básico da célula. Contêm ***genes*** numa ordem linear, cada um dos quais ocupa uma localização estritamente definida, designada por locus.

As formas alternativas de um gene (ou seja, os seus diferentes estados) que ocupam o mesmo locus são chamadas alelos (do grego *allelon* - mutuamente diferente, outro). Qualquer cromossoma contém apenas um único alelo num determinado locus, apesar de poderem existir dois, três ou mais alelos do mesmo gene numa população.

Cada espécie de plantas e animais é caracterizada pelo seu próprio número e caraterísticas morfológicas do conjunto de cromossomas, ou seja, um cariótipo específico. O conjunto de cromossomas de uma célula somática de uma determinada espécie, caracterizado pelo número, tamanho e forma dos cromossomas, é designado por *cariótipo*.

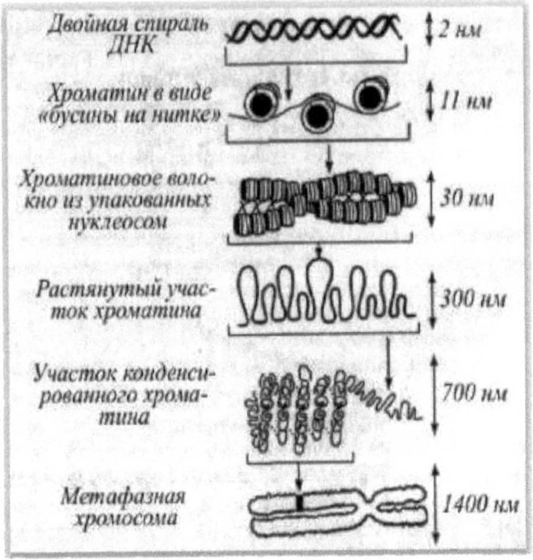

Figura 6. Esquema geral da estrutura dos cromossomas.

O número de cromossomas nas células germinativas maduras é chamado *haploide* e é denotado pela letra latina "*p*". As células somáticas contêm um número duplo de cromossomas, que é designado por *conjunto diploide,* denotado por "*2p*". As células que têm mais de dois conjuntos de cromossomas são chamadas *poliplóides (4p, 8p, 16p, etc.)*. Os cromossomas emparelhados, ou seja, idênticos em forma, estrutura e tamanho, mas de origens diferentes (um é materno, o outro paterno), são chamados homólogos. O número de cromossomas no cariótipo não está relacionado com o nível de organização dos organismos vivos: as formas primitivas podem ter um maior número de cromossomas do que as formas altamente organizadas, e vice-versa. Por exemplo, as células dos radiolários contêm 1000 a 1600 cromossomas, enquanto as células dos chimpanzés contêm apenas 48. No entanto, é preciso lembrar que todos os organismos da mesma espécie têm o mesmo número de cromossomas, ou seja, caracterizam-se pela especificidade do cariótipo.

A imperfeição dos métodos de análise aplicados dificultou o estudo dos cromossomas. Foi esta circunstância que impediu, durante muito tempo, a determinação do verdadeiro número de cromossomas nas células humanas. Só em 1956 é que dois citogeneticistas - o americano J.Tiyo e o sueco A.Levan, tendo aperfeiçoado a técnica de preparação de preparações cromossómicas, provaram que as células somáticas normais de um ser humano contêm 46 cromossomas formando 23 pares homólogos; 22 pares de cromossomas idênticos no homem e na mulher foram designados por cromossomas autossómicos (autossomas); o 23º par de cromossomas, diferente no homem e na mulher, foi designado por par de cromossomas sexuais.

No sexo feminino, os cromossomas sexuais são representados por dois cromossomas idênticos (homólogos) (XX); no sexo masculino, por cromossomas que diferem em tamanho e forma (X e Y).

O **cariótipo** é o passaporte de uma espécie. A análise do cariótipo permite a deteção de anomalias que podem levar a anomalias de desenvolvimento, doenças hereditárias ou à morte de fetos e embriões nas primeiras fases de desenvolvimento.

1.3. CLASSIFICAÇÃO E ESTRUTURA FINA DOS CROMOSSOMAS

Os cromossomas humanos diferem em tamanho, localização do centrómero e cadeias secundárias. O cariótipo foi subdividido em grupos pela primeira vez em 1960, numa conferência em Denver (EUA). A descrição do cariótipo humano baseou-se inicialmente nos dois princípios seguintes: disposição dos cromossomas por comprimento; agrupamento dos cromossomas por localização do centrómero (metacêntrico, submetacêntrico, acrocêntrico).

De acordo com a classificação, todos os cromossomas humanos estão divididos em 7 grupos, dispostos por ordem decrescente do seu comprimento, e são designados por letras do alfabeto inglês de A a G.

Todos os pares de cromossomas começaram a ser numerados com algarismos árabes.

O grupo A (1-3) é o maior dos cromossomas. O 1º e o 3º são metacêntricos, o 2º é submetacêntrico.

O grupo B (4º e 5º) são grandes cromossomas submetacêntricos.

O grupo C (6.º-12.º e cromossoma X) é constituído por cromossomas submetacêntricos de tamanho médio.

Grupo D (13º-15º) - cromossomas acrocêntricos de tamanho médio.

O grupo E (16º - 18º) é constituído por pequenos cromossomas submetacêntricos.

Os cromossomas *do grupo P* (19º e 20º) são os cromossomas metacêntricos mais pequenos.

O *grupo Q* (21º, 22º e Y) são os cromossomas acrocêntricos mais pequenos.

A classificação proposta permitiu distinguir claramente os cromossomas pertencentes a grupos diferentes (Figura 7).

Figura 7. Cariótipo humano. (As mulheres XX e os homens XU têm 46 cromossomas cada).

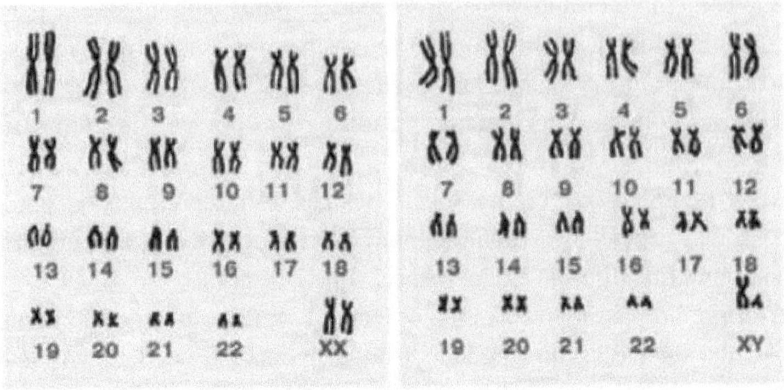

Nos anos seguintes, a classificação dos cromossomas foi complementada com dados sobre a posição das ligações secundárias. No entanto, as necessidades da prática clínica mostraram que as classificações dos cromossomas propostas pelo grupo Denver e pela classificação refinada de London são insuficientes para a identificação individual dos cromossomas.

O conhecimento da estrutura molecular dos cromossomas tornou-se a base para o desenvolvimento de métodos de coloração diferencial dos cromossomas, que se baseia na utilização de corantes que se ligam especificamente a sítios de ADN de uma determinada estrutura, o que permitiu identificar cada cromossoma. Além disso, a identificação dos cromossomas é efectuada não por caraterísticas individuais aleatórias, mas sim pela sua organização estrutural e funcional. Vários investigadores propuseram diferentes métodos para identificar a heterogeneidade linear (segmentação) dos cromossomas individuais.

Em 1971, na Conferência de Paris sobre a Normalização e a Nomenclatura dos Cromossomas Humanos, em Paris, todos estes métodos foram comparados e foi demonstrado que detectavam essencialmente as mesmas regiões ou segmentos cromossómicos. Os diferentes segmentos foram etiquetados de acordo com os métodos e corantes com os quais foram melhor detectados:

Q - Segmentos (quinacrina, acriquina);

G - Segmentos (Giemza, Giemza);

R - Segmentos (reverso, negociável);

C - Segmentos (heterocromatina constitutiva).

É de salientar que, apesar de toda a variedade de tratamentos cromossómicos com diferentes corantes utilizados, a heterogeneidade linear dos cromossomas detectados é sempre a mesma. A utilização de métodos de coloração diferencial dos cromossomas tornou possível o "reconhecimento" de cada cromossoma e a utilização generalizada desta técnica na citogenética clínica (Fig. 8).

Pode ver-se claramente que cada cromossoma humano tem uma sequência de bandas de largura diferente que lhe é exclusiva. Isto permite identificar com precisão qualquer um dos cromossomas e detetar alterações relativamente grandes na sua estrutura. Quando se analisam *cromossomas metafásicos* de condensação média, podem distinguir-se claramente cerca de 350 a 400 segmentos relativamente grandes por conjunto haploide. Nas fases que precedem a metáfase, os cromossomas são menos espiralados e, por conseguinte, apresentam uma maior subdivisão transversal. Foram desenvolvidos métodos para analisar os cromossomas em células em divisão na fase *prometafásica.* Utilizando esta abordagem metodológica, foram obtidos cromossomas com diferentes graus de segmentação, variando de 800 a 2500 segmentos por conjunto haploide. Os cromossomas X e Y diferentemente corados com diferentes níveis de helicalização são mostrados na (Figura 9). A abordagem utilizada permite identificar com precisão os pontos de quebra nos cromossomas rearranjados, mesmo que estejam envolvidos no rearranjo pequenos segmentos cromossómicos.

A estriação transversal, detectada por diferentes métodos, revela, em princípio, os mesmos segmentos do cromossoma e resulta da condensação desigual da cromatina ao longo de todo o seu comprimento. Em função do grau de espiralização do ADN no cromossoma, *distinguem-se* regiões de *heterocromatina e de eucromatina*, que se caracterizam por propriedades funcionais e genéticas diferentes.

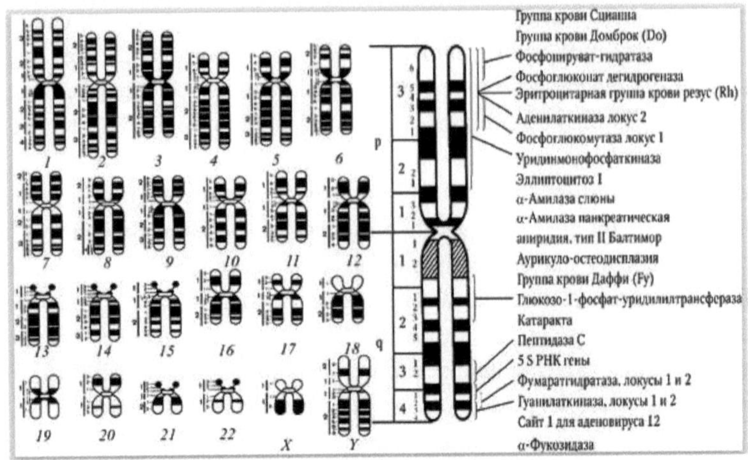

Figura 8. Cromossomas humanos em coloração G.

Figura 9. Cromossomas ChiU diferentemente corados com diferentes níveis de helicalização.

A região da heterocromatina é uma área de cromatina condensada (ADN altamente heterocromatinado), que pode ser detectada por coloração diferencial como bandas escuras. A presença de heterocromatina também pode ser detectada no núcleo em interfase, onde se revela claramente como aglomerados de cromatina intensamente corados. A leitura da informação genética a partir destes locais não ocorre. *É feita* uma distinção *entre* heterocromatina *estrutural e facultativa.* A heterocromatina estrutural está constantemente presente em certas regiões do cromossoma. Por exemplo, encontra-se sempre à volta dos centrómeros de todos os cromossomas. A heterocromatina facultativa aparece no cromossoma quando as regiões de eucromatina se tornam super-coiladas. A heterocromatina facultativa pode envolver um cromossoma inteiro. Assim, nas células do organismo feminino, um dos cromossomas X é completamente inactivado por heterocromatização já nas primeiras fases do desenvolvimento embrionário. Pode ser detectado como um aglomerado de heterocromatina na periferia do núcleo. Este cromossoma X inactivado é designado por cromatina sexual ou corpúsculos de Barr (Fig. 10).

Devido à heterocromatização do cromossoma X nas células femininas, o número de genes que funcionam nas células masculinas e femininas é igualado, uma vez que os homens têm apenas um cromossoma X.

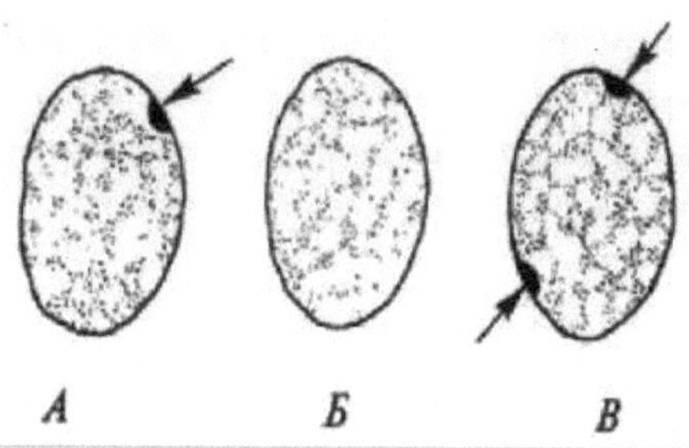

Fig. 10. Células da mucosa oral: A- há um corpúsculo de Barr numa célula feminina; B- não há corpúsculos de Barr numa célula masculina; C- há dois corpúsculos de Barr numa célula masculina com anomalia cromossómica (XXXU).

As regiões de eucromatina dos cromossomas no núcleo em interfase não são visíveis porque são representadas por cromatina em estado descondensado. Isto indica a sua elevada atividade metabólica. De facto, as regiões de eucromatina contêm genes únicos que controlam a síntese de várias proteínas. Na coloração diferencial dos cromossomas metafásicos, estas regiões são definidas como bandas claras.

1.4. REPRODUÇÃO DOS ORGANISMOS

A cada segundo que passa, um número astronómico de seres vivos morre de velhice, de doenças e de predadores, e é apenas através da reprodução, esta propriedade universal dos organismos, que a vida na Terra não cessa.

A reprodução é uma das propriedades mais importantes dos organismos vivos. Pode parecer que os processos de reprodução nos seres vivos são muito diversos, mas todos eles podem ser reduzidos a duas formas: sem sexo e sexual. Os métodos de reprodução nos diferentes organismos podem variar muito, mas a base de qualquer tipo de reprodução é a divisão celular. Novas células surgem a partir da divisão de células existentes. Quando um organismo unicelular se divide, surgem dois novos organismos a partir do organismo antigo (mãe). Um organismo multicelular desenvolve-se a partir de uma única célula: os seus numerosos descendentes surgem por divisões celulares repetidas. Este processo continua ao longo da vida: à medida que as células crescem e se desenvolvem, e à medida que se regeneram, reparando (substituindo) as células que cumpriram o seu objetivo.

A descoberta da lei fundamental, formulada por R. Virchow (1855), de que cada célula é derivada de uma célula, deu início a um estudo aprofundado dos processos de divisão celular. Em 1882, W. Fleming referiu que, durante a divisão do núcleo celular, os cromossomas (o termo foi proposto mais tarde) se dividem longitudinalmente. Um ano mais tarde, E. Van Beneden chamou a atenção para o facto de os cromossomas distribuídos pelas células filhas repetirem exatamente a estrutura do cromossoma materno antigo. Na mesma altura, E. Strasburger, W. Roux e O. Getwig formularam *a "hipótese nuclear da hereditariedade"*.

Assim, a continuidade material na série de gerações celulares de indivíduos é realizada pela reprodução dos organismos, cujo ponto central é a divisão celular.

1.5. DIVISÃO CELULAR - MECANISMO DE CONTINUIDADE DAS PROPRIEDADES HEREDITÁRIAS

A capacidade de se dividir é a propriedade mais importante das células. Sem divisão é impossível imaginar um aumento do número de seres unicelulares, o desenvolvimento de um organismo multicelular complexo a partir de um único ovo fertilizado, a renovação de células, tecidos e até órgãos perdidos no processo de atividade vital do organismo.

A divisão celular é efectuada por fases. Em cada fase da divisão, ocorrem determinados processos. Estes processos conduzem à duplicação do material genético (síntese de ADN) e à sua distribuição pelas células filhas. O período de vida de uma célula entre uma divisão e outra é chamado de *ciclo celular,* que consiste, portanto, numa fase de repouso relativo, ou *interfase*, e na divisão celular. Durante a interfase, os cromossomas encontram-se num estado desespiralizado (desenrolado) e não são, portanto, visíveis ao microscópio de luz. É por isso que, inicialmente, os investigadores supunham que o núcleo, que se encontra em estado de não divisão, estava em repouso. De facto, é durante a interfase que o núcleo está mais ativo nos processos metabólicos (metabólicos e sintéticos) e que a célula desempenha as suas funções habituais ou se prepara para a divisão subsequente.

Preparação para a divisão. Os organismos eucariotas, constituídos por células com núcleo, iniciam a preparação para a divisão numa determinada fase do ciclo celular, *a interfase.* É durante a interfase que se dá o processo de biossíntese proteica na célula, e todas as estruturas mais importantes da célula se duplicam.

Se o número de cromossomas do conjunto haploide (simples) for designado por "p" e a quantidade de ADN por **"c"**, então o conjunto diploide (duplo) de material genético terá "2p2c", respetivamente. A preparação de uma célula para a divisão consiste em três períodos. Imediatamente após a divisão anterior, a célula entra no período G1 - início da interfase.

O período pré-sintético (G1) é a parte mais longa da interfase. Pode durar de 2-3 horas a vários dias em diferentes tipos de células. Este período segue-se imediatamente após a divisão anterior, durante o qual a célula cresce, acumulando energia e substâncias para a subsequente duplicação do ADN.

O período sintético (S) - que normalmente se divide em 6-10 horas, inclui a duplicação do ADN - isto é, a replicação (duplicação) da quantidade de ADN (2p4s), das proteínas necessárias para formar os cromossomas e um aumento da quantidade de ARN. No final deste período, cada cromossoma já é constituído por duas cromátides idênticas unidas na região do centrómero. Durante o mesmo período, os centríolos duplicam de tamanho.

O período pós-sintético (G2) ocorre após a duplicação dos cromossomas. Dura 2-5 h. Durante este período, acumula-se energia para a mitose seguinte e sintetizam-se proteínas de microtúbulos, que formam o fuso de divisão (2p4c). A célula pode agora proceder à mitose. De facto, a divisão mitótica ocupa apenas uma pequena parte do ciclo celular. A interfase nas células vegetais e animais dura em média 10 a 20 horas. Depois vem o processo de divisão celular - *a mitose.*

Fases da mitose. A mitose, ou divisão indireta, é a divisão do núcleo que resulta na formação de dois núcleos filhas, cada um dos quais com exatamente o mesmo conjunto de cromossomas que o núcleo pai. A divisão do núcleo é normalmente seguida pela divisão da própria célula, pelo que o termo "mitose" se refere frequentemente à divisão de toda a célula.

A mitose foi observada pela primeira vez em esporos de plaunáceas por I.D. Chistyakov em 1874. Estudos pormenorizados sobre o comportamento dos cromossomas durante a mitose foram efectuados pelo botânico alemão E. Strasburger em 1879 em plantas e pelo histologista alemão W. Flemming em 1882 em animais, que observou o aparecimento e descreveu o comportamento de estruturas filamentosas no núcleo durante a divisão. Daí o nome do processo de divisão - mitose (do grego *mitos* - fio). Durante a divisão mitótica, o núcleo da célula sofre uma série de alterações sequenciais rigorosamente ordenadas, com a formação de estruturas filamentosas específicas. A mitose inclui dois processos: a divisão do núcleo *(cariocinese)* e a divisão do citoplasma *(citocinese).* A mitose divide-se em quatro fases consecutivas: prófase, metáfase, anáfase e telófase.

A prófase é a primeira fase de preparação para a divisão. A espiralização do ADN ocorre no núcleo; os cromossomas fortemente torcidos são claramente visíveis ao microscópio. Durante este período, a natureza dupla dos cromossomas pode ser observada, uma vez que cada cromossoma aparece duplicado longitudinalmente. Estas metades dos cromossomas (resultado da reduplicação (duplicação) dos cromossomas em 3 fases), denominadas cromatinas irmãs, são mantidas juntas por uma região comum, o centrómero.

Os centríolos começam a divergir em direção aos pólos e os microtúbulos que se ramificam a partir deles começam a formar o *fuso de divisão* (2p4c). Os núcleos desaparecem. O envelope nuclear é destruído e inicia-se a mistura do carioplasma com o citoplasma. Forma-se o mixoplasma, que facilita o movimento dos cromossomas para o plano equatorial da célula (Fig. 11).

Metáfase. Os cromossomas estão dispostos de tal forma que os seus centrómeros se encontram no plano do equador da célula. Forma-se a chamada placa metafásica, constituída por cromossomas. Na fase metafásica, os cromossomas têm o comprimento mais curto, porque nesta altura estão mais fortemente espiralados e condensados. Esta fase é a mais adequada para contar o número de cromossomas de uma célula, estudar e descrever a sua estrutura, determinar o seu tamanho, etc. A disposição dos cromossomas em relação uns aos outros é aleatória. O fuso de divisão está completamente formado e os fios do fuso estão ligados aos centrómeros dos cromossomas (2p4c).

Anáfase. Cada cromossoma divide-se longitudinalmente em duas cromátides idênticas, que divergem para os pólos opostos da célula. Assim, devido à identidade das cromátides filhas nos dois pólos da célula, o material genético é o mesmo: o mesmo que se encontrava na célula antes do início da mitose. Isto assegura uma distribuição coordenada e precisa do material cromossómico nas células filhas (4p4c).

Telófase. Os cromossomas filhos desespiralizam-se nos pólos da célula e ficam disponíveis para a transcrição. Início da síntese proteica. Formam-se os envelopes nucleares e os núcleos.

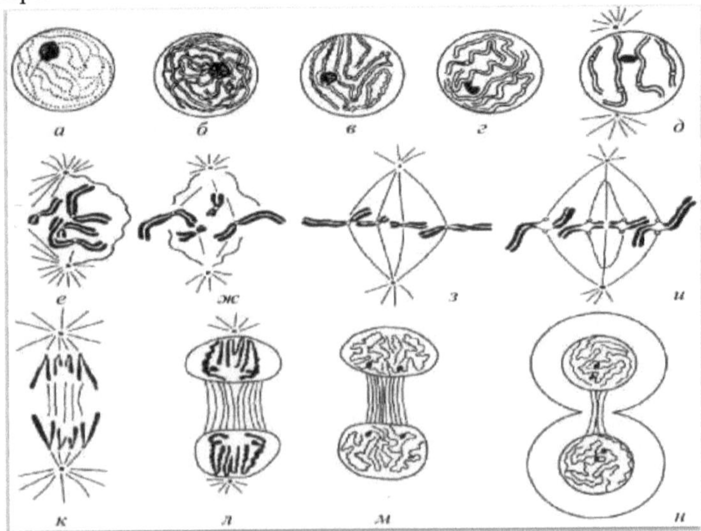

Fig. 11. Esquema da divisão celular mitótica: a - interfase; b, c, d, e, f, g - diferentes fases da prófase; h, i - metáfase; j - anáfase; l, m - telófase; i - formação de duas células filhas.

Os filamentos do fuso de divisão desintegram-se. É o fim da cariocinese e inicia-se a citocinese. Nas células animais e humanas, surge uma constrição no plano equatorial. Ela se aprofunda até que duas células filhas se separem (2p2c). As estruturas do citoesqueleto desempenham um papel importante na formação da constrição. A partir do momento da separação das células filhas, cada uma delas entra na interfase de um novo ciclo celular.

O significado biológico da mitose é o seguinte.

1. Os eventos que ocorrem durante a mitose resultam na formação de duas células filhas geneticamente idênticas, cada uma contendo cópias exactas do material genético da célula ancestral (mãe).
2. A mitose assegura o crescimento e o desenvolvimento do organismo durante o período embrionário e pós-embrionário. O corpo humano adulto é constituído por cerca de 1014 células, o que requer aproximadamente 47 ciclos de divisão celular de um único espermatozoide, óvulo fertilizado (zigoto).
3. A mitose é um mecanismo de regeneração universal e evolutivamente fixado, ou seja, a restauração de células perdidas ou funcionalmente obsoletas do organismo. É também a base para os processos de cicatrização de danos e reprodução sem sexo.

Perturbação da mitose. O desenrolar correto da mitose pode ser perturbado por várias influências externas: doses elevadas de radiação, algumas substâncias químicas (álcoois, ésteres). Por exemplo, sob a influência dos raios X, o ADN dos cromossomas pode quebrar-se. Neste caso, os cromossomas também se partem. Neste caso, podem aparecer cromossomas sem região centromérica. Estes cromossomas não são capazes de se mover na prometáfase e na anáfase. Nestes casos, as células terão um conjunto de cromossomas diferente do da célula original. Por vezes, numa célula em divisão, formam-se não dois, mas três ou quatro pólos, dando origem a três ou quatro células filhas, respetivamente. Numa tal divisão, todo o mecanismo bem coordenado do movimento dos cromossomas é perturbado. Como resultado, cada célula filha não recebe o conjunto completo de cromossomas, mas apenas uma parte dele. As células que receberam um conjunto incompleto de cromossomas, em regra, não são viáveis e morrem.

Amitose. Em todos os organismos eucariotas, existe a chamada *divisão nuclear direta* ou *amitose*. Na amitose não há condensação de cromossomas ou formação de um fuso de divisão, e o núcleo divide-se por constrição ou fragmentação, permanecendo em estado de interfase. A citocinese nem sempre segue a divisão do núcleo, de modo que a amitose geralmente resulta em células multinucleadas. As divisões amitóticas são caraterísticas das células que completam o desenvolvimento de células epiteliais moribundas, células foliculares do ovário, etc. A amitose ocorre em processos patológicos - inflamação, crescimento maligno, etc.

1.6. MEIOSE - DIVISÃO E MATURAÇÃO DAS CÉLULAS SEXUAIS

A formação das células sexuais (gâmetas) é diferente do processo de reprodução das células somáticas. Se os gâmetas fossem formados da mesma maneira, o número de cromossomas duplicaria de cada vez após a fecundação. No entanto, isso não acontece. Cada espécie tem um número específico de cromossomas. Na reprodução sexual das plantas e dos animais (incluindo o homem), a continuidade entre gerações é assegurada apenas pelas células sexuais - o óvulo e o espermatozoide. Se o óvulo e o espermatozoide tivessem o conjunto completo de caraterísticas genéticas (2p2c) próprias das células do corpo, a sua fusão produziria um organismo com um conjunto duplo (4p4c). Por exemplo, as células somáticas do corpo humano contêm 46 cromossomas. Se um óvulo e um espermatozoide humanos contivessem 46 cromossomas cada um, ao fundirem-se, formar-se-ia um zigoto com 92 cromossomas.

A geração seguinte apresentaria descendentes com 184 cromossomas, etc. Ao mesmo tempo, sabe-se que o número de cromossomas é uma caraterística estrita da espécie e que uma alteração no seu número leva à morte do organismo nas fases iniciais do desenvolvimento embrionário ou provoca doenças graves. Assim, durante a formação das células germinativas, deve existir um mecanismo que leve à redução do número de cromossomas exatamente para metade. Este processo é a *meiose* (do grego *meiosis* - redução).

A reprodução sexual surgiu no processo de evolução como a forma mais elevada de reprodução dos organismos, permitindo aumentar repetidamente o número de descendentes e, mais importante ainda, a reprodução sexual foi um pré-requisito necessário para o aparecimento de muitas formas de variabilidade hereditária. Estes dois factores contribuíram largamente para a seleção natural dos indivíduos mais adaptados e, assim, determinaram significativamente a velocidade das transformações evolutivas.

Um tipo especial de divisão celular que resulta na formação de células sexuais é designado por *meiose*. Em cada divisão da meiose, por analogia com a mitose, distinguem-se uma prófase, uma metáfase, uma anáfase e uma telófase. Ao contrário da mitose, em que se mantém o número de cromossomas produzidos pelas células filhas, a meiose reduz para metade o número de cromossomas das células filhas.

O processo de meiose consiste em duas divisões celulares consecutivas - meiose I e meiose II. A duplicação do ADN e dos cromossomas ocorre apenas antes da meiose I. A primeira divisão da meiose, designada por divisão *reducional*, resulta em células com o número de cromossomas reduzido a metade. A segunda divisão da meiose, chamada *divisão equacional, é* seguida pela formação de células germinativas maduras. Em cada divisão da meiose, por analogia com a mitose, distinguem-se uma prófase, uma metáfase, uma anáfase e uma telófase.

A fase mais complexa da meiose é a prófase I. É constituída pelas seguintes fases: leptonema, zigonema, paquinema, diplonema e diacinese. A síntese de DNA, iniciada na interfase, continua na prófase I, o que não ocorre na mitose (Fig. 12).

A fase inicial da prófase I, o *leptonema* (ou chamado *leptóteno* em alguns manuais), não difere da prófase da mitose. Nesta fase, aparecem finos filamentos torcidos de cromossomas. Os filamentos cromossómicos durante este período são na sua maioria simples, mas por vezes bifurcam-se nas extremidades (cromátides irmãs).

Na fase *do zigonema, a conjugação* (cada cromossoma "encontra" um cromossoma homólogo e converge com ele) ocorre, em primeiro lugar, em partes separadas dos cromossomas homólogos e, depois, ao longo de todo o comprimento. O par de cromossomas conjugados é chamado *bivalente.* Tem quatro cromatídeos, mas ainda não são distinguíveis ao microscópio.

A fase de *paquinema* caracteriza-se por um número haploide de bivalentes. As cromátides de cada cromossoma, as cromátides irmãs, já são claramente visíveis.

Na fase de paquinema, podem ver-se núcleos ligados a certas partes dos cromossomas na região das cadeias secundárias. No *diplonema*, as estruturas dos bivalentes e as quatro cromátides que os compõem são claramente reveladas. O bivalente é então chamado de tétrade. Os homólogos redobrados são repelidos uns dos outros.

As cromátides não irmãs podem estar ligadas entre si em alguns pontos, formando uma figura com a forma de uma letra grega (%). Por isso, os pontos de cruzamento são chamados *quiasmas.* Os quiasmas indicam a troca de secções de cromossomas homólogos num bivalente. Este fenómeno é designado por *crossingover.*

Além disso, os cromossomas que formam os bivalentes começam a contrair-

se por espiralização - a fase da *diacinese* (movimento). Na diacinese, a espiralização dos cromossomas aumenta e o número de quiasmas diminui devido ao movimento para as extremidades dos cromossomas. Os bivalentes deslocam-se para o plano equatorial. A casca do núcleo e os núcleos desaparecem. A formação final do fuso de divisão é completada na prófase I.
Uma *caraterística da metáfase I é a* disposição dos cromossomas homólogos em pares no plano equatorial da célula. Segue-se a *anáfase I,* durante a qual os cromossomas homólogos inteiros, cada um constituído por duas cromátides, divergem para os pólos opostos da célula. É muito importante sublinhar uma caraterística da divergência cromossómica nesta fase da meiose: os cromossomas homólogos de cada par divergem aleatoriamente, independentemente dos cromossomas dos outros pares. Em cada pólo, o número de cromossomas é metade do que existia na célula no início da divisão. Segue-se a *telófase I,* durante a qual se formam duas células com metade do número de cromossomas.
O período de tempo muito curto entre a primeira e a segunda meiose é chamado de ***intercinese.*** Na intercinese, não é necessário duplicar o número de moléculas de ADN. Segue-se a segunda divisão meiótica (meiose II). Difere da mitose apenas pelo facto de o número de cromossomas na metáfase ***II*** ser metade do número de cromossomas na metáfase da mitose no mesmo organismo. Uma vez que cada cromossoma é constituído por duas cromátides, na metáfase II os centrómeros dos cromossomas dividem-se e as cromátides divergem para os pólos, que se tornam cromossomas filhos. Só agora surge a verdadeira interfase. De cada célula inicial surgem quatro células com um conjunto haploide de cromossomas.

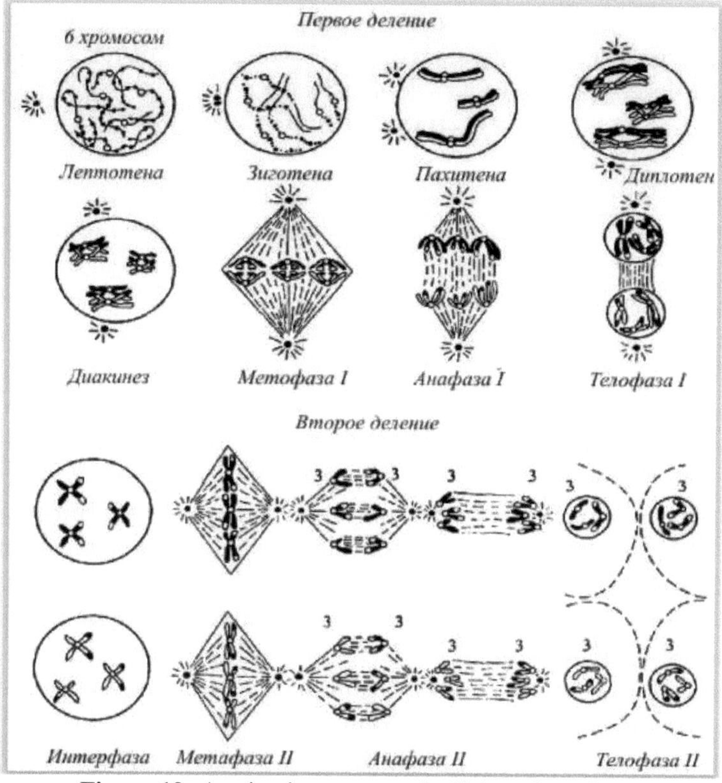

Figura 12: A primeira e a segunda divisão da meiose.

Assim, uma célula diploide que tenha entrado na meiose forma quatro células filhas com um conjunto haploide de cromossomas.

O significado biológico da meiose é o seguinte:

1. A meiose dá continuidade a uma série de gerações de organismos que se reproduzem sexualmente, enquanto a mitose realiza a mesma tarefa numa série de gerações celulares.
2. A meiose é uma das etapas mais importantes do processo de reprodução sexual.
3. Durante a meiose, há uma redução do número de cromossomas do número diploide (46 no homem) para o número haploide (23).
4. A meiose proporciona variabilidade hereditária combinatória, que é um pré-requisito para a diversidade genética dos seres humanos e a singularidade genética de cada indivíduo. A variabilidade genética combinatória durante a meiose resulta de dois eventos: a distribuição aleatória de cromossomas não-homólogos e o crossingover, ou seja, a troca mútua de regiões cromatídicas homólogas durante a formação de quiasmas.

5. A meiose é designada por divisão maturativa porque a formação das células germinativas humanas (gâmetas), tal como noutros eucariotas, envolve uma redução do número de cromossomas.

1.7. DESENVOLVIMENTO DAS CÉLULAS GERMINATIVAS. FERTILIZAÇÃO

A reprodução sexuada envolve, em regra, dois indivíduos progenitores, cada um dos quais participa na formação de um novo organismo, contribuindo apenas com uma célula sexual - ***gâmeta*** (óvulo ou espermatozoide), que tem metade do número de cromossomas que as células não sexuais, ou seja, somáticas, dos progenitores. Como resultado da fusão dos gâmetas, forma-se um óvulo fertilizado - ***zigoto*** - que transporta as caraterísticas hereditárias de ambos os progenitores, aumentando assim drasticamente a variabilidade hereditária da descendência. Esta é a vantagem da reprodução sexuada sobre a reprodução sexuada.

O processo de formação de oócitos (*gâmetas* femininos) e espermatozóides (*gâmetas* masculinos) tem um nome comum - *gametogénese.* Nos homens, *a espermatogénese* ocorre nas glândulas sexuais masculinas - *testículos (testis);* nas mulheres, *os ovócitos* são formados *(ovogénese)* nas glândulas sexuais femininas - ovários *(ovarium).*

Os espermatozóides e os óvulos são normalmente produzidos por indivíduos do sexo masculino e feminino, respetivamente. As espécies biológicas em que todos os organismos se dividem em machos e fêmeas de acordo com as células sexuais que produzem são designadas por espécies de *sexo separado.* Existem espécies em que o mesmo organismo possui glândulas sexuais masculinas, os testículos, e glândulas sexuais femininas, os ovários. Os organismos que formam os dois tipos de células sexuais são chamados *hermafroditas.*

Estrutura das células sexuais. As células sexuais, ou gâmetas, são especializadas na reprodução sexual, pelo que são sempre haplóides. Esta é a sua principal caraterística. A haploidia dos gâmetas ocorre durante a gametogénese, ou seja, durante a sua formação, e reflecte a maturidade dos gâmetas, a sua prontidão para a fertilização. Para além disso, os espermatozóides e os oócitos diferem das células somáticas por relações nucleares-plasmáticas alteradas. Nos oócitos, em comparação com as células somáticas, o volume do citoplasma é muitas vezes superior ao volume dos núcleos.

Os ovócitos são normalmente as maiores células de um organismo. Um exemplo é o óvulo das aves. Os ovócitos humanos são células esféricas com cerca de 130-140 microns de tamanho. Os ovócitos desenvolvem-se em dois

ovários, glândulas especializadas do corpo feminino localizadas nas dobras do peritoneu.
Os ovários contêm cerca de 106 óvulos imaturos na altura do nascimento. No entanto, antes da menopausa (fim do período reprodutivo), apenas 350-400 deles amadurecem e deixam os ovários (ovulação). Cada ovócito é rodeado por células epiteliais foliculares que, à medida que o ovócito amadurece, se multiplicam e segregam líquido folicular que se acumula na cavidade dos folículos primários ou primordiais. As funções das células epiteliais foliculares são principalmente assegurar o fluxo de nutrientes - proteínas, gorduras, aminoácidos - para o ovócito e a produção de hormonas sexuais femininas. O folículo maduro, denominado bolha de Graaf, atinge um diâmetro de 2 cm e projecta-se sob a superfície do ovário sob a forma de um tubérculo. No momento da ovulação, a parede da bolha de Graaf rompe-se e o óvulo fecundado é libertado na cavidade abdominal e entra na trompa de Falópio, através da qual viaja até à cavidade uterina. Normalmente, apenas um óvulo é libertado num dos ovários em cada mês.
Assim, a formação de células germinativas no corpo feminino é um processo cíclico que se repete aproximadamente a cada
dias. Está associada a alterações no funcionamento e na estrutura de todo o sistema reprodutor do corpo feminino (Figura 13).
Espermatozóides. Os espermatozóides, ou espermina, são células pequenas e móveis que se formam nos túbulos sinuosos das gónadas masculinas (testículos) após a puberdade. São em número de milhões. As paredes dos túbulos são constituídas por uma série de células do tecido conjuntivo e células foliculares (células de Sertolli) que formam recessos. Nestes recessos estão localizadas as células sexuais masculinas em várias fases da espermatogénese. Um espermatozoide maduro é constituído por quatro partes principais - cabeça, pescoço, parte média e cauda, ou flagelo. A cabeça do espermatozoide contém o núcleo, que está rodeado por uma fina camada de citoplasma. Acima do núcleo existe uma estrutura especial, o acrossoma, que contém enzimas hidrolíticas que ajudam o espermatozoide a penetrar no óvulo.
Dois centríolos estão localizados no pescoço: o centríolo mais próximo do núcleo está envolvido na formação do fuso de divisão, enquanto o outro centríolo está envolvido na formação do filamento axial da cauda. A parte central do espermatozoide é ocupada por mitocôndrias reunidas em espiral em torno do flagelo. Elas fornecem energia para a atividade motora dos espermatozóides. A cauda (flagelo) serve como órgão de movimento (Figura 14).

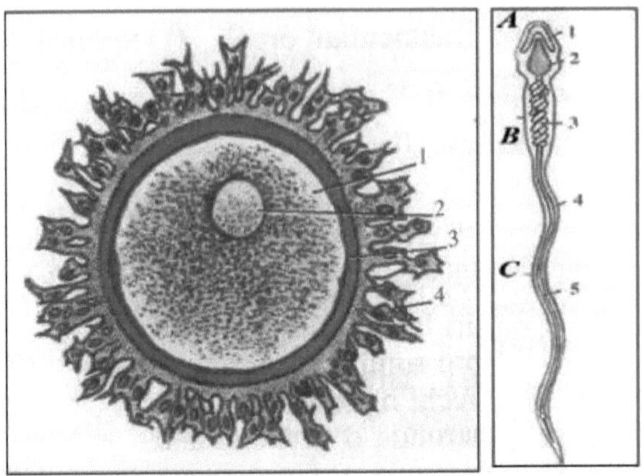

Fig. 13. Estrutura do oócito de mamífero. 1 - citoplasma; 2 - núcleo; 3 - concha primária;
4 - células foliculares.

Figura 14: Estrutura do espermatozoide: A- cabeça.

Gola B.

Cauda C.

1- acrosoma.

2- núcleo.

Hélice 3-mitocondrial.

4- membrana plasmática.

5-cauda.

Por exemplo, o tamanho do espermatozoide humano é de 50-70 μm. A principal função do espermatozoide é introduzir o seu conjunto haploide de cromossomas no óvulo durante a fertilização. A estrutura do espermatozoide corresponde às suas funções. Na maioria das vezes, tem uma ***cabeça*** e um ***flagelo (cauda),*** ligados por uma secção intermédia - o ***pescoço.*** A cabeça contém o núcleo e uma estrutura especial, o ***acrossoma.***

O acrossoma contém enzimas que asseguram a passagem do núcleo do espermatozoide para o óvulo durante a fertilização. Na secção intermédia encontram-se os centríolos do centro celular e as mitocôndrias. Do centríolo sai um flagelo, que proporciona a motilidade. Existem também espermatozóides sem flagelos.

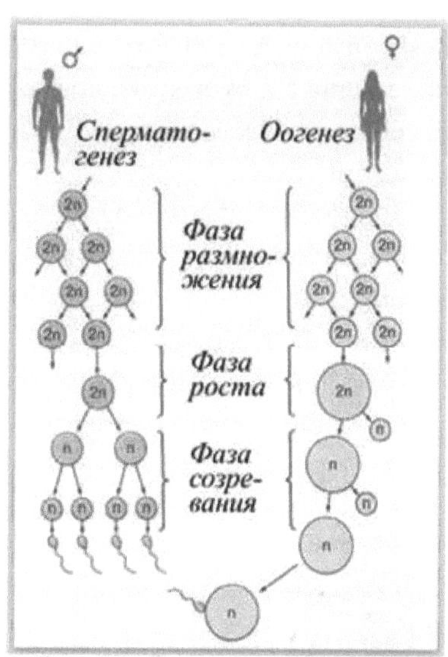

Desenvolvimento das células sexuais (gametogénese). Os espermatozóides desenvolvem-se nos testículos, um processo chamado *espermatogénese.*

O processo de desenvolvimento dos ovócitos chama-se *ovogénese* e tem lugar nos ovários. A gametogénese divide-se em quatro fases: reprodução, crescimento, maturação e formação. Na *fase de reprodução*, as células progenitoras com um conjunto diploide de cromossomas reproduzem-se por divisão por mitose. Esta fase tem lugar na zona de reprodução das células germinativas.

Na *fase de crescimento*, as células individuais com um conjunto diploide deslocam-se para a zona de crescimento das glândulas sexuais e, aumentando de tamanho, acumulam nutrientes, duplicam a quantidade de ADN. Depois as células, multiplicando-se na *zona de maturação* por meiose, formam células com conjuntos haplóides de cromossomas. Na *fase de formação*, formam-se os espermatozóides maduros.

Figura 15. Esquema da gametogénese em humanos.

Esta fase está ausente na ovogénese. A ovogénese e a espermatogénese são processos essencialmente semelhantes, mas apresentam as seguintes diferenças (Figura 15).

1. A ovogénese dura mais tempo do que a espermatogénese porque os nutrientes necessários ao desenvolvimento do feto têm de ser formados nos óvulos.

2. No processo de espermatogénese durante a meiose, o citoplasma é distribuído uniformemente por todas as células. Durante a ovogénese, passa apenas para uma célula e dificilmente passa para outras células. Como

resultado, no final da espermatogénese, quatro células são formadas a partir de uma célula ancestral, e durante a ovogénese, apenas uma célula grande é formada. As outras três células pequenas morrem.

3. Não existe uma fase formativa na ovogénese.

Assim, durante a gametogénese em células germinativas, as células germinativas com um conjunto diploide (2p) de cromossomas são formadas a partir de células progenitoras com um conjunto haploide (p).

A fecundação é o processo de fusão dos gametas. Como resultado da fertilização, os cromossomas do óvulo e do espermatozoide encontram-se no mesmo núcleo, formando-se um *zigoto, a* primeira célula de um novo organismo (Figura 16).

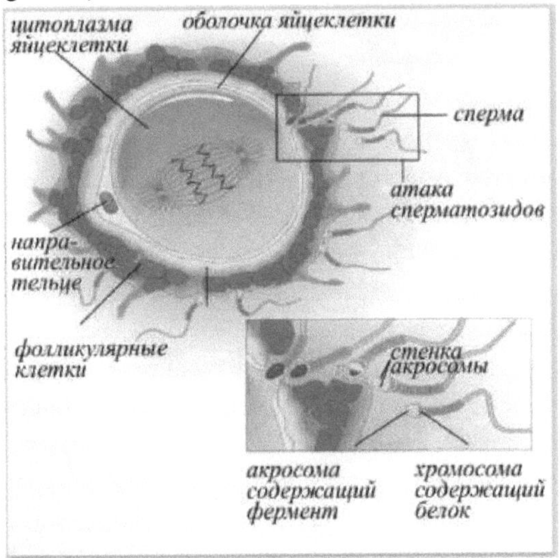

Figura 16: Fertilização.

Os espermatozóides fazem movimentos independentes a uma velocidade de 2-3 mm por minuto. Após 30-60 minutos, atingem a cavidade uterina e, após 90-120 minutos, devido a contracções intensas dos músculos uterinos, chegam às trompas de Falópio, onde se encontram com os óvulos. Os espermatozóides mantêm a capacidade de fertilização no trato genital feminino durante 24-48 horas. Durante aproximadamente o mesmo período de tempo, o óvulo mantém a sua capacidade de fertilização após a ovulação. Normalmente, um óvulo é fecundado por apenas um espermatozoide, mas para que a fecundação ocorra, o líquido seminal do homem deve conter milhões de espermatozóides. O excesso de espermatozóides é necessário para ultrapassar as barreiras que envolvem o óvulo.

À medida que o espermatozoide se aproxima do óvulo, a sua membrana que cobre o acrossoma rompe-se e as suas enzimas, hialuronidase e protease, digerem as células foliculares circundantes e o espermatozoide penetra no óvulo. Quando o primeiro (e único) espermatozoide penetra no óvulo, a sua membrana sofre alterações estruturais e funcionais significativas que impedem a penetração de outros espermatozóides. Depois disso, nenhum espermatozoide pode penetrar no óvulo.

O núcleo do espermatozoide, movendo-se em direção ao núcleo do óvulo, transforma-se num pronúcleo masculino: a cromatina, anteriormente densa, solta-se e o envelope nuclear dissolve-se. A penetração do espermatozoide no ovócito estimula a realização da segunda divisão da meiose, e o ovócito de segunda ordem transforma-se num óvulo maduro. Gradualmente, os pronúcleos masculino e feminino convergem, as suas membranas dissolvem-se e os cromossomas paternos e maternos ligam-se aos filamentos do fuso de divisão resultante. Nesta fase, o número diploide de cromossomas é restabelecido e o óvulo fecundado é chamado *zigoto* (do grego *zygotos* - ligação, par). O zigoto passa pelas fases de anáfase e telófase.

A divisão subsequente do citoplasma resulta na formação de duas células filhas diplóides. Ao passar através da trompa de Falópio para o *útero*, o zigoto sofre uma série de divisões celulares, resultando na formação de um aglomerado de células chamado *mórula* (do latim *morus* - amora) devido à sua semelhança com uma amora. As células resultantes são chamadas *blastómeros* (do grego *blastos* - precursor imaturo + *meros* - parte). Na mórula, a massa interna de blastómeros distingue-se dos blastómeros superficiais pelas caraterísticas citoplasmáticas e pelo seu destino. O grupo interno, o *embrioblasto*, torna-se a fonte do desenvolvimento do embrião, enquanto a camada externa forma o chamado embrião de alimentação. Gradualmente, os blastómeros dispõem-se à volta da periferia e formam uma parede à volta da cavidade central cheia de líquido. Esta fase de desenvolvimento é denominada *blastocisto* ou *vesícula germinativa.* No quarto dia após a fecundação, forma-se um aglomerado de células embrionárias - o *nódulo* germinativo - num dos locais da camada exterior dos blastómeros, denominado trofoblasto (do grego *trophe* - alimentar + *blastos* - precursor imaturo). Iniciam-se os processos de *gastrulação*, durante os quais o gânglio germinativo se transforma num *escudo germinativo,* onde se forma o corpo do embrião.

Na cavidade uterina, os *trofoblastos* multiplicam-se e, por volta do sexto ao nono dia após a fertilização, afundam-se na parede uterina, recebendo nutrientes das células endometriais (a camada interna e mucosa do útero).

Este processo é designado por implantação (do latim *im* - in + *plantatio* - incorporar). As células da camada externa do trofoblasto formam as vilosidades trofoblásticas, que crescem no endométrio e fornecem nutrientes e oxigénio ao blastocisto. Em fases posteriores do desenvolvimento, *a placenta*, ou *o lugar do bebé,* desempenha esta função. As células externas do blastocisto formam a membrana externa, ou *córion.* Duas cavidades aparecem na massa celular interna. As células que revestem estas cavidades formam *o âmnio* e o *saco vitelino.* As células que compõem a massa celular interna e o saco vitelino formam o disco germinativo, a partir do qual o *embrião* se desenvolve posteriormente. Numa fase inicial, quando o disco germinativo tem menos de 2 mm de diâmetro, as suas células diferenciam-se em duas camadas - a camada exterior, ou *ectoderme*, e a camada interior, ou *entoderme.* Mais tarde, forma-se um terceiro folheto germinativo, *a mesoderme* (do grego *mesos* - meio). Estes três folhetos germinativos dão origem a todos os tecidos do embrião em desenvolvimento.

A maior parte das células que constituem a ectoderme participam no desenvolvimento do revestimento do corpo e das estruturas associadas. São utilizadas para formar o epitélio externo, as glândulas da pele, a camada superficial dos dentes, a córnea, etc., que dão origem ao sistema nervoso e aos órgãos sensoriais. - *Derivados da ectoderme* que dão origem ao sistema nervoso e aos órgãos sensoriais. As células do lençol germinativo interno, modificando-se em conjunto com outras partes do embrião, dão origem ao epitélio do intestino médio, às glândulas digestivas e a parte do epitélio do aparelho respiratório - *derivados da entoderme. Os derivados da mesoderme* são todos os tecidos musculares, onde quer que estejam localizados; todos os tipos de tecidos conjuntivos, cartilaginosos, ósseos, canais dos órgãos excretores, sistema circulatório, parte dos tecidos dos ovários e testículos, etc. Os derivados *da mesoderme* também são *derivados da mesoderme.*

O início dos processos de *organogénese* (desenvolvimento dos órgãos) está associado ao aparecimento do rudimento (formação) de um órgão, que pode ser causado por alterações locais numa determinada área de um determinado folheto germinativo. No entanto, na maioria dos casos, os órgãos dos vertebrados, incluindo os humanos, são derivados de dois ou dos três folhetos germinativos. Neste caso, o desenvolvimento de um órgão ocorre não só nas condições de interação entre as células que compõem o embrião, mas também na interação mais próxima entre os diferentes folhetos germinativos.

Por volta do final da 3ª semana, começam a formar-se os sistemas corporais do embrião: nervoso, circulatório, digestivo e outros. Na 5ª semana, os rudimentos dos membros são marcados. Na 8ª-9ª semana, a colocação de todos os órgãos está concluída.

As primeiras fases de desenvolvimento de todos os embriões de vertebrados mantêm caraterísticas comuns e são muito semelhantes, reflectindo a semelhança da sua história evolutiva. Cerca de 9-11 semanas após a conceção, o embrião humano adquire caraterísticas humanas.

Desde esse momento até ao nascimento, chama-se *feto*. Após o nascimento, o feto é designado por *recém-nascido* ou *bebé*. O período de desenvolvimento do organismo entre a 9ª e a 11ª semana e o momento do nascimento é designado por *período pré-natal* (do latim *ante* - antes + *natalius* - nascimento), após o qual se inicia o *período pós-natal* (do latim *post* - depois) da vida. O período pós-natal termina com a morte do organismo.

Distingue-se também o período *perinatal* (do grego *peri* - à volta), que começa na 28ª semana de gravidez, inclui o parto (período *natal*) e os primeiros 7 dias do período pós-natal.

Questões de controlo e tarefas:

1. Caracterizar os principais organóides da célula.
2. Dar definições de mitose, nomear as fases da mitose.
3. Qual é o significado genético da mitose?
4. Dar uma definição de meiose. Indicar as principais fases da meiose.
5. Qual é o significado biológico da meiose?
6. Descrever a estrutura morfológica dos cromossomas e nomear os seus tipos.
7. Quais são as classificações dos cromossomas?
8. Quais são as caraterísticas da estrutura do óvulo e do espermatozoide?
9. Em que fases se subdivide a gametogénese?
10. Qual é a diferença entre ovogénese e espermatogénese?

TESTE-1.

1. O que é um cariótipo?

a) o número de núcleos numa célula;

б) a relação entre o volume do núcleo e o volume do núcleo e o volume do citoplasma;

(c) Número, tamanho e forma dos cromossomas no conjunto diploide;

д) número, tamanho e forma dos cromossomas num conjunto haploide;

2. Que processos ocorrem durante a metafase da fissão?

a) Divisão longitudinal dos cromossomas em cromatídeos e sua divergência;

б) completa o movimento dos cromossomas para os pólos;

(c) Os cromossomas estão em equilíbrio na região do equador;

e) os cromossomas estão em equilíbrio na região do centrómero.

3. O que é a amitose?

a) processo oposto à mitose; b) divisão do núcleo sem divisão do citoplasma; c) divisão não primata do núcleo e do citoplasma; e) divisão primata do núcleo.

4. O que é uma adaptação que facilita o processo de fertilização?

(a) gema no ooplasma; (b) acrossoma; (c) metabolismo diminuído no oócito; (e) relações nucleares-plasmáticas alteradas;

5. O que é que caracteriza o período de esmagamento?

a) divisão celular meiótica;

б) crescimento ativo das células resultantes;

(c) Diferenciação celular ativa (especialização);

e) divisão celular mitótica.

DESAFIO-1.

1. A Drosophila (mosca da fruta) tem 4 pares de cromossomas no núcleo de cada célula do corpo, enquanto os humanos têm 23 pares. Quantos cromossomas haverá em cada célula filha?

2. Se o número de cromossomas numa célula diploide é 2p e a quantidade de ADN na mesma célula é 2c, qual será o número de cromossomas na quantidade de ADN na célula nas fases de anáfase I (a) e anáfase II (b) da meiose.

3. Como resultado da fecundação, formaram-se vários zigotos numa planta de algodão Herbatceum. Determine o número de espermatozóides que participaram na fecundação do óvulo, se se sabe que o número total de cromossomas em todos os zigotos formados é 3120.

4. $^{-9}$A massa total de todas as moléculas de ADN em 46 cromossomas de uma célula somática humana é de cerca de 6-10 mg. Determine o que será igual à massa de todos os cromossomas numa célula filha e em duas células filhas formadas por mitose.

5. Determine o número de autossomas e de cromossomas sexuais contidos nas células somáticas e nos gâmetas maduros dos seguintes organismos: 1) mosca da fruta Drosophila (8); 2) rã adulta (26); 3) pombo (80); 4) chimpanzé (48); 5) humano (46).

6. No caso de um ser humano com 46 cromossomas nas células somáticas, podemos designar convencionalmente o conjunto de cromossomas dos indivíduos do sexo feminino pela fórmula 44A+XX, e dos indivíduos do sexo masculino por 44A+XU (o símbolo A significa "autossomas"). Utilizando esta simbologia, escreva 44

fórmulas para os conjuntos de cromossomas das células germinativas maduras (gâmetas) formadas nas fêmeas e nos machos.

7. Por analogia com a tarefa anterior, faça designações simbólicas dos conjuntos de cromossomas das células somáticas e dos gâmetas das fêmeas e dos machos dos seguintes mamíferos 1) porco (2p=40); 2) rato cinzento (2p=42); 3) coelho (2p=44); 4) chimpanzé (2p=48).

CAPÍTULO II

INFORMAÇÃO HEREDITÁRIA E A SUA REALIZAÇÃO NA CÉLULA.

2.1 INTRODUÇÃO

Logo que as leis da hereditariedade foram elucidadas, tornou-se óbvio que os genes eram de natureza química. Das leis da hereditariedade resulta que, por um lado, a transmissão destes elementos químicos de geração em geração é efectuada com grande precisão e, por outro lado, as estruturas hereditárias são necessariamente duplicadas quando as células se multiplicam.

Quando se discutiu a natureza dos portadores materiais da hereditariedade nos anos 20-30 do século XX, as proteínas foram as primeiras a ser consideradas. Mesmo os geneticistas mais instruídos consideravam o gene como uma molécula complexa de proteína. Em 1927, o notável biólogo russo N.K. Koltsov formulou o princípio da reduplicação autocatalítica das estruturas hereditárias.

No entanto, a complexidade da molécula de proteína, que o cientista considerava como portadora de informação hereditária, não lhe permitiu desenvolver claramente a sua hipótese até à sua conclusão lógica.

Embora o ADN fosse conhecido desde 1869 e a sua presença nos cromossomas tivesse sido provada de forma conclusiva, esta molécula era considerada demasiado simples para transmitir informação hereditária.

No início do século XX. W.Sutton e T.Boveri sugeriram que os cromossomas são portadores de informação hereditária. Mais tarde, a análise da composição química dos cromossomas revelou a presença de vários tipos de proteínas e ácidos nucleicos na sua estrutura. A diversidade significativamente maior das estruturas químicas e espaciais das proteínas, em comparação com a dos ácidos nucleicos, apoiou durante muito tempo a hipótese do papel decisivo das proteínas na transmissão da informação hereditária. Foram necessárias várias décadas para se ficar finalmente convencido de que o portador material desta informação é apenas uma das partes constituintes do cromossoma - a molécula *de ácido desoxirribonucleico (ADN)*. Mesmo as experiências em ratos infectados com pneumococos (F. Griffith, 1928) e em micróbios (O. Avery et al., 1944) apenas fizeram supor a possível participação do ADN na transmissão das propriedades hereditárias, mas não foram inequivocamente aceites como prova do seu papel determinante na transmissão da informação hereditária.

Foi apenas após a descoberta da estrutura física e química do ADN, em 1953, por J. Watson e F. Crick, que se tornou finalmente claro que a transmissão da informação hereditária é efectuada com a ajuda do ADN.

Os estudos genéticos sobre a estrutura molecular dos cromossomas foram muito frutuosos. Deram resposta a duas questões importantes: como é que a informação hereditária é armazenada e transmitida nas células e como é que a informação hereditária é concretizada. A elucidação da estrutura e da função dos ácidos nucleicos permitiu compreender como é que os organismos vivos se reproduzem e como é que a informação genética é codificada, armazenada e realizada, o que é necessário para todos os processos vitais.

Até à data, o conhecimento sobre a estrutura e a função do ADN foi significativamente enriquecido e as possibilidades de investigação foram grandemente alargadas. Descobriu-se que o ADN pode ser danificado e pode ser reparado, que as moléculas de ADN podem trocar partes entre si, torcer-se e destorcer-se.

Foi demonstrado que o ADN serve de matriz para a síntese de ARN e que ele próprio é capaz de ser sintetizado no processo de transcrição reversa do ARN. O ADN funciona não só no núcleo, mas também nas mitocôndrias. Atualmente, os investigadores são capazes de determinar a sequência de bases nucleicas no ADN e de o sintetizar.

Os organismos têm a capacidade de transmitir os seus traços e caraterísticas à geração seguinte, ou seja, de se reproduzirem. Este fenómeno de herança de traços baseia-se na transmissão de informação hereditária de geração em geração.

O suporte material desta informação é a molécula de ADN.

2.2. ESTRUTURA E FUNÇÕES DOS ÁCIDOS NUCLEICOS

Ácidos nucleicos. Os ácidos nucleicos foram descobertos pela primeira vez no *núcleo*, o que explica o seu nome (do latim, *nucleus - núcleo*). Foram descobertos em 1869 pelo químico suíço F. Misher nos núcleos dos leucócitos.

Existem dois tipos de ácidos nucleicos na natureza, o ácido desoxirribonucleico (ADN) e o ácido ribonucleico (ARN). A diferença de nomes explica-se pelo facto de a molécula de ADN conter o açúcar de cinco carbonos desoxirribose, enquanto a molécula de ARN contém ribose.

Atualmente, conhece-se um grande número de variedades de ADN e ARN, que diferem entre si em termos de estrutura e de importância no metabolismo. O ADN está localizado principalmente nos cromossomas do núcleo da célula, bem como nas mitocôndrias e nos cloroplastos. O ARN, para além do núcleo, faz parte dos ribossomas, do citoplasma, dos plastídeos e das mitocôndrias.

Os ácidos nucleicos são biopolímeros complexos cujos monómeros são os nucleótidos. Cada nucleótido é constituído por um açúcar de cinco carbonos (ribose ou desoxirribose), uma base azotada e um resíduo de ácido fosfórico. Existem cinco *bases azotadas* principais*:* adenina, guanina, uracilo, uracil, timina e citosina. As duas primeiras são purinas - as suas moléculas são constituídas por dois anéis, um com cinco membros e o outro com seis. Os três seguintes são pirimidinas e têm um único anel de cinco membros do nucleótido timidil timidina. Os nomes dos nucleótidos derivam dos nomes das bases azotadas correspondentes; ambos são indicados por letras maiúsculas: adenina - adenosina (A), guanina - guanosina (G), citosina - citidina (C), timina - timidina (T), uracilo - uridina (U) (Fig. 17).

O açúcar, constituinte de um nucleótido, contém cinco átomos de carbono, ou seja, é uma pentose, que pode apresentar-se sob duas formas*: ribose e desoxirribose.* A diferença entre as duas formas é que o átomo de hidrogénio no segundo átomo de carbono da desoxirribose na ribose é substituído por um grupo hidroxilo (-OH). O açúcar está ligado a uma das bases por uma ligação glicosídica que liga o primeiro átomo de carbono da pentose ao primeiro átomo de azoto dos derivados da pirimidina ou ao nono átomo de azoto dos derivados da purina.

Em função da forma de pentose, existem dois tipos de ácidos nucleicos: *o ácido desoxirribonucleico (ADN) e o ácido ribonucleico (ARN).*

Ácido ribonucleico (ARN). $_{3}$Os ácidos nucleicos são ácidos porque a sua molécula contém um resíduo de ácido fosfórico (-HPO).

O número de nucleótidos numa molécula de ácido nucleico varia entre 80 nas moléculas de ARN de transporte e várias dezenas de milhares no ADN.

O ADN é uma hélice de cadeia dupla torcida em torno do seu próprio eixo. Numa cadeia polinucleotídica, os nucleótidos vizinhos estão ligados entre si por ligações covalentes. Estas ligações são formadas entre o grupo fosfato de um nucleótido e o grupo pentose 3' - alcoólico de outro. Estas ligações são designadas por ligações fosfodiéster *(fosfato-açúcar-fosfato-açúcar*, etc.). O grupo fosfato forma uma ponte entre o 3'-carbono de um ciclo de pentose e o 5'-carbono do ciclo seguinte.

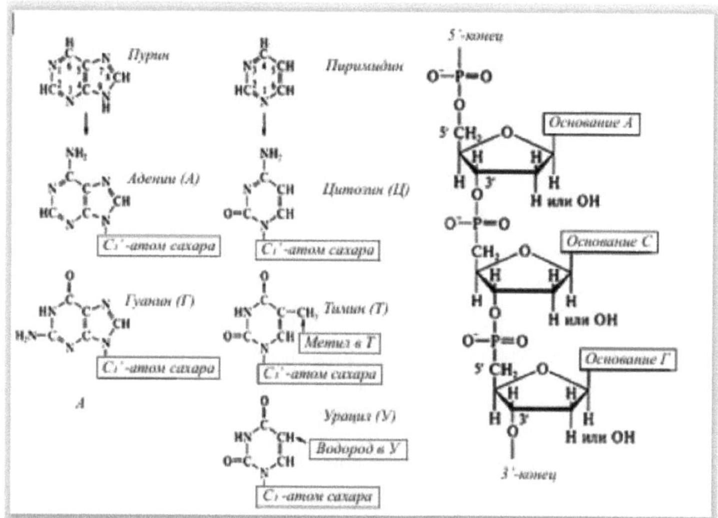

Figura 17: Estrutura das bases. A- derivados da purina.

Figura 18: Esquema da formação da espinha dorsal do ácido nucleico.

B- derivados de pirimidina.

A espinha dorsal das cadeias de ADN é assim formada por resíduos de fosfato de sacarose (Figura 18).

A cadeia polinucleotídica do ADN é torcida em hélice, semelhante a uma escada em espiral, e está ligada à sua cadeia complementar por ligações de hidrogénio formadas entre a adenina e a timina (duas ligações) e a guanina e a citosina (três ligações).

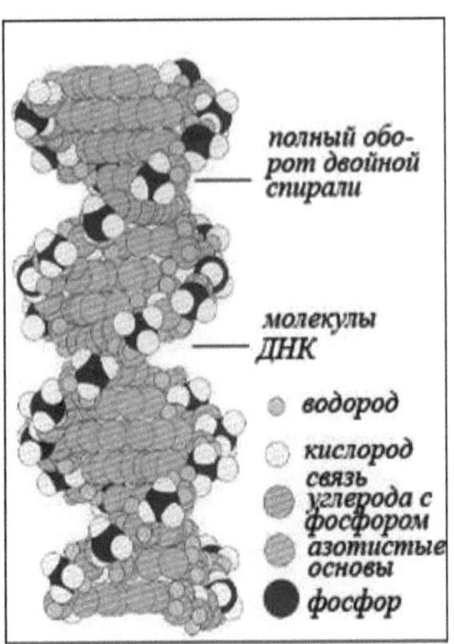

Figura 19: Estrutura da molécula de ADN.

Os nucleótidos A e T, G e CD são chamados *complementares.* Como resultado, em qualquer organismo, o número de nucleótidos adenil é igual ao número de nucleótidos timidil, e o número de nucleótidos guanil é igual ao número de nucleótidos citidil.

Esta regularidade foi designada por "regra de E. Chargaff". Devido a esta propriedade, a sequência de nucleótidos numa cadeia determina a sua sequência noutra cadeia. As cadeias de uma molécula de ADN estão orientadas de forma oposta, ou seja, se uma cadeia tem uma direção de 3' e extremidade a 5' - extremidade, então noutra cadeia 3' - extremidade corresponde a 5' - extremidade e vice-versa. Esta propriedade do ADN bipolar é designada por *antiparalelismo*.

O modelo de cadeia dupla da molécula de ADN foi proposto pela primeira vez em 1953 pelo cientista americano J. Watson e pelo inglês F. Crick. Combinaram os dados de E. Chargaff sobre a relação entre as bases purinas e pirimidinas das moléculas de ADN e os resultados da análise estrutural por raios X obtidos por M. Wilkins e R. Franklin (Fig. 19).

J. Watson, F. Crick e M. Wilkins foram galardoados com o Prémio Nobel em 1962 pelo desenvolvimento do modelo de dupla hélice da molécula de ADN.

O ADN é a maior molécula biológica. O seu comprimento varia entre 0,25 mm em algumas bactérias e 40 mm nos seres humanos, o que é muito maior do que a maior molécula de proteína, que na forma desdobrada não atinge mais do que 100 - 200 nm. ^{12}A massa de uma molécula de ADN é de 6-10 g.

O diâmetro da molécula de ADN é de 2 nm, o passo da hélice é de 3,4 nm;

cada volta da hélice contém 10 pares de nucleótidos. A estrutura helicoidal é suportada por numerosas ligações entre bases azotadas complementares e interações hidrofóbicas.

As moléculas de ADN dos organismos eucariotas são lineares. Em contraste, nos procariotas, o ADN está fechado num anel e não tem extremidades 3'- nem 5'-. Tal como as proteínas, o ADN pode sofrer *desnaturação*, designada por fusão, quando as condições se alteram. Quando as condições normais voltam gradualmente, o ADN renatura-se.

A função do ADN é armazenar, transmitir e reproduzir a informação genética ao longo das gerações. O ADN de qualquer célula contém informação sobre todas as proteínas de um determinado organismo, sobre que proteínas, em que sequência e em que quantidade serão sintetizadas.

A cadeia que contém informação sobre a estrutura da proteína (na direção 5'3') é designada por cadeia de sentido, e a cadeia complementar é designada por cadeia anti-sentido. A cadeia anti-sentido é de grande importância na estabilização da estrutura da dupla hélice do ADN e está envolvida nos processos de *replicação* e reparação do ADN danificado. As moléculas de ADN são polímeros gigantes. As unidades de medida do comprimento das moléculas são: pares de nucleótidos *(bp),* milhares de pares de nucleótidos - *kilobases (kb),* milhões de pares de bases - *megabases (mb) (*Fig. 20).

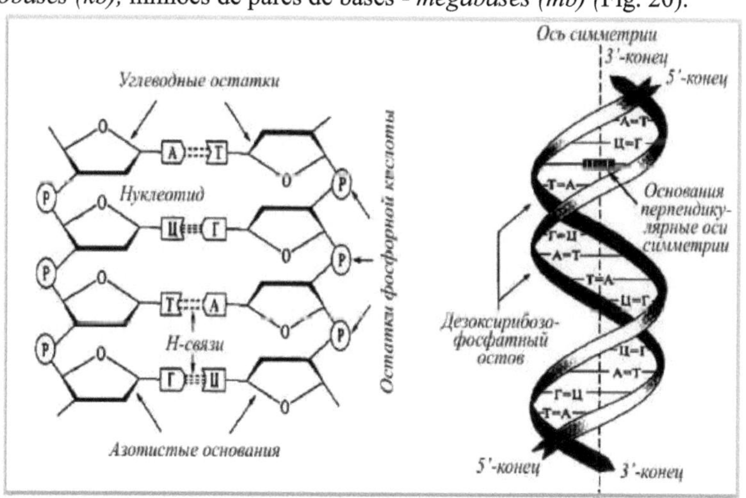

Figura 20: Complementaridade das cadeias e esquema da molécula de ADN.

[9]Nos seres humanos, o conjunto haploide contém 3,2x10 pares de nucleótidos, ou seja, 3,2 mil milhões de pares de bases. A quase totalidade do ADN da célula está contida no núcleo, sob a forma de 46 estruturas super-

torcidas e bem compactadas - os cromossomas - devido a interações com proteínas nucleares. Uma parte relativamente pequena do ADN (cerca de 5%) está localizada nas mitocôndrias.

ARN. A estrutura das moléculas de ARN é semelhante, em muitos aspectos, à estrutura das moléculas de ADN. No entanto, existem algumas diferenças significativas. Na molécula de ARN, em vez de desoxirribose, os nucleótidos incluem ribose. Em vez do nucleótido timidil (T), existe a uridina (U). A principal diferença em relação ao ADN é o facto de a molécula de ARN ser uma fita simples. No entanto, os seus nucleótidos podem formar ligações de hidrogénio entre si (por exemplo, nas moléculas de ARNt e ARNr), mas neste caso trata-se de uma ligação intracadeia de nucleótidos complementares.

As cadeias de ARN são muito mais curtas do que as de ADN.

Tipos de ARN. Existem vários tipos de ARN na célula, que diferem no tamanho da molécula, estrutura, localização na célula e função.

O ***ARN informativo (matricial) - ARNm*** - é o mais heterogéneo em termos de tamanho e de estrutura. O ARNm é uma cadeia polinucleotídica não fechada. É sintetizado no núcleo com a participação da enzima RNA polimerase, de acordo com o princípio da complementaridade com a região do ADN responsável pela síntese de uma determinada proteína. O ARNm desempenha a função mais importante na célula. O ARNm serve de matriz para a síntese de proteínas, transferindo informação sobre a sua estrutura a partir das moléculas de ADN. Cada proteína da célula é codificada por um ARNm específico.

RNA ribossómico - rRNA. Trata-se de ácidos nucleicos de cadeia simples que, em combinação com proteínas, formam os ribossomas, os organóides nos quais se realiza a síntese proteica. A informação sobre a estrutura do ARNr está codificada nas regiões do ADN localizadas na cadeia secundária dos cromossomas. O ARNr representa 80% de todo o ARN na célula, uma vez que as células contêm um grande número de ribossomas. Os ARNr têm uma estrutura secundária e terciária complexa, formando laços em locais complementares, o que leva à auto-organização destas moléculas num corpo de forma complexa.

Os ribossomas são compostos por 3 tipos de ARNr - nos procariotas e 4 tipos de ARNr - nos eucariotas.

RNA de transporte (transferência) - tRNA. Uma molécula de ARNt é constituída, em média, por 80 nucleótidos. O conteúdo de ARNt na célula é cerca de 15% de todo o ARN. A função do ARNt é transportar aminoácidos para o local da síntese proteica. O número de diferentes tipos de ARNt na célula é pequeno (cerca de 40). Todos eles têm uma organização espacial semelhante.

Devido às ligações de hidrogénio intracadeia, a molécula de ARNt adquire uma estrutura secundária caraterística denominada *"folha de trevo"* (Figura 21).

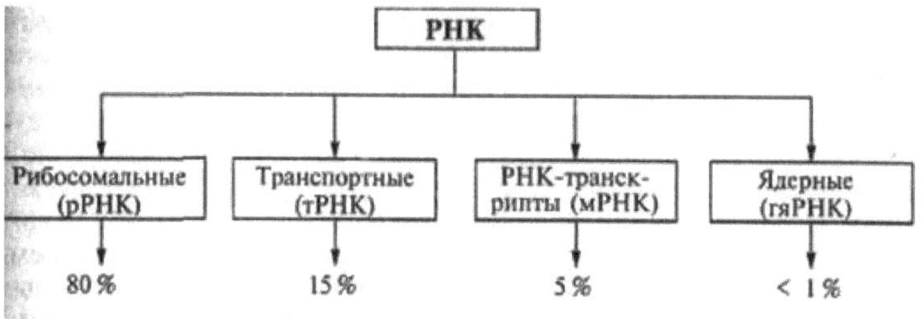

Figura 21: Relação entre as espécies de ARN na célula.

Duplicação do ADN. As moléculas de ADN têm uma propriedade notável que não é inerente a nenhuma outra molécula conhecida - a capacidade de se duplicarem. Com a ajuda de enzimas especiais, as ligações de hidrogénio que unem as cadeias de ADN são quebradas, as cadeias divergem e a cada nucleótido de cada uma destas cadeias são ligados sequencialmente nucleótidos complementares. As cadeias separadas da molécula de ADN original (parental) são cadeias matrizes - estabelecem a ordem dos nucleótidos na cadeia recém-sintetizada.

Como resultado da ação de um conjunto complexo de enzimas, os nucleótidos são unidos. Formam-se novas cadeias

ADN complementar a cada uma das cadeias divergentes (Figura 22).

Assim, a duplicação cria duas hélices duplas de ADN (moléculas filhas), cada uma com uma cadeia derivada da molécula-mãe e uma cadeia sintetizada de novo.

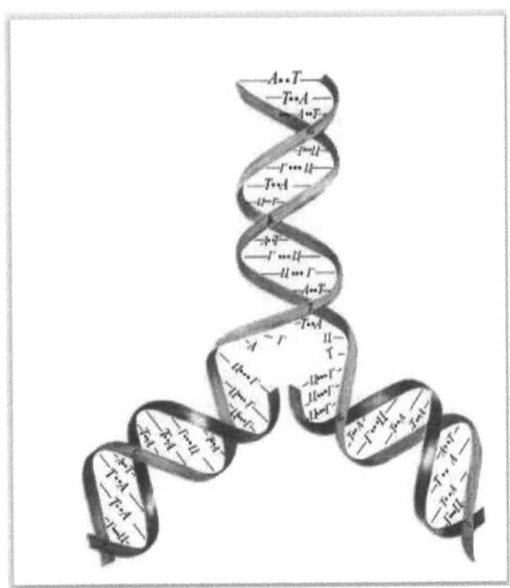

Figura 22: Esquema da duplicação do ADN.

O processo de replicação dos ácidos nucleicos depende inteiramente do trabalho de um certo número de enzimas. Foram encontrados pelo menos quatro grupos de enzimas envolvidas neste processo: *DNA polimerases, RNA polimerases, endonucleases* e *DNA ligases.*

1. As enzimas que realizam a síntese de ADN *são* designadas por ADN polimerases.
2. A RNA polimerase é a enzima que efectua a transcrição do RNA.
3. A endonuclease é uma enzima que corta a molécula de ADN de cadeia dupla em sítios correspondentes a sequências de 4-12 nucleótidos.
4. As DNA ligases são enzimas que catalisam a formação de uma ligação fosfodiéster entre as extremidades Z'- e 5'- dos fragmentos de ADN.

As moléculas de ADN filhas não são diferentes umas das outras nem da molécula-mãe. Quando uma célula se divide, as moléculas de ADN filhas dispersam-se nas duas células resultantes, cada uma das quais terá a mesma informação que estava contida na célula-mãe. Como os genes são secções de moléculas de ADN, as duas células filhas que se formam durante a divisão celular têm os mesmos genes.

Um erro aleatório num gene de uma célula germinal reproduz-se nos genes de milhões dos seus descendentes. É por isso que todos os glóbulos vermelhos de um doente com anemia falciforme têm a mesma hemoglobina ***"contaminada"***. As crianças com anemia recebem o gene "contaminado" dos seus pais através das suas células germinativas.

2.3. OS GENES E A SUA ESTRUTURA

A unidade elementar da hereditariedade é o ***gene.*** De acordo com os conceitos modernos, um gene é uma secção da molécula de ADN genómico caracterizada por uma sequência de nucleótidos que lhe é específica, que representa uma unidade de função diferente da de outros genes e que pode ser alterada por mutação.

Um gene é uma secção de uma molécula de ADN. É discreto, pois é constituído por nucleótidos ligados em sequência. Esta é a sua caraterística mais precisa, que permite identificar um determinado gene, independentemente da sua localização. Alterações na estrutura molecular do ADN dos genes, ou seja, alterações no ácido nucleico que os compõe, levam ao aparecimento de novas formas de informação genética, novas estruturas moleculares na estrutura material da hereditariedade. Estas alterações (mutações) podem ocorrer em qualquer ponto de um gene. Mas, em termos funcionais, o gene é uma unidade integral: qualquer alteração de nucleótidos no gene ou perda da sua parte inativa-o completamente ou altera a informação genética nele contida.

Exão - organização intrónica de um gene. O gene humano tem uma parte codificante *(exão)* com um comprimento total de vários milhares de pares de bases. No entanto, o comprimento total do gene é muito maior, porque, para além dos exões, o gene inclui *intrões* (parte não codificante) e *sequências de flanqueamento* localizadas antes (a partir da extremidade 5') e depois (a partir da extremidade Z') da parte codificante (Fig. 23). A parte codificante da maioria dos genes tem entre 1-2 mil pares de bases, o que corresponde a um produto proteico de 300-1000 resíduos de aminoácidos.

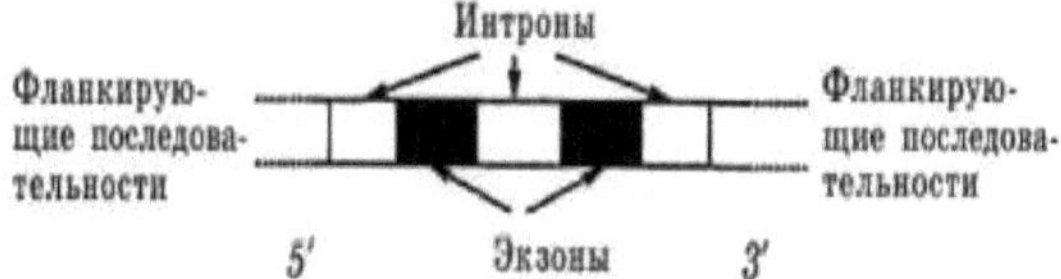

Figura 23: Organização de um gene.

Na maioria dos genes, a parte codificante está dividida em vários exões, entre os quais se situam regiões não codificantes, os intrões. As regiões intergénicas do ADN são designadas *por espaçadores.* Os espaçadores consistem em sequências de ADN repetitivas de vários tipos e sequências únicas não transcritas que não são genes. A sua função não é conhecida.

Uma molécula de ADN pode conter muitos genes. De acordo com as estimativas modernas, os seres humanos têm cerca de 30-40 mil genes, cada um dos quais desempenha uma função específica - codifica um determinado polipéptido ou moléculas de ARN.

2.4. O CÓDIGO GENÉTICO. TRANSCRIÇÃO. SÍNTESE DE PROTEÍNAS NA CÉLULA

O processo de formação do iRNA. Os ribossomas, locais de síntese proteica, recebem do núcleo um intermediário portador de informação capaz de atravessar os poros do invólucro nuclear. Este intermediário é o ARN informativo (ARNi). Trata-se de uma molécula de cadeia simples complementar a uma cadeia da molécula de ADN. Uma enzima especial - a polimerase, movendo-se ao longo do ADN, seleciona os nucleótidos de acordo com o princípio da complementaridade e une-os numa única cadeia.

O processo de formação do iRNA é designado por *transcrição* (do latim *"transcription"* - reescrever). Se a cadeia de ADN contém timina, a polimerase inclui adenina na cadeia de iRNA, se a guanina inclui citosina, se a adenina inclui uracilo (o ARN não inclui timina).

O comprimento de cada molécula de iRNA é centenas de vezes menor que o do DNA. Nos procariotas, esse grupo de genes é chamado *de operon*. Nos procariotas, esse grupo de genes é chamado de *operon*.

No início de cada grupo de genes existe uma espécie de plataforma de aterragem para a polimerase, chamada *promotor*. Trata-se de uma sequência específica de nucleótidos de ADN, que a enzima "reconhece" por afinidade química. Só depois de se juntar ao promotor é que a polimerase é capaz de começar a sintetizar o ARNi. No final de um grupo de genes, a enzima encontra um sinal (sob a forma de uma sequência específica de nucleótidos) que assinala o fim da reescrita. O ARNi acabado afasta-se do ADN, deixa o núcleo e dirige-se para o local de síntese das proteínas, o ribossoma, situado no citoplasma da célula. Na célula, a informação genética é transmitida através da transcrição do ADN para a proteína:

→ → Proteína de ADN iRNA.

As proteínas, ou proteinas, são grandes moléculas poliméricas construídas a partir de ligações monoméricas de aminoácidos que estão ligadas entre si. As proteínas são constituídas por vinte aminoácidos diferentes. Todos os aminoácidos partilham um plano de estrutura comum. Os elementos obrigatórios são: um grupo amino (*-Nil2*) e um grupo carboxilo (-COOH) ligados a um átomo de carbono central. Um átomo de hidrogénio (-H) e um radical (grupo lateral, designado pelo símbolo R) estão também ligados a este último.

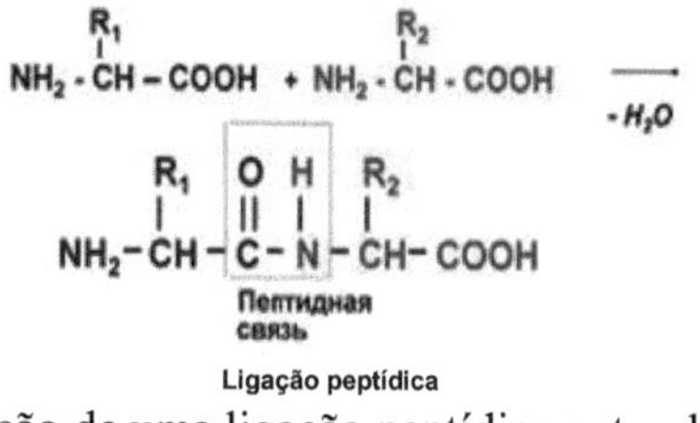

$$NH_2-\overset{\overset{R_1}{|}}{C}H-COOH + NH_2-\overset{\overset{R_2}{|}}{C}H-COOH \xrightarrow[-H_2O]{} NH_2-\overset{\overset{R_1}{|}}{C}H-\overset{\overset{O}{||}}{C}-\overset{\overset{H}{|}}{N}-\overset{\overset{R_2}{|}}{C}H-COOH$$

Пептидная связь

Ligação peptídica

Figura 24: Formação de uma ligação peptídica entre dois aminoácidos.

Os aminoácidos das proteínas estão ligados entre si por fortes *ligações peptídicas* formadas pela interação entre o grupo carboxilo de um aminoácido e o grupo amino do aminoácido seguinte (Figura 24).

A cadeia de aminoácidos resultante é designada *por polipéptido.* Os aminoácidos que constituem o polipéptido são designados *por resíduos de aminoácidos.* A sequência de resíduos de aminoácidos é designada por estrutura primária da proteína. Os termos estrutura *"secundária" e "terciária"* referem-se aos diferentes níveis de organização desta sequência linear. A estrutura quaternária é constituída por complexos proteicos formados pela interação de diferentes cadeias polipeptídicas (Fig. 25).

Código genético e suas propriedades. A informação genética contida no ADN e no ARNi está contida na sequência de nucleótidos nas moléculas. Como é que o ARNi codifica (encripta) a estrutura primária das proteínas, ou seja, a ordem dos aminoácidos nas mesmas. A essência do código é que a sequência de nucleótidos no ARNi determina a sequência de aminoácidos nas proteínas. Este ***código*** é designado por código *genético e* a sua decifração é uma das grandes conquistas da ciência.

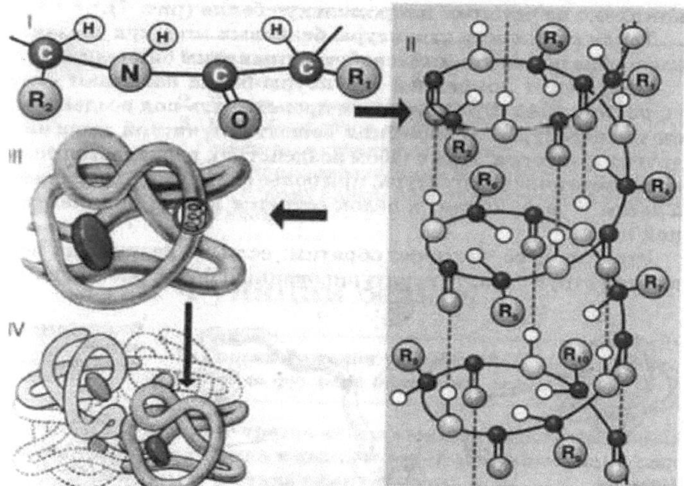

Fig. 25. Níveis estruturais de organização das moléculas de proteínas.

O portador da informação genética é o ADN, mas como o ARNi, uma cópia de uma das cadeias de ADN, está diretamente envolvido na síntese de proteínas, o código genético é escrito na "linguagem" do ARN.

O código é tripleto. O ARN contém 4 nucleótidos: A, G, C, U. Se tentássemos designar um aminoácido com um nucleótido, poderíamos codificar apenas 4 aminoácidos, quando existem 20 aminoácidos, todos eles utilizados na síntese de proteínas. Um código de duas letras permitir-nos-ia codificar 16 aminoácidos (podem ser feitas 16 combinações diferentes de 4 nucleótidos, cada uma com 2 nucleótidos).

Na natureza, existe um código de três letras, ou tripleto. Isto significa que cada um dos 20 aminoácidos é encriptado por uma sequência de 3 nucleótidos, ou seja, um tripleto, a que se chama *códão.* [3]A partir de 4 nucleótidos, podem ser criadas 64 combinações diferentes de 3 nucleótidos cada (4 =64). Isto é mais do que suficiente para codificar 20 aminoácidos e parece que 44 tripletos são supérfluos. No entanto, não é esse o caso. Quase *todos os aminoácidos são codificados por mais de um códão* (de 2 a 6). Este facto pode ser observado na tabela do código genético. Propriedades do código genético.

Tabela 2.

Tabela de códigos genéticos

Aminoácido	**Tripletos de codificação - códons**				
Alanina	HZU	hercúleo	GCA	GTF	
Arginina	TSU	tsgc	CGA	TSG	HAHAAGG
Asparagina	AAU	AAC			
Asparagina ácido	GAU	CAG			
Valina	GUU	GUTS	SUA	GUG.	
Histidina	CAU	CAC			
Glicina	GSU	GGC	GHA	YYYYY.	
Glutamina			AAC	CAG	
Ácido glutâmico			GAA	GAG	
Isoleucina	AUU	ATC	AUA.		
Leucina	CUU	MCC	CUA	TSUG	UUAUUH
Lisina			AAA	AAG	
Metionina				AUG	
Prolina	CCC	tsatz	TZCA	CTF	
Cerin	UCU	BYGCA	UCA	DRM	ASUAGC
Tirosina	UAU.	UAC			
Treonina	ACU	ACC	ACA	ADC	
Triptofano				UGH	
Fenilalanina	UUU	ATC			

Cisteína	USU UGC
Sinais de pontuação	UGA UAS WAA

1. O código genético é tripleto. Cada aminoácido é codificado por um grupo de três nucleótidos (tripleto de nucleótidos) (Tabela 2).
2. O desenvolvimento do código genético. Um aminoácido pode ser codificado não por um, mas por vários tripletos específicos de nucleótidos.
3. Não ambiguidade do código genético. Cada códão corresponde apenas a um aminoácido, ou seja, um tripleto encripta apenas um aminoácido.
4. Não sobreposição do código genético. O processo de leitura do código genético não permite a possibilidade de sobreposição de códons. Tendo começado num determinado códão, a leitura dos códões seguintes prossegue sem saltos, ou seja, não há sinais de pontuação no interior do gene. Por exemplo, se um ou dois nucleótidos se desviarem da cadeia, a leitura produz uma proteína que não tem nada em comum com a proteína codificada pelo gene normal.
5. Universalidade do código genético. A informação genética de todos os organismos com diferentes níveis de organização (da margarida ao ser humano) é codificada da mesma forma.
6. Linearidade do código genético. Os codões são lidos sequencialmente na direção do registo codificado, da extremidade 5'à extremidade Z'.
Biossíntese de proteínas. O ARN informativo, que transporta informação sobre a estrutura primária das moléculas de proteína, é sintetizado no núcleo. Depois de passar pelos poros do envelope nuclear, o ARNi é dirigido para os ribossomas, onde a informação genética é descodificada, ou seja, traduzida da "linguagem" dos nucleótidos para a "linguagem" dos aminoácidos.
Os aminoácidos a partir dos quais as proteínas são sintetizadas são entregues aos ribossomas por RNAs especiais chamados RNAs *de transporte (tRNAs).* Existem tantos tipos diferentes de ARNt na célula como tipos de codões que codificam os aminoácidos. No topo de cada "folha" de ARNt existe uma sequência de três nucleótidos complementares aos nucleótidos do códão no ARNi.
Esta sequência de nucleótidos na estrutura do ARNt é designada por *anticódão.* Uma enzima especial "reconhece" o anticódão e liga ao "pecíolo da folha" do ARNt não qualquer, mas um determinado aminoácido "próprio". Este é o *primeiro passo da síntese* proteica. Para que um aminoácido seja incorporado na cadeia polipeptídica de uma proteína, é necessário que ele se desprenda do ARNt. Na *segunda etapa da síntese, o ARNt* actua como um tradutor da "linguagem" dos nucleótidos para a "linguagem" dos

aminoácidos.

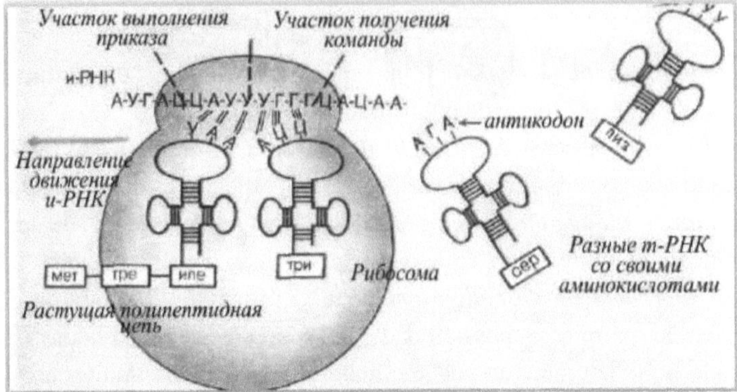

Figura 26: Esquema da biossíntese de proteínas.

Esta tradução tem lugar no ribossoma. Existem dois locais no ribossoma: num deles, o ARNt recebe uma ordem do ARNi - o anticódão reconhece o códão; no outro, a ordem é executada - o aminoácido é separado do ARNt (Fig. 26).

A terceira etapa da síntese proteica consiste no facto de a enzima sintetase ligar o aminoácido destacado do ARNt à cadeia polipeptídica em crescimento. O ARN informativo desliza continuamente através do ribossoma, cada tripleto entrando primeiro no primeiro sítio, onde é reconhecido pelo anticódão do ARNt, e depois no segundo sítio. É aqui que o ARNt com o aminoácido ligado a ele vai, e aqui os aminoácidos são destacados do ARNt e unidos na sequência em que os tripletos seguem um após o outro.

Quando um dos três tripletos, que são sinais de pontuação entre genes, é encontrado no ribossoma no primeiro local, significa que a síntese proteica está completa. A cadeia polipeptídica terminada afasta-se do ribossoma. O processo de síntese de uma molécula de proteína requer um grande dispêndio de energia. Além disso, é necessária a energia de várias moléculas de ATP para mover o ARNi através do ribossoma. Para aumentar a produção de proteínas, o ARNi passa muitas vezes simultaneamente não por um, mas por vários ribossomas em série. Uma tal estrutura unida por uma única molécula de ARNi é designada ***por polissoma.*** Em cada ribossoma, várias moléculas de proteínas idênticas são sintetizadas sequencialmente neste tapete rolante em forma de grânulo. Os aminoácidos são entregues ininterruptamente aos ribossomas pelo ARNt. Depois de ceder um aminoácido, a molécula de ARNt combina-se imediatamente com outro aminoácido do mesmo tipo. A elevada coerência de todos os

Os "serviços vegetais" de produção de proteínas permitem sintetizar moléculas constituídas por centenas de aminoácidos em poucos minutos. A síntese de proteínas nos ribossomas chama-se *tradução* (do latim, "*translatio*" - transferência).

Questões de controlo e tarefas:

1. Que ácidos nucleicos conheces e quais são as suas diferenças?
2. O que é uma molécula de ADN?
3. O que é a regra da complementaridade?
4. Enumere os tipos de ARN e as suas funções.
5. O que é a replicação do ADN.
6. Dar uma definição do código genético.
7. O que é um exão e o que é um intrão?
8. Como é que a informação genética é descodificada?
9. Enumere as propriedades do código genético.
10. O código genético difere entre as diferentes espécies de seres vivos?

TESTE-2.

1. A replicação do ADN é....

a) processo de duplicação da molécula de ADN; b) processo de leitura

(c) O processo de transmissão de informação hereditária;

e) síntese de ARN numa matriz de ADN.

2. A troca de sítios entre cromátides homólogas durante a meiose chama-se ... .

a) duplicação; b) conjugação;

c) crossing-over; e) fusão de genes.

3. Identifique as afirmações corretas:

1) O i-RNA, constituído por 270 nucleótidos, está envolvido na síntese de uma proteína que contém 89 ligações peptídicas;

2) O ADN, constituído por 210 nucleótidos, está envolvido na síntese de uma proteína constituída por 70 aminoácidos;

3) Um i-RNA com 120 moléculas de ribose forma um polipéptido com 40 ligações peptídicas;

4) do ADN, que tem 358 nucleótidos fosfodiésteres, para formar o i-RNA, que contém 180 moléculas de ribose.

A) 2,4 B) 1,4 C) 1,3 E) 2,3

4. Identifique as afirmações corretas:

1) O i-RNA, constituído por 132 nucleótidos, está envolvido na síntese de uma proteína com 44 ligações peptídicas;

2) 40 aminoácidos são formados a partir do ADN-T, que tem 240

nucleótidos;

3) Um i-RNA contendo 210 moléculas de ribose forma um polipéptido com 69 ligações peptídicas;

4) do ADN, que tem 178 nucleótidos, para formar o i-RNA, que contém 90 moléculas de ribose.

A)2,3 B)2,4 C)1,3 D)1,4

5. Uma molécula de i-RNA contém 80 nucleótidos de uracilo, que constituem 40% do número total de nucleótidos. Determine as ligações fosfodiéster no ADN com o qual este ARN é sintetizado (a distância entre os nucleótidos do ADN é de 0,34 nm).

A) 399 B) 198 C) 199D) 398

DESAFIO-2.

1. Uma das cadeias de uma molécula de ADN tem a seguinte ordem de nucleótidos:

AAGGCTCTTTAGGTAGGTAGGTAGGTAGTAGTAGTAGTAGTAGT AGTAGT.

a) . Determinar a sequência de nucleótidos na cadeia complementar.

б) . Determinar a sequência de codões do ARNi sintetizado na cadeia complementar.

в) . Determinar a sequência de aminoácidos no polipéptido codificado na cadeia complementar.

2. É dada uma cadeia simples de ADN. TTCGAGATCGTCGTCA.

Faça um diagrama exemplificativo e explique o princípio da complementaridade das bases azotadas das moléculas de ADN e ARN.

3. Considerando que a massa molecular média de um aminoácido é cerca de 110 e a de um nucleótido é cerca de 300, determine qual é mais pesado: a proteína ou o gene?

4. O ácido nucleico de um fago tem uma massa molecular de cerca de 107. Quantas proteínas, aproximadamente, estão codificadas nele, assumindo que uma proteína típica consiste em 400 monómeros em média e que a massa molecular de um nucleótido é de cerca de 300?

5. Numa pessoa com cistinúria (um número de aminoácidos na urina superior ao normal), são excretados na urina aminoácidos que correspondem aos seguintes tripletos de ARN informativo: UTSU, UGU, GTSU, GGU, GGU, TSAA, AGA, AAA. Numa pessoa saudável, encontram-se na urina alanina, serina, ácido glutâmico e glicina.

Qual é a excreção de aminoácidos na urina que é caraterística dos doentes com cistinúria?

CAPÍTULO III

AS NOÇÕES BÁSICAS DE GENÉTICA.

3.1. DIREITO SUCESSÓRIO

História do desenvolvimento da genética. O facto de os organismos transmitirem caraterísticas e propriedades aos seus descendentes é conhecido há muito tempo de forma intuitiva. Este conhecimento era utilizado na agricultura, quando um camponês, desejoso de obter mais cereais, tentava deixar para semear as sementes maiores das plantas mais produtivas. Naturalmente, durante muito tempo, as pessoas não conseguiram compreender as regularidades da herança de caraterísticas. As primeiras tentativas de explicar o facto de os filhos se assemelharem normalmente aos pais foram feitas por Hipócrates, o grande cientista e médico da Grécia Antiga. Estes relatos encontram-se nas obras de Aristóteles, Platão e outros médicos e filósofos gregos antigos. O facto de não só descreverem casos de hereditariedade de certas caraterísticas, mas também oferecerem explicações teóricas e até medidas para melhorar a natureza humana é notável. Após o Renascimento, o interesse pela natureza humana aumentou. Assim, a obra do médico espanhol Mercado (1605) contém uma afirmação de que ambos os progenitores, e não apenas o pai, determinam como será o futuro filho. Já no século XVIII - início do século XIX havia obras que faziam uma avaliação correta das doenças hereditárias e da natureza da sua transmissão. Por exemplo, em 1752, na obra de Maupertuis, foi relatada uma família com polidactilia em quatro gerações. As observações desta família permitiram ao autor concluir que esta malformação era igualmente transmitida pelo pai e pela mãe, e os cálculos mostraram que a elevada frequência desta patologia não podia ser explicada apenas pelo acaso. Entre as obras deste período, merece especial atenção a obra "A Treatise on the Presumed Hereditary Properties of Disease" do médico e investigador inglês Adams, na qual este autor tirou uma série de conclusões notáveis: a existência de factores hereditários (dominantes) e familiares (recessivos). Outra conclusão importante do seu trabalho é que doenças idênticas nas suas manifestações clínicas podem ter naturezas genéticas diferentes. Nos trabalhos do Professor de Medicina Nasse (1820), foram identificados os sinais mais importantes da hereditariedade da hemofilia.

No entanto, nos trabalhos da maioria dos investigadores do século XIX, misturavam-se factores verdadeiros e ideias erradas sobre a hereditariedade. Esta era uma situação típica da genética na fase "pré-científica" do seu desenvolvimento. Entre os investigadores do século XIX, deve ser particularmente destacado F. Galton, que justificou a gemelaridade, a clínica

e 62
métodos genealógicos e biométricos para o estudo da hereditariedade humana. Na Rússia, no século XIX, a hereditariedade era considerada pelos médicos como um fator etiológico e patogénico; eram conhecidas muitas doenças hereditárias. O método genealógico foi incluído na anamnese.

No entanto, a falta de ideias corretas sobre os padrões de herança das caraterísticas levou à confusão de conceitos e a conclusões contraditórias. O período científico da genética começou em 1900, quando as leis de Mendel foram redescobertas.

As experiências de H. Mendel e as conclusões delas retiradas estabeleceram o conceito de gene, que é formulado através da análise de determinados cruzamentos. Quando H. Mendel realizou as suas experiências, nada se sabia sobre os possíveis portadores materiais de informação genética nas células germinativas. No entanto, nas décadas seguintes, até ao final do século XIX, foram descobertos os cromossomas e investigadas a mitose e a meiose. Logo após a redescoberta das leis de Mendel, ao comparar a clivagem mendeliana dos traços e a distribuição dos cromossomas na meiose, concluiu-se finalmente que eram os cromossomas os portadores da informação genética.

O nascimento da genética foi o início de um novo período de desenvolvimento científico, que continua com sucesso até aos dias de hoje, lançando nova luz sobre o mistério oculto da natureza humana.

Método hibridológico. O principal método que H. Mendel desenvolveu e que serviu de base às suas experiências chama-se *método hibridológico.* A sua essência consiste em cruzar organismos que diferem entre si numa ou em várias caraterísticas. Uma vez que os descendentes de tais cruzamentos são chamados *híbridos*, o método é chamado de hibridológico.

Uma das peculiaridades do método de H. Mendel era o facto de utilizar *linhas puras* para as experiências, ou seja, plantas cuja descendência não apresentava diversidade na caraterística estudada durante a autopolinização.

Um traço é geralmente entendido como qualquer caraterística de um organismo, ou seja, qualquer qualidade individual, pela qual dois indivíduos podem ser distinguidos. Por exemplo, a cor da flor é branca e roxa, a taxa de maturação da planta é precoce e tardia, a altura da flor é alta e baixa. Nos seres humanos, resistência ou suscetibilidade a doenças, etc.

A totalidade de todos os traços de um organismo, começando pelo exterior e terminando nas caraterísticas da estrutura e funcionamento das células e órgãos, é designada por *fenótipo.* Este termo também pode ser utilizado em relação a um dos traços alternativos (mutuamente exclusivos, contrastantes).

O desenvolvimento de todos os traços e propriedades hereditárias de um

organismo é determinado pelo *genótipo,* ou seja, a totalidade dos genes e dos seus portadores citoplasmáticos que interagem entre si. Os conceitos de *"genótipo"* e *"fenótipo" são* muito importantes em genética. O fenótipo forma-se sob a influência do genótipo e das condições ambientais. Uma caraterística igualmente importante do método é a contabilização quantitativa exacta de cada par de caraterísticas alternativas numa série de gerações.
O tratamento matemático dos dados experimentais permitiu a G. Mendel estabelecer regularidades quantitativas na transmissão dos traços estudados. Foi muito importante que H. Mendel tenha seguido um método analítico nas suas experiências: observou a herança de diversos traços não de uma só vez na totalidade, mas apenas um par (ou um pequeno número de pares) de traços alternativos. O método hibridológico é também a base da genética moderna.
As leis básicas de H. Mendel. H. Mendel, com base nos resultados das suas experiências de cruzamento de diferentes variedades de ervilhas, formulou regularidades conhecidas atualmente como leis de Mendel.
A primeira lei de H. Mendel (lei da uniformidade dos híbridos da primeira geração ou lei da dominância): quando formas parentais homozigóticas com caraterísticas opostas são cruzadas na primeira geração de descendentes (F1), todos os indivíduos são homotípicos *(uniformes)* no genótipo e no fenótipo. O traço que apareceu na F1 foi chamado de *dominante*, e o traço da segunda forma parental, que foi suprimido, foi chamado de *recessivo.*
Remetemos para o diagrama em que os símbolos registam os resultados da experiência de cruzamento mono-híbrido (cruzamento de formas parentais que diferem apenas num traço).

P. ♀AA x ♂aa
G. A a

F 1Aa - 100% por fenótipo: todos dominantes
por genótipo: todos heterozigóticos.

Indivíduos homozigóticos e heterozigóticos. H. Mendel estabeleceu pela primeira vez o facto de que plantas semelhantes na aparência podem diferir acentuadamente nas propriedades hereditárias. Os indivíduos que não dão clivagem na geração seguinte, receberam a
homozigótico (do grego *"homos"* - igual, *"zigoto"* - ovo fertilizado). Os indivíduos que apresentam clivagem na sua descendência são chamados *heterozigóticos* (do grego *"heteros"* - outro).
Segunda lei de H. Mendel (lei da clivagem): quando dois indivíduos heterozigóticos, analisados por um par de caraterísticas alternativas, são cruzados, na descendência há uma clivagem no fenótipo na proporção de 3:1, no genótipo na proporção de 1:2:1.

Consultemos o diagrama:

P. ♀Aa x ♂Aa
G. A, a A, a
F_1 AA; Aa; Aa; aa.

3 amarelos 1 verde (por fenótipo)

1AA : 2AA : 1aa (pogenótipo).

Conclusão:

1. As caraterísticas individuais dos organismos não desaparecem no cruzamento, mas são mantidas na descendência.
2. Cada gâmeta recebe apenas um gene de um determinado par de alelos, e o número de gâmetas portadores de alelos esculpidos de um único gene é o mesmo.
3. Os gâmetas masculinos e femininos portadores de alelos diferentes do mesmo gene são combinados aleatoriamente na fertilização.

Nota: Os símbolos P, Fi, F2, etc. indicam, respetivamente, os pais, a primeira e a segunda gerações. Símbolo X - cruzamento, $ - sexo feminino (espelho de Vénus), **<$** - sexo masculino (escudo e lança de Marte) e G - gâmetas.

O princípio da pureza dos gâmetas. A regra da pureza dos gâmetas estabelecida por Mendel indica a discrição de um gene, a não mistura dos alelos entre si e com outros genes.

Em cruzamentos mono-híbridos, no caso de dominância em híbridos heterozigóticos (Aa) da primeira geração, apenas o alelo dominante (A) se manifesta; o alelo recessivo (a) não se perde ou se mistura com o alelo dominante. Na segunda geração, tanto os alelos recessivos como os dominantes podem manifestar-se na sua forma "pura", ou seja, no estado homozigótico. Neste caso, os factores hereditários não só não se misturam, como também não sofrem alterações depois de estarem juntos no organismo híbrido.

Como resultado, os gâmetas formados por esse heterozigoto são "puros" no sentido de que o gâmeta (A) é "puro" e não contém nada do alelo (a); o gâmeta (a) é "puro" do alelo (A).

A base citológica da pureza dos gâmetas (discretude dos alelos) consiste na sua localização em diferentes cromossomas de cada par homólogo, e a discretude dos genes - na sua localização em diferentes loci dos cromossomas.

Análise dos cruzamentos. Nem sempre é possível determinar o genótipo de um indivíduo a partir do seu fenótipo. No cruzamento analítico, o indivíduo cujo genótipo se pretende determinar é cruzado com indivíduos homozigóticos para o gene recessivo, ou seja, com o genótipo (aa).

Vejamos um exemplo de cruzamento analítico:

1. P.	♀AA x ♂aa	2. P.	♀Aa x ♂aa
G.	A a	G.	A, a a
F_1.	Aa	F_1.	1Aa : 1aa
	100%		50% : 50%.

Os exemplos mostram que os indivíduos homozigóticos para o gene dominante não clivam na F1, enquanto os indivíduos heterozigóticos cruzados com um indivíduo homozigótico dão clivagem já na F1.

A dominância incompleta ou herança intermédia é observada quando o fenótipo de um híbrido heterozigótico difere do fenótipo de ambas as formas parentais, ou seja, a expressão da caraterística é intermédia, com uma maior ou menor tendência para um ou outro progenitor. O mecanismo deste fenómeno é que o alelo recessivo é inativo. E o grau de atividade do alelo dominante é insuficiente para assegurar o nível desejado de aparecimento da caraterística do homozigoto parental dominante. Por exemplo, quando uma planta Night Beauty com flores brancas é cruzada com uma planta que tem flores vermelhas, todos os híbridos F 1 têm flores cor-de-rosa.

P. ♀AA x ♂aa

secador de cabelo: vermelho branco

F_1. Aa

Cor-de-rosa

P. ♀Aa x ♂Aa

secador de cabelo: cor-de-rosa.

F_1. AA; Aa; Aa; aa.

secador de cabelo: vermelho rosa branco

gen: 1AA : 2aa : 1aa.

A dominância incompleta revelou-se um fenómeno generalizado. Observa-se na herança do cabelo encaracolado nos humanos, na cor do gado, na cor da plumagem das galinhas e em muitos outros traços morfológicos e fisiológicos nos humanos.

A terceira lei de H. Mendel (a lei da clivagem independente): cada par de traços cliva independentemente de outros pares de traços. Esta lei é válida apenas para genes localizados em cromossomas diferentes ou num só cromossoma, mas suficientemente afastados um do outro. A clivagem exacta de Mendel só pode ser esperada quando a descendência analisada é suficientemente grande. Consideremos a experiência de H. Mendel, na qual ele estudou a herança independente de caraterísticas em ervilhas.

$_2$Quando se cruzam indivíduos homozigóticos que diferem em dois ou mais pares de caraterísticas alternativas, na segunda geração (F) na *consanguinidade* F1, observa-se uma combinação independente de caraterísticas, resultando em formas híbridas com caraterísticas em combinações não peculiares aos indivíduos parentais e progenitores. Por exemplo,

P. ♀AABB x ♂aaBB G. AB aB F_1 AaBB - 100%	A- cor amarela; a-verde B- forma lisa; c - forma enrugada.

Todos os indivíduos são heterozigóticos para o fenótipo e com caraterísticas dominantes exibidas no fenótipo. Consanguinidade F 1:

P. $ AaBv x $ AaBv

G. AB; Av; av; aV; av; av; av; av; av; av; av;

gâmetas ♂ ♀	AB	Av	aB	av
AB	AABB	AABW	AABB	AaBv
Av	AABW	Aavv	AaBv	Aavv
aB	AABB	AaBv	aaBB	aaBv
Av	AaBv	Aavv	aaBv	aavv

Ao analisar a segunda geração, verifica-se que são formados 9 genótipos: *AABB, AaBB, AaBB, AaBb, AaBB, aaBB, aaBb, Aabb, Aabb, aabb* e 4 fenótipos: amarelo, liso; verde, liso; amarelo, enrugado; verde enrugado.
Para encurtar o registo, os fenótipos semelhantes são por vezes rotulados por um *radical fenotípico* - esta é a parte do genótipo de um organismo que determina o seu fenótipo. Para um cruzamento di-híbrido, será:

$$9\,A\_B\_ : 3\,A\_bb : 3\,aaB\_ : 1\,aabb.$$

Das 16 combinações possíveis, em 9 casos são realizados 2 traços dominantes (AB, ou seja, amarelo e liso). Em 3 casos, o primeiro traço é dominante e o segundo recessivo (Av, ou seja, amarelo e enrugado). Noutros 3 casos, o primeiro traço é recessivo, o segundo é dominante (aB, verde e liso) e num caso ambos os traços são recessivos (Av, verde e enrugado).
Assim, manifestam-se indivíduos portadores de combinações de caraterísticas que não são próprias das formas parentais - são ervilhas amarelas, enrugadas (Av) e verdes, lisas (aB). Isto indica a herança independente da forma da semente em relação à cor da semente.
Se contarmos separadamente para cada traço (e não em combinação uns com os outros), isto é, ou por forma ou por cor, então para cada traço o resultado

será o mesmo que para o cruzamento mono-híbrido (3:1). Se tivermos em conta que na primeira geração, quando dois homozigotos que diferem em 2 pares de caraterísticas alternativas foram cruzados, foi obtida uma descendência uniforme, então devemos concluir que as leis I e II de H. Mendel e a regra da "pureza dos gâmetas" são válidas também para o cruzamento di-híbrido.

Se os indivíduos forem analisados para mais de dois pares de caraterísticas alternativas, o número de combinações esperadas aumenta. Por exemplo, num cruzamento tri-híbrido, os heterozigotos formam 8 tipos de gâmetas, dando 64 combinações. Ao contar os fenótipos obtidos neste caso, observa-se a divisão na proporção: 27:9:9:9:9:9:3:3:3:3:1. A resolução de problemas sobre cruzamentos di-híbridos e poli-híbridos pode ser feita, em muitos casos, sem desenhar a grelha de Pennett.

É importante recordar os padrões matemáticos em diferentes tipos de cruzamento, que são apresentados no (Quadro 3).

Uma condição obrigatória para a combinação independente de caraterísticas é a localização dos genes alélicos correspondentes em cromossomas diferentes (não-homólogos). Na meiose, os alelos dos traços alternativos, devido à sua localização em cromossomas homólogos, vão necessariamente parar a gâmetas diferentes, uma vez que a divergência dos cromossomas na anáfase da meiose 1 se processa de forma independente. É perfeitamente natural que o alelo "A" possa entrar tanto no gâmeta de onde sairá o alelo "B" como no gâmeta onde entrou o alelo "B".

Quadro 3: Regularidades quantitativas da formação de gâmetas e da divisão de híbridos em diferentes tipos de cruzamento

Factores tidos em conta	Tipo de cruzamento			
	mono-híbrido	di-híbrido	híbrido triplo	poli-híbrido
Número de tipos de gâmetas produzidos pelo híbrido F1	2^1	2^2	2^3	2^n
Número de zigotos na formação de F2	4^1	4^2	4^3	4^n
Número de fenótipos BF2	2^1	2^2	2^3	2^n
Número de genótipos BF 2	3^1	3^2	3^3	3^n
Divisão de fenótipos	$(3+1)^1$	$(3+1)^2$	$(3+1)^3$	$(3+1)^n$
Separação por genótipo	$(1+2+1)^1$	$(1+2+1)^2$	$(1+2+1)^3$	$(1+2+1)^n$

Assim, a base citológica da lei de H. Mendel III:

1. Emparelhamento de alelos localizados em cromossomas homólogos.
2. Divergência independente de cromossomas homólogos durante a meiose.
3. Uma combinação independente dos dois aquando da fecundação.

3.2.CONDIÇÕES PARA O CUMPRIMENTO DO DIREITO SUCESSÓRIO

As regularidades acima mencionadas da herança de caraterísticas são cumpridas apenas sob certas condições. É necessário que todos os tipos de gâmetas sejam formados com igual probabilidade, possuam igual viabilidade e participem na fertilização com igual eficiência, formando todos os tipos de zigotos com igual frequência, e os zigotos devem ser caracterizados por igual viabilidade.

O grau de expressão do traço também não deve ser alterado. A inobservância de pelo menos uma destas condições conduz a divisões distorcidas.

$_2$Por exemplo, se num cruzamento mono-híbrido em que há uma divisão em *F 1/4AAA:2/4AA:2/4AA:1/4aa*, há morte selectiva de zigotos do genótipo AA, então a divisão fenotípica será semelhante a *2/Zaa:1/Zaa.*

Um exemplo claro desta ação dos genes são as doenças hereditárias de natureza monogénica, ou seja, causadas por uma única mutação genética.

Por exemplo, *braquidactilia* (encurtamento dos dedos), *anemia falciforme* (um grupo de condições patológicas definidas pelos genótipos de hemoglobina SS, SC, SD e ST - *talassemia*, ou seja, genótipos em que pelo menos um dos genes determina a produção de hemoglobina falciforme (HbS).

A exceção são as pessoas com o genótipo AS, que são praticamente saudáveis. A anemia falciforme caracteriza-se por uma anemia hemolítica crónica com crises periódicas).

É de notar que, mesmo que as condições acima referidas sejam cumpridas, a clivagem real nem sempre corresponde exatamente à clivagem calculada teoricamente. A questão é que as leis da hereditariedade descobertas por Mendel se manifestam num material estatístico bastante vasto. Para o seu cumprimento exato, é necessário analisar uma amostra de uma determinada dimensão.

Assim, os padrões de hereditariedade são biológicos na sua essência, mas têm um carácter estatístico de manifestação.

3.3.INTERACÇÕES GENÉTICAS.

3.3.1. INTERACÇÃO GENÉTICA ALÉLICA

O fenómeno em que vários genes (alelos) são responsáveis por uma caraterística é designado por *interação genética*. Além disso, se forem alelos do mesmo gene, essas interações são designadas por *alélicas* e, no caso de genes diferentes, *por não-alélicas*.

Distinguem-se os seguintes tipos principais de interações alélicas: dominância, dominância incompleta e codominância.

A dominância é um tipo de interação entre dois alelos de um gene, em que um dos genes exclui completamente a manifestação do outro. Como resultado, os organismos heterozigóticos correspondem fenotipicamente exatamente ao progenitor homozigótico para os alelos dominantes. Exemplos de dominância completa são a dominância da cor púrpura das flores de ervilha sobre as sementes brancas e lisas sobre as enrugadas; nos seres humanos, o cabelo escuro sobre o cabelo claro, os olhos castanhos sobre os olhos azuis, etc.

No entanto, logo após a descoberta secundária das leis de H. Mendel, foram descobertos factos que indicavam a existência de outras formas de relações intergénicas no sistema genotípico. Assim, verificou-se que o domínio de alguns traços sobre outros é um fenómeno generalizado, mas não universal. $_1$Nalguns casos, verifica-se *uma dominância incompleta*: o híbrido F caracteriza-se por um traço intermédio entre os parentais.

Um exemplo é o aparecimento de flores de zebra de leão cor-de-rosa quando se cruzam flores de cor vermelha e branca. Neste caso, as diferenças de coloração devem-se a um par de genes alélicos em que não há dominância.

Muitos, talvez mesmo todos, os genes em diferentes organismos existem em mais de duas formas alélicas, embora um único organismo diploide não possa transportar mais de dois alelos.

Os alelos múltiplos foram descobertos pela primeira vez no locus *"white"* em Drosophila por T. Morgan e seus colaboradores. A peculiaridade das relações alélicas é que os alelos podem ser dispostos numa série por ordem decrescente de dominância. Assim, o gene do olho vermelho - o tipo selvagem (mais comum na natureza) - dominará sobre todos os outros alelos. Existem cerca de quinze no total. Cada membro sucessivo da série de alelos dominará todos os outros membros, exceto o anterior.

A própria existência de múltiplos alelos indica a natureza relativa da dominância, tal como o facto de se manifestarem em condições ambientais específicas.

Alelismo múltiplo ou codominância - participação de ambos os alelos (paterno e materno) na determinação de uma caraterística num indivíduo heterozigótico. Em várias combinações de genes, ambos os genes são equivalentes - são herdados de acordo com o princípio da codominância (não

se suprimem um ao outro). Um exemplo vívido e bem estudado de codominância é a herança dos grupos sanguíneos antigénicos humanos de acordo com o sistema AVO.
O tipo de sangue ABO (lê-se "a, b, zero") é controlado por um único gene autossómico, ou seja, um gene localizado num dos cromossomas autossómicos (não sexuais). ^{oAB}O locus deste gene *é* denotado pela letra latina I (da palavra *"isohaemagglutinogen"*), e os seus três alelos I , I , I são denotados por brevidade como A, B e O. Os alelos A e B são codominantes em relação um ao outro e ambos são dominantes em relação ao alelo O. Quando alelos diferentes são combinados, podem formar-se 4 tipos de sangue. A condição em que um gene tem mais do que uma forma alélica é designada *por alelismo múltiplo.* ^{AA}Com homozigotia I I , os glóbulos vermelhos têm apenas o antigénio A (tipo sanguíneo A, ou II). ^{BB}Na homozigotia I I , os glóbulos vermelhos transportam apenas o antigénio B (tipo sanguíneo B, ou III). ^{oo}Em caso de homozigotia I I , os glóbulos vermelhos são desprovidos dos antigénios A e B (grupo sanguíneo O, ou I). ^{AoBo}No caso de heterozigotia I I ou I I, o tipo de sangue é definido como A(II) ou B(III), respetivamente. ^{AB}Nos indivíduos heterozigóticos com genótipo I I I , os glóbulos vermelhos transportam ambos os antigénios (tipo sanguíneo AB, ou IV). ^{AB}Os alelos I e I actuam no heterozigoto como se fossem independentes um do outro, o que se designa por *codominância.*
Do mesmo modo, nos seres humanos, o tipo de sangue é determinado pelo sistema MN. Os alelos que controlam a síntese de dois tipos de proteínas (M e N) interagem por codominância.

3.3.2. INTERACÇÃO GENÉTICA NÃO-ALÉLICA

Na secção anterior, considerámos os padrões de relações interalélicas, ou seja, relações entre alelos do mesmo gene: dominância, dominância incompleta, codominância e uma série de alelos múltiplos. No entanto, um grande número de caraterísticas é formado com a participação de vários genes, cuja interação afecta significativamente as caraterísticas do fenótipo e leva a um desvio do padrão mendeliano de divisão do fenótipo.
Foram descritos vários tipos de interação entre genes não-alélicos. Esta conduz ao aparecimento na descendência de diheterozigotos de uma divisão fenotípica invulgar: 9:3:4; 9:7; 9:6:1; 13:3; 12:3:1; 15:1, ou seja, uma modificação da fórmula mendeliana geral 9:3:3:1. São conhecidos casos de interação entre dois, três ou mais genes não-alélicos. Entre eles, podem distinguir-se os seguintes tipos principais: *complementaridade, epistasia e polimerismo.*
Complementar ou **complementar,** é a interação de genes dominantes não-

alélicos, resultando numa nova caraterística, que causam o desenvolvimento de uma nova caraterística ausente nos pais.

Por exemplo, o cruzamento de duas variedades de ervilhas-de-cheiro com flores brancas produz descendentes com flores roxas. Se denotarmos o genótipo de uma raça branca por AAVB e o da outra por AABB, então

P. AAbb x aaBB

brancos brancos

Gametas

Ab aB

F1: AaBb

AaBv

púrpura

O híbrido de primeira geração com dois genes dominantes (A e B) forneceu a base bioquímica para a produção do pigmento púrpura antocianina, enquanto que individualmente nem o gene A nem o gene B forneceram a síntese deste pigmento. A síntese da antocianina é uma cadeia complexa de reacções bioquímicas sequenciais controladas por vários genes não-alélicos e só na presença de pelo menos dois genes (A-B-) se desenvolve a cor púrpura. Nos outros casos (AaB- e A-B-), as flores da planta são brancas (o sinal "-" na fórmula genotípica significa que este lugar pode ser ocupado por um alelo dominante ou recessivo).

2 Durante a autopolinização de plantas de ervilha-de-cheiro de F1 para F , foi observada uma divisão em formas de flores roxas e brancas numa proporção próxima de 9:7. Flores roxas foram encontradas em 9/16 plantas, flores brancas em 7/16 plantas.

Um exemplo de interação genética complementar nos seres humanos é a formação, nas células imunocompetentes do organismo, de uma proteína específica, o interferão, associada à interação de dois genes não-alélicos localizados em cromossomas diferentes, ou pode haver casos em que pais surdos dão à luz crianças com audição normal.

O desenvolvimento da audição normal está sob o controlo genético de dezenas de diferentes genes não-alélicos, cujo estado homozigótico recessivo de um deles pode levar a uma das formas de surdez hereditária. São conhecidas mais de 30 formas de surdez hereditária no ser humano. Se um dos progenitores for homozigótico para o gene recessivo aa e o outro for homozigótico para outro gene recessivo bb, todos os seus filhos serão duplamente heterozigóticos e, por conseguinte, auditivos, uma vez que os alelos dominantes se complementarão. Assim, forma-se uma nova caraterística em relação aos pais - a audição normal.

A epistasia (do grego *epi* - sobre + *stasis* - obstáculo) é um tipo de interação genética em que um gene de um par de alelos suprime as manifestações de outro. Os genes que suprimem a ação de outros genes são chamados *epistáticos, inibidores* ou *supressores.* O gene que é suprimido é chamado de *gene hipostático.*

$_2$De acordo com a alteração do número e do rácio das classes fenotípicas da clivagem dos dihíbridos em F, são considerados vários tipos de interações epistáticas: epistasia dominante (A>B ou B>A) com uma clivagem 12:3:1; epistasia recessiva (a>B ou B>a), que se expressa numa clivagem 9:3:4, etc.

A epistasia pode ser comparada à dominância completa. Em ambos os casos, observa-se a supressão de um alelo por outro. No entanto, na epistasia, trata-se de alelos de genes diferentes, enquanto que na dominância, trata-se de alelos de um só gene. Um exemplo de interação genética pelo tipo de epistasia recessiva é a supressão da síntese de pigmentos em homozigotos para o gene recessivo do albinismo (aa). Na verdade, a síntese de pigmentos é controlada por vários genes não-alélicos, e o gene do albinismo no estado homozigótico recessivo impede a manifestação desses genes não-alélicos. Aqui está outro exemplo de epistasia recessiva em humanos chamado "fenótipo de Bombaim". ^{ABo}Sabe-se que a herança dos grupos sanguíneos ABO nos seres humanos está sob o controlo de um gene (I), que tem 3 alelos - I , I , I . Para que a informação de cada alelo se concretize, é necessário que o alelo dominante H de outro locus genético esteja presente.

^{B}Se um indivíduo for um homozigoto recessivo para o sistema H (ou seja, hh), o alelo 1 do sistema ABO não se pode manifestar. Uma pessoa com a constituição genética de BB e HE tem de ter o grupo sanguíneo III. Se for simultaneamente homozigótica para hh, o alelo B não se manifestará na reação de aglutinação e a pessoa será reconhecida como tendo o grupo sanguíneo I.

A polimerização (do grego *polys* - muitos + *meros* - parte) é um tipo de interação em que os efeitos de vários genes não-alélicos que determinam a mesma caraterística são aproximadamente os mesmos. Estes traços são designados por traços quantitativos ou poliméricos. Em regra, o grau de manifestação dos traços poliméricos depende do número de genes dominantes. A hereditariedade dos traços poliméricos foi descrita pela primeira vez pelo geneticista sueco G. Nelson-Ele em 1908. Ao cruzar diferentes formas de trigo (com grãos vermelhos e brancos), ele observou uma clivagem em F2 do traço de cor na proporção: 15/16 (colorido e '/16 branco. Entre os grãos coloridos, observou todas as transições - de intensamente coloridos a fracamente coloridos.

A análise das caraterísticas da clivagem mostrou que, neste caso, dois alelos dominantes de dois genes diferentes determinam a coloração dos grãos, e as combinações dos seus alelos recessivos determinam a ausência de coloração. Uma vez que os genes poliméricos têm uma ação unidirecional, são normalmente marcados com as mesmas letras. 122Assim, as formas parentais originais tinham genótipos A1A A2A2 e a1 ai a a . A presença de todos os quatro alelos dominantes determinava a coloração mais intensa, três alelos dominantes (tipo A 1 A 1 A2A2) - coloração menos intensa, etc.
Um exemplo de herança polimérica em humanos é a herança da coloração da pele. Num casamento entre um indivíduo da raça negroide (nativo africano) com pele negra e um membro da raça caucasóide com pele branca, nascem crianças com cor de pele intermédia (mulato).

Quadro 4.

Tipos de interações genéticas não-alélicas no fenótipo.

Tipo de interação	Repartição das caraterísticas em F_2	Exemplos
A complementaridade é a interação de dois genes não-alélicos que conduzem a uma nova caraterística.	9 : 3 : 3 : 1 9 : 6 : 1 9 : 7	Herança da cor da plumagem nos papagaios. Aparecimento de frutos em forma de disco em abóboras de forma esférica. Herança da coloração das flores na ervilha-de-cheiro.
A epistasia é um tipo de interação entre genes não-alélicos em que Ocorre a supressão da açao de um alelo de um gene por um alelo de outro gene.	12 : 3 : 1 13: 3 9 : 3 : 4	**Epistasia dominante.** Reprodução por cor em cavalos. Herança da cor da plumagem em galinhas. **Epistasia recessiva.** Herança da coloração vermelha, amarela-castanha c branca das sementes de feijão.
A polimerização é uma interação entre genes não-alélicos em que A manifestação de uma caraterística depende do número de genes dominantes.	1 : 4 : 6 : 4 : 1 (15: 1) 15 : 1	**Polimerização cumulativa.** Herança da coloração do grão de trigo. **Polimerização não cumulativa.** Herança da forma da vagem na bolsa de pastor.

No casamento de dois mulatos, a descendência pode ter qualquer cor de pele, desde o preto ao branco, porque a pigmentação da pele é causada pela ação de três ou quatro genes não-alélicos. O efeito de cada um desses genes na

coloração da pele é aproximadamente o mesmo.
A herança polimérica é caraterística dos chamados traços quantitativos, como a altura, o peso, a coloração da pele, a velocidade das reacções bioquímicas, a pressão arterial, o açúcar no sangue, as caraterísticas do sistema nervoso, a inteligência e muitos outros que não podem ser decompostos em classes fenotípicas claras. Quanto maior for o número de genes não-alélicos que controlam o desenvolvimento de um traço quantitativo, menos perceptíveis são as transições entre classes fenotípicas.
É importante recordar alguns padrões em diferentes tipos de cruzamentos para interações genéticas não-alélicas, que estão resumidos no (Quadro 4).

3.3.3. EFEITO PLEIOTRÓPICO DOS GENES

A ação pleiotrópica de um gene é entendida como a ação independente ou autónoma de um gene em diferentes órgãos e tecidos, ou seja, a influência de um gene na formação de várias caraterísticas. Um exemplo claro da ação pleiotrópica dos genes são as doenças hereditárias de natureza monogénica, ou seja, causadas pela mutação de um gene, mas que se manifestam em diferentes órgãos ou sistemas de órgãos. A pleiotropia primária é causada pelos mecanismos bioquímicos de ação da proteína ou enzima mutante - produtos primários dos alelos mutagénicos. Para ilustrar este ponto, vamos dar exemplos.
Os alelos mutantes de vários genes que controlam a síntese do colagénio e da fibrilina conduzem a propriedades deficientes do tecido conjuntivo. Uma vez que o tecido conjuntivo é a base de todos os órgãos e tecidos, é compreensível a influência múltipla destas mutações no quadro clínico (fenótipo) de doenças hereditárias do tecido conjuntivo como, por exemplo, a síndrome de Ehlers-Danlo e a síndrome de Marfan, que se manifestam, em particular, por alterações caraterísticas no sistema ósseo, prolapso da válvula mitral do coração, dilatação do arco aórtico, subluxação do cristalino (uma consequência da fraqueza do ligamento da canela). Outro exemplo são as lesões múltiplas 76
neurofibromatose, em que o efeito pleiotrópico primário do gene mutante resultará em lesões dos sistemas nervoso e ósseo, da pele e dos órgãos visuais, e outros sintomas. Outro exemplo de um efeito pleiotrópico primário de um gene são os sintomas caraterísticos de uma síndrome hereditária como a síndrome de Bardet-Biedl, que se manifesta por uma combinação de obesidade, hexapalatia das mãos e/ou pés, subdesenvolvimento dos órgãos genitais, atraso mental e deficiência visual caraterística dos indivíduos afectados.
A multiplicidade das lesões do organismo pode ser devida a complicações de

processos patológicos primários, entre os quais se pode estabelecer uma relação. Este é o fenómeno da pleiotropia secundária. Por exemplo, numa das doenças monogénicas de herança autossómica recessiva - a fibrose quística - existe um erro na síntese da proteína transmembranar que assegura o transporte de iões nas células das glândulas exócrinas. As perturbações do transporte de iões Na e CI conduzem à formação de muco espesso nos brônquios, na parte exócrina do pâncreas ou noutras glândulas exócrinas (glândulas sexuais e sudoríparas), o que acarreta processos inflamatórios secundários, obstrução dos canais excretores, digestão prejudicada e desenvolvimento de processos inflamatórios secundários.

3.3.4. PENETRÂNCIA E EXPRESSIVIDADE

O conceito de ***penetrância*** refere-se à doença como um todo e define a frequência do fenótipo que corresponde a um determinado genótipo. A penetrância pode ser definida como a frequência de manifestação de um gene em portadores conhecidos do gene. A penetrância pode ser completa (ou 100%) se todos os portadores de um gene apresentarem as suas manifestações clínicas (fenotípicas). Se o efeito de um gene não se manifestar em todos os seus portadores, fala-se de penetrância incompleta. Neste caso, um portador de um gene "patológico" (mesmo dominante) pode ser clinicamente saudável. No caso de penetrância incompleta numa linhagem com herança autossómica dominante da patologia, observa-se um salto de gerações, ou seja, uma situação em que as gerações fenotípicas "escapam", isto é, os indivíduos que têm um antepassado afetado têm também descendentes afectados.

No entanto, é de salientar que um estudo pormenorizado do fenótipo pode identificar sintomas de doenças hereditárias que não têm um significado clínico importante, mas que são manifestações de um gene anormal específico. Por exemplo, as covinhas na mucosa do lábio inferior na síndrome de Van der Wood. Por outro lado, a melhoria dos métodos laboratoriais e instrumentais de investigação permite detetar outras manifestações do funcionamento dos genes a nível clínico, bioquímico e molecular em portadores saudáveis.

Em geral, com base nas ideias modernas sobre o funcionamento dos genes, pode argumentar-se que, se um gene mutante estiver presente no genótipo humano, os seus efeitos fenotípicos podem ser detectados. Tudo isto fala da convencionalidade do conceito de penetrância. No entanto, ao analisar uma situação familiar, o fenómeno da penetrância pode ser uma ferramenta muito útil para concluir sobre a natureza hereditária da patologia na família.

O conceito de ***expressividade*** refere-se aos sintomas da doença e reflecte o grau da sua expressão. Por exemplo, numa das síndromes autossómicas dominantes, a síndrome de Holt-Oram (síndrome mão-coração), a lesão óssea caraterística pode variar desde um rádio ligeiramente subdesenvolvido até à sua ausência com a formação de mão em forma de taco radial.

Um exemplo da expressividade variável da doença são também as diferenças na gravidade da evolução de uma doença hereditária autossómica dominante tão frequente como a neurofibromatose. Muitas vezes, mesmo na mesma família, há doentes com uma evolução ligeira (presença de manchas de pigmentação, um pequeno número de neurofibromas, "sardas" nas pregas cutâneas) e uma evolução grave da doença (com tumores do SNC, ossificação dos neurofibromas e outros sintomas "ameaçadores").

3.4.TEORIA CROMOSSÓMICA DA HEREDITARIEDADE

Em 1902-1903, o citologista americano W. Setton e o citologista alemão T. Boveri observaram, independentemente, um paralelismo no comportamento dos genes e dos cromossomas durante a formação dos gâmetas e a fecundação. Estas observações forneceram a base para a suposição da localização dos genes nos cromossomas. No entanto, a prova experimental da localização de genes específicos em cromossomas específicos só foi obtida em 1910 pelo geneticista americano T. Morgan, que nos anos seguintes (1911-1926) fundamentou a *teoria cromossómica da hereditariedade.* De acordo com esta teoria, a transmissão da informação hereditária está associada aos cromossomas, nos quais os genes se localizam linearmente numa determinada sequência. Assim, os cromossomas são a base material da hereditariedade.

A hereditariedade ligada e o fenómeno de crossing over. A combinação independente de caraterísticas (terceira lei de G. Mendel) ocorre desde que os genes que determinam essas caraterísticas estejam localizados em diferentes pares de cromossomas homólogos. Consequentemente, em cada organismo, o número de genes que se podem combinar independentemente na meiose é limitado pelo número de pares de cromossomas. No entanto, num organismo, o número de genes é geralmente muito maior do que o número de cromossomas.

Por exemplo, foram estudados mais de 500 genes no milho, mais de 1000 na mosca Drosophila e vários milhares de genes no ser humano, enquanto o número de cromossomas é de 10, 4 e 23 pares, respetivamente. Isto sugere que há muitos genes localizados em cada cromossoma. *Os genes localizados num cromossoma formam um grupo de ligação e são herdados em conjunto.*

T. Morgan propôs chamar a herança conjunta de genes *de herança ligada.* O número de grupos de ligação corresponde ao conjunto haploide de cromossomas. Um ser humano tem 23 pares de cromossomas e 23 grupos de ligação, uma ervilha tem 7 pares de cromossomas e 7 grupos de ligação, etc. O modo de herança dos genes ligados difere da herança dos genes localizados em diferentes pares de cromossomas homólogos.

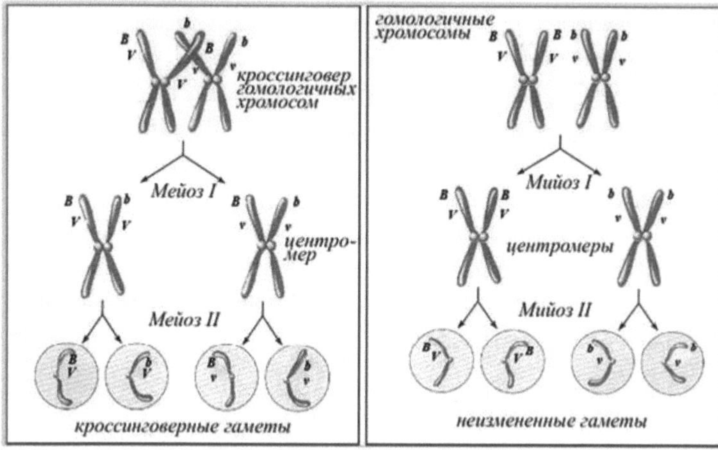

Figura 27. Ligação completa de genes. **Fig. 28:** Ligação incompleta de genes.

Assim, se na combinação independente o dihíbrido BbVv forma quatro tipos de gâmetas BV, Bv, bV, bv em quantidades iguais, então o mesmo dihíbrido BbVv forma apenas dois tipos de gâmetas: BV e bv também em quantidades iguais, que repetem a combinação de genes no cromossoma do progenitor.

A razão para este resultado é que os genes que causam as duas caraterísticas estão localizados no mesmo cromossoma. Este fenómeno é designado por ***fusão completa de genes*** (Figura 27). Verificou-se que, para além dos gâmetas normais, surgem também outros Bv e bV - com novas combinações de genes, diferentes do gâmeta parental.

A causa da formação de novos gâmetas é a troca de secções de cromossomas homólogos, ou crossingover. Está identificada:

B V

b v

O crossing-over ocorre na prófase I da meiose durante a conjugação dos cromossomas homólogos. Neste momento, partes de dois cromossomas podem cruzar-se e trocar as suas secções. Como resultado, surgem cromossomas qualitativamente novos contendo secções (genes) de ambos os cromossomas materno e paterno. Os indivíduos que são produzidos a partir de tais gâmetas com uma nova combinação de alelos são designados por "*crossing-over*" ou *recombinantes.*

Este fenómeno é designado por *ligação genética incompleta* (Figura 28). A frequência (percentagem) de crossing over entre dois genes localizados no mesmo cromossoma é proporcional à distância entre eles. O crossing-over entre dois genes ocorre com menor frequência quanto mais próximos eles estiverem. À medida que a distância entre os genes aumenta, torna-se cada vez mais provável que o crossingover os reproduza em dois cromossomas homólogos diferentes. A distância entre os genes caracteriza a *força da ligação* e é expressa em *morganídeos* (depois de T. Morgan) ou percentagem de recombinação. A distância genética em que o cruzamento ocorre com uma probabilidade de 1% é o *centimorgan (cM)*.
Consideremos três genes A, B e C, que são herdados de forma cruzada, ou seja, estão no mesmo grupo de ligação. Num cruzamento di-híbrido, as frequências de cruzamento entre eles são as seguintes: A-B-5%, A-C-12%, B-C-7%. Qual é a ordem provável dos genes?
Ele podia ser assim:

$$\underbrace{A \overset{5\%}{-} B \overset{7\%}{—} C}_{12\%}$$

Numerosos dados obtidos em objectos genéticos bem estudados confirmam a validade do exemplo acima, com uma única reserva. A distância A - C é igual à soma das distâncias A - B, B - C no caso de genes próximos. À medida que a distância aumenta, observam-se desvios. Consequentemente, os genes ligados estão dispostos numa ordem linear no cromossoma e a frequência de cruzamento entre eles é diretamente proporcional à distância.
Assim, a distância entre os genes de um cromossoma é avaliada pela frequência de crossing over. Existem genes com uma elevada percentagem de ligação e outros em que a ligação é quase indetetável.
No entanto, na herança ligada, o valor máximo do cruzamento não excede 50%. Se for superior, observa-se uma combinação livre entre pares de alelos, indistinguível da herança independente. A importância biológica do crossing-over é extremamente elevada, uma vez que a recombinação genética permite criar novas combinações de genes, anteriormente inexistentes, garantindo assim uma maior sobrevivência dos organismos no processo de evolução.

3.4.1. MAPAS DOS CROMOSSOMAS HUMANOS

A ligação dos genes localizados num cromossoma não é absoluta. O "crossingover", que ocorre durante a meiose entre cromossomas homólogos, leva à recombinação de genes. T. Morgan e os seus colaboradores K. Bridges, A. Sturtevang e G. Miller demonstraram experimentalmente que o conhecimento dos fenómenos de ligação e de "crossingover" permite não só estabelecer os grupos de ligação entre genes, mas também construir mapas genéticos dos cromossomas, que indicam a ordem dos genes no cromossoma e as distâncias relativas entre eles.

Um mapa genético de cromossomas é um diagrama da disposição mútua dos genes que estão no mesmo grupo de ligação. Os mapas genéticos são feitos para cada par de cromossomas homólogos.

A possibilidade de um tal mapeamento baseia-se na constância da percentagem de cruzamento entre certos genes. Se a disposição mútua dos genes num cromossoma (a sua ordem e a distância entre eles) for conhecida, pode ser representada sob a forma de um diagrama (ver Apêndice 1).

Os métodos clássicos de estudo de grupos de ligação desenvolvidos em Drosophila não são aplicáveis aos seres humanos devido à impossibilidade de cruzamentos diretos.

Por conseguinte, até ao final da década de 1960, apenas se conheciam três grupos de ligação autossómica e do cromossoma X nos seres humanos. Nessa altura, os geneticistas passaram a dispor de novos métodos de estudo da ligação, como a análise genética de células híbridas somáticas.

O estudo das variantes morfológicas e das anomalias dos cromossomas, a hibridação dos ácidos nucleicos em preparações citológicas, a análise da sequência de aminoácidos das proteínas e outros, que permitiram descrever os 23 grupos de ligação no homem.

Um dos principais objectivos da investigação do genoma humano é a construção de um mapa preciso e detalhado de cada cromossoma. Um mapa genético mostra a localização relativa dos genes e outros marcadores genéticos num cromossoma, bem como a distância relativa entre eles.

Um marcador genético para mapeamento pode ser qualquer caraterística hereditária, como a cor dos olhos ou o comprimento de um fragmento de ADN. O principal, neste caso, é a presença de diferenças facilmente identificáveis entre os indivíduos dos marcadores em causa. Os mapas de cromossomas, tal como os mapas geográficos, podem ser construídos a diferentes escalas e com diferentes níveis de resolução. O mapa à escala mais pequena é uma imagem da coloração diferencial dos cromossomas. O nível máximo de resolução possível é de um nucleótido.

Consequentemente, o mapa de maior escala de qualquer cromossoma é a sequência completa de nucleótidos. O tamanho do genoma humano é de aproximadamente 3000 cM.

Até à data, foram construídos mapas genéticos em pequena escala para todos os cromossomas humanos, com uma distância entre marcadores vizinhos de

7-10 milhões de pares de bases ou 7-10 Mb (megabases; 1 Mb = 1 milhão de pares de bases). As informações actuais sobre os mapas genéticos humanos contêm informações sobre mais de 50 000 marcadores.

Isto significa que estão, em média, a dezenas de milhares de pares de bases de distância uns dos outros e que vários genes estão localizados entre eles. Para muitos sítios, é claro, estão disponíveis mapas mais detalhados, mas a maioria dos genes ainda não foi identificada e localizada.

Os mapas genéticos humanos podem ser úteis para o desenvolvimento dos cuidados de saúde e da medicina. O conhecimento da localização de um gene num determinado cromossoma já está a ser utilizado para diagnosticar uma série de doenças humanas hereditárias graves. A terapia genética, ou seja, a correção da estrutura ou da função dos genes, já é possível.

3.4.2. TEORIA DA HERANÇA SEXUAL

Em muitas espécies animais, a diferença fenotípica mais proeminente entre indivíduos é o ***sexo***. Além disso, o sexo afecta o desenvolvimento e o funcionamento de muitos órgãos não diretamente relacionados com a reprodução sexual, e as hormonas sexuais influenciam a expressão de muitos genes.

O sexo, como qualquer outra caraterística de um organismo, é determinado hereditariamente. O papel mais importante na determinação genética do sexo e na manutenção de uma proporção sexual regular pertence ao aparelho cromossómico. Há muito tempo atrás foi notado que em organismos de sexos separados a proporção entre os sexos é geralmente 1:1, isto é, machos e fêmeas ocorrem com a mesma frequência. Quando se estudaram os cromossomas de machos e fêmeas de vários animais, encontraram-se algumas diferenças entre eles. Tanto os machos como as fêmeas têm pares de cromossomas idênticos em todas as células, mas diferem num par de cromossomas. Assim, a Drosophila fêmea tem dois cromossomas em forma de bastonete (XX), enquanto o macho tem um cromossoma em forma de bastonete e o segundo, emparelhado com o primeiro, é curvo (XU). Os cromossomas que distinguem as fêmeas dos machos são chamados cromossomas *sexuais*, e todos os outros cromossomas são chamados *autossomas*.

O sexo feminino da maioria dos organismos forma gâmetas idênticos contendo apenas o cromossoma X e é designado por *homogâmico*. O sexo masculino, por sua vez, forma gametas de dois tipos (X e Y) e é chamado de *heterogâmico*. Em alguns organismos (aves, borboletas, répteis) observa-se o quadro oposto: o sexo feminino é heterogâmico e o sexo masculino é homogâmico. A determinação do sexo neste caso é normalmente designada

por tipo XU. Nos insectos de asa direita, não existe qualquer cromossoma U, pelo que o macho tem o genótipo CW. De que depende o nascimento de indivíduos machos e fêmeas? Vejamos o exemplo da determinação do sexo em Drosophila. Durante a meiose nas fêmeas, forma-se um tipo de gâmeta, contendo um conjunto haploide de autossomas e um cromossoma X.
Os machos formam dois tipos de gâmetas, metade dos quais contêm três autossomas e um cromossoma X (ZA+X) e metade dos quais contêm três autossomas e um cromossoma U (ZA+U). A fecundação de óvulos (ZA+X) por espermatozóides portadores de cromossomas X dá origem a fêmeas (6A+XXX) e a fusão de óvulos com espermatozóides portadores de um cromossoma U dá origem a machos (6A+XU).
Como o número de gâmetas masculinos com cromossomas X e U é o mesmo, o número de machos e fêmeas também é o mesmo. Uma forma semelhante de determinação do sexo é inerente a todos os mamíferos, incluindo os humanos.
Herança de caraterísticas ligadas ao sexo. Os cromossomas X e U partilham regiões homólogas. Estas regiões contêm genes que determinam caraterísticas que são herdadas igualmente em ambos os sexos (semelhante às caraterísticas ligadas ao autossoma).
Para além das regiões homólogas, os cromossomas X e U têm regiões não homólogas. A região não-homóloga do cromossoma U contém genes para as membranas dos dedos dos pés e para as orelhas peludas, para além dos genes que determinam o sexo masculino. As caraterísticas patológicas ligadas à secção não-homóloga do cromossoma U são transmitidas a todos os filhos, uma vez que estes recebem o cromossoma U do pai. A região não-homóloga do cromossoma X contém uma série de genes recessivos (para as mulheres) e dominantes (para os homens - devido à sua hemizigosidade).
Exemplos deste tipo de hereditariedade em humanos incluem a hemofilia, a atrofia ótica, a diabetes sem açúcar, o daltonismo e a calvície (Figura 29).

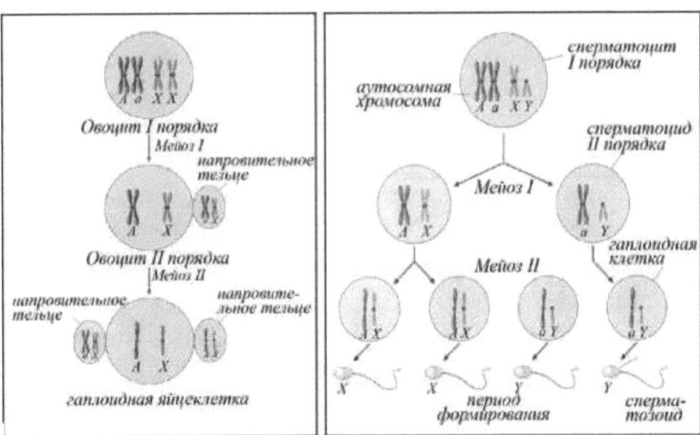

Figura 29. Esquema da clivagem ligada ao sexo em humanos (gametogénese com cromossomas autossómicos e sexuais).

A hemofilia é uma doença hereditária em que o sangue perde a sua capacidade de coagulação. Um ferimento, mesmo um arranhão ou uma nódoa negra, pode causar hemorragias externas ou internas profusas, resultando frequentemente na morte. A doença ocorre, com muito poucas excepções, apenas em homens. Descobriu-se que a hemofilia é causada por um gene recessivo localizado no cromossoma X, pelo que as mulheres heterozigóticas para este gene têm uma coagulação sanguínea normal.

Vejamos que tipo de descendência pode nascer de uma mulher que se casa com um homem normal neste aspeto. O gene que determina a coagulação sanguínea normal está marcado com H, e o gene que determina a sua incompatibilidade está marcado com h. Tendo em conta que no genótipo de uma mulher existem dois cromossomas X, e nos homens - um cromossoma X e um cromossoma U, vamos escrever o esquema da herança da hemofilia:

P: X^HX^h x X^Hy

portador do gene da hemofilia saudável

Gametas X^H, X^h X^H, y

F$_1$: $X^H X^H$; X^HX^h; X^Hy; X^hy.

rapariga portadora saudável rapariga portadora rapaz portador saudável rapaz hemofílico.

^{HhHhH}Como se pode ver no esquema, a descendência deste casamento apresenta um traço dividido: metade das filhas (X X) são portadoras do gene da hemofilia e metade dos filhos são hemofílicos; a outra metade - filhas (X X) e filhos (X U) - revelar-se-á saudável.

A manifestação fenotípica da hemofilia nas raparigas é observada se a mãe da rapariga for portadora do gene da hemofilia e o pai for hemofílico:

P: $X^H X^h$ x $X^H y$

hospedeiro macho

gene da hemofilia hemofílico

X^H, X^h X^h, y Gametas:

F_1: $X^H X^h$; $X^h X^h$; $X^H y$; $X^h y$.

rapariga portadora do gene da hemofilia rapariga hemofílica.

um rapaz hemofílico saudável

O gene que causa ***o daltonismo*** é também recessivo, ligado ao cromossoma X. Quanto ao gene da calvície, está localizado no autossoma, mas a sua expressão depende das hormonas sexuais masculinas.

Nos homens, este gene é dominante devido à presença de hormonas sexuais masculinas; nas mulheres, comporta-se como um gene recessivo e não provoca a calvície.

Questões de controlo e tarefas:

1. O que são o genótipo e o fenótipo? Qual é a sua relação?
2. O que é a expressividade e a penetrância.
3. O que é a ação pleiotrópica de um gene?
4. Quais foram as leis básicas estabelecidas por H. Mendel?
5. O que são genes alélicos e quais são os principais tipos de interações genéticas?
6. Quais são os principais tipos de interações genéticas não-alélicas?
7. Qual é a essência da teoria cromossómica da hereditariedade?
8. O que é a herança associada e quais são as suas caraterísticas.
9. Quais são os princípios básicos da teoria cromossómica da hereditariedade?

TESTE-3.

1. Explique porque é que o gene da hemofilia aparece sempre nos homens e raramente nas mulheres?

(a)_O gene é recessivo e está localizado no cromossoma U;

b) o gene é dominante e está localizado no cromossoma X;

(c) O gene é recessivo e está localizado no cromossoma X;

e) o gene é dominante e está localizado no autossoma.

2. Qual o sexo que se designa por homogâmico (a), qual o sexo que se designa por heterogâmico (b).

1 - com dois cromossomas X;

2 - com um cromossoma X e um cromossoma U;

3 - nos humanos, é masculino;

4 - Na galinha, é macho.

(a)a-1,4 б-2,3; c)a-2,3 б-1,4;
b)a-1,3 б-2,4; e)a- 2,4 б-1,3.

3. De que progenitor herdam as raparigas o daltonismo?
a) Do pai; b) Da mãe;
c) Do pai e da mãe; e) Não é possível determinar.

4. Uma mulher é saudável, um homem é doente. Todas as crianças desta família são saudáveis, mas quando as suas filhas casam com um homem saudável, nasce um rapaz doente na sua família.
a) recessivo, ligado ao cromossoma U;
б) recessivo, ligado ao X;
(c) Tipo autossómico recessivo;
e) tipo autossómico dominante;

5. Que doenças são herdadas por hereditariedade ligada ao sexo
a) Klinefelter, Down; b) Albinismo, fenilcetonúria;
c) Hemofilia, Daltonismo; e) Hemofilia, Down.

DESAFIO-3.

1. Nos humanos, o gene que causa uma forma de surdocegueira hereditária é recessivo em relação ao gene da audição normal.
a) Que descendência se pode esperar do casamento de pais heterozigóticos?
б) Uma criança surda-muda nasceu do casamento de uma mulher surda-muda com um homem normal. Determine os genótipos dos pais.

2. Quantos tipos de gâmetas e quais deles formam organismos com os seguintes genótipos:
a)aabb; b)AaBB; c)AaBb; d)AaBCC; e)AaBCC; f)AaBCC?

3. Nos seres humanos, o pé boto predomina sobre a estrutura normal do pé e o metabolismo normal dos hidratos de carbono sobre a diabetes mellitus. Uma mulher com uma estrutura normal do pé e um metabolismo normal de hidratos de carbono casou com um homem com pé boto que também tinha um metabolismo normal de hidratos de carbono. Deste casamento nasceram duas crianças, uma apenas com pé boto e a outra apenas com diabetes mellitus. Determine a probabilidade de ter um filho com ambas as anomalias nesta família.

4. A hipercolesterolemia familiar é herdada de forma dominante através dos autossomas. Os heterozigotos têm colesterol elevado no sangue, enquanto os homozigotos também desenvolvem xantomas (tumores benignos) da pele e dos tendões e aterosclerose. Determine o possível grau de hipercolesterolemia nas crianças de uma família em que ambos os pais têm apenas colesterol elevado no sangue.

5. Uma mulher heterozigótica para o tipo sanguíneo A (II) casou-se com um

homem com tipo sanguíneo AB (IV). Que tipos de sangue terão os seus filhos?

CAPÍTULO IV

HEREDITARIEDADE E AMBIENTE.

4.1. VARIABILIDADE E SUAS FORMAS

Anteriormente, definimos a variabilidade como uma das propriedades universais mais importantes da vida, que leva à diversidade de representantes de qualquer espécie. Devido a isso, os requisitos dos organismos para o ambiente em que vivem são um pouco diferentes, o que permite que as espécies se dispersem por grandes áreas. A diversidade também forma a base para mudanças evolutivas em uma espécie, determina a possibilidade de adaptação a novas condições emergentes de existência.

As alterações que aparecem no fenótipo de um organismo e o distinguem de outros membros da espécie podem ser o resultado de uma resposta direta do organismo à influência de alguns factores ambientais ou o resultado de alterações anteriores no material hereditário, que depois se manifestam fenotipicamente. Dependendo disso, distinguem-se duas formas principais de variabilidade (Fig. 30).

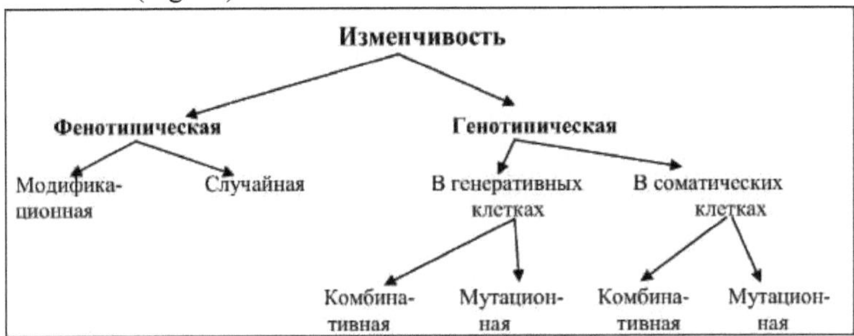

Figura 30. Classificação dos tipos de variabilidade.

No primeiro caso, quando as alterações de uma caraterística surgem sem alterações prévias no material hereditário e representam uma resposta direta do organismo às influências ambientais, falamos *de variabilidade não hereditária, de modificação* ou *fenotípica.* Se as alterações fenotípicas são um reflexo de alterações que surgiram inicialmente no material hereditário, trata-se de *variabilidade hereditária* ou *genotípica.*

A variabilidade é de grande importância no processo evolutivo porque é a condição mais importante para o desenvolvimento histórico das espécies.

4.1.1. VARIABILIDADE NÃO HEREDITÁRIA

Toda a diversidade dos seres vivos e a sua constante perfeição seriam impossíveis sem a variabilidade. Esta deve-se ao facto de o genótipo se transformar constantemente em fenótipo no decurso do desenvolvimento individual e em determinadas condições ambientais. Diversos factores ambientais (luz, calor, humidade, composição do solo, etc.) têm um efeito direto ou indireto sobre os organismos, provocando a alteração dos seus traços e propriedades. É isto que determina o facto de organismos com os mesmos genótipos poderem diferir acentuadamente uns dos outros no fenótipo. Assim, um organismo possui não só hereditariedade, que fornece material para a evolução e seleção, mas também variabilidade.

A variabilidade de modificação (não hereditária ou fenotípica) é uma reação adaptativa evolutivamente fixa de um organismo a mudanças nas condições ambientais sem alterar o genótipo. As modificações não são herdadas e persistem apenas durante a vida de um determinado organismo.

Todos os traços e propriedades de um organismo são determinados hereditariamente, mas *os organismos não herdam os traços e propriedades em si, mas apenas a possibilidade do seu desenvolvimento.*

A formação de uma caraterística, uma cadeia de processos que vai desde os genes, passando pelo ARNi, pelo polipéptido e pela enzima, só se processa normalmente se a célula tiver todas as substâncias iniciais necessárias, uma fonte de energia e condições adequadas para a reação.

Assim, o ambiente deve fornecer as condições necessárias para a formação do traço.

Se as sementes de plantas, como os cereais ou os tubérculos de batata, forem germinadas à luz, as plântulas formadas são de cor verde devido à presença de cloroplastos nas suas células. As mesmas plântulas, mas cultivadas no escuro, tornam-se incolores ou ligeiramente amareladas. Se forem levadas de novo para a luz, tornam-se verdes. Assim, a possibilidade de formação de clorofila e consequentemente de cloroplastos estava presente em ambos os casos, mas a luz era necessária para a sua realização.

Mas mesmo nos casos em que ocorre o aparecimento e o desenvolvimento desta ou daquela caraterística, o grau da sua expressão pode ser diferente consoante as condições ambientais: nalgumas condições pode ser reforçada, noutras - enfraquecida. Os limites destas alterações são determinados pelas possibilidades inerentes ao genótipo.

Os limites de variação de uma caraterística, limitados pela ação dos genes genotípicos, são designados por norma de resposta.

Na variabilidade fenotípica, o material hereditário não está envolvido nas alterações. Estas dizem respeito apenas aos traços manifestos de um indivíduo e ocorrem sob a influência de factores do ambiente externo ou interno do organismo. Tais alterações não são herdadas pelas gerações seguintes, mesmo que sejam causadas por influências prolongadas e/ou repetidas durante um período de tempo historicamente longo. Por exemplo, em alguns povos, os ritos de iniciação estão associados a lesões específicas: perfuração do septo nasal e dos lábios, remoção de presas, circuncisão do prepúcio, desfiguração dos pés ou dos ossos do crânio, etc. Não se sabe se estas alterações são hereditárias. São apenas uma reação à ação de um determinado fator. Se a expressão das alterações no organismo não ultrapassa a reação normal, essas alterações no fenótipo são designadas por alterações *de modificação.* A variabilidade de modificação tem um significado adaptativo (adaptativo). A variabilidade de modificação é mais claramente revelada quando se estudam as reacções do organismo às mudanças nos factores ambientais: por exemplo, as condições de vida em diferentes zonas geográficas, a intensidade da radiação solar, a natureza da nutrição, etc. Anteriormente, pensava-se que as mudanças no fenótipo que não estavam associadas a mudanças genéticas não tinham significado evolutivo. No entanto, este ponto de vista não é correto, porque o grau e a direção da variabilidade fenotípica aceitável são estritamente controlados pela constituição genética do organismo.

Assim, os genes determinam a possibilidade de desenvolvimento de caraterísticas nos indivíduos dentro de certos limites. O resultado final, sob a forma de um certo grau de expressão de uma caraterística, depende das condições em que o organismo se desenvolve. Diferentes caraterísticas são capazes de se modificar sob a influência de condições ambientais em diferentes graus. Por exemplo, a formação da caraterística do grupo sanguíneo pertencente ao sistema ABO praticamente não depende das condições ambientais, mas é inteiramente determinada por uma combinação específica de genes no organismo humano.

Uma das manifestações da variabilidade da modificação é o fenómeno da fenocópia. O termo *fenocópia* foi proposto para designar traços, doenças ou malformações que se desenvolvem sob a influência de certas condições ambientais, mas que são fenotipicamente semelhantes às mesmas condições causadas por factores genéticos (mutações).

Assim, a fenocópia é um traço que se desenvolve sob a influência de factores ambientais, mas que apenas copia um traço hereditário.
Assim, a coloração da pele dos africanos caracteriza-se por uma pigmentação acentuada, mesmo que a pessoa não esteja exposta à luz solar. A pele dos europeus, em regra, é pigmentada apenas num grau fraco, mas torna-se morena sob a influência da luz. Assim, indivíduos bronzeados mas hereditariamente de pele clara são como "cópias" de pessoas geneticamente de pele escura. Existem muitos exemplos clínicos que ilustram situações em que um determinado fenótipo pode ser um produto de um determinado genótipo, ou pode ser uma fenocópia, ou seja, desenvolvido sob a influência de factores ambientais. Por exemplo, a cegueira devida à turvação do cristalino do olho (catarata) pode ser causada por danos mecânicos ou pela ação de radiações ionizantes, ou como resultado de uma infeção intra-uterina com o vírus da rubéola. Mas o desenvolvimento de cataratas pode ser causado por um gene específico, sem qualquer influência externa adicional sobre o organismo.
A demência pode ser devida a um genótipo específico (por exemplo, uma mutação genética ou genómica), mas pode desenvolver-se quando o iodo não está presente na dieta de uma criança ou como resultado dos efeitos nocivos da infeção por citomegalovírus no cérebro do feto durante o desenvolvimento intrauterino.
Em alguns casos, o termo utilizado reflecte apenas a presença de uma caraterística e não contém informações sobre as causas da sua ocorrência. Sabe-se, por exemplo, que o termo "microcefalia" (do grego *mikros* - pequeno + *kephale* - cabeça) inclui caraterísticas como o tamanho reduzido do crânio e do cérebro, o atraso mental e certas perturbações neurológicas. Mas a microcefalia pode ser *verdadeira,* ou *genética*, caracterizada por um subdesenvolvimento primário do cérebro, e *secundária*, ou não genética, *causada*, por exemplo, pelo acúmulo precoce de suturas cranianas. Em ambos os casos, muitas das manifestações clínicas serão bastante semelhantes. No entanto, ao escolher os métodos de correção psicológica e pedagógica, de terapia, de reabilitação e de adaptação destes doentes, é necessário conhecer a causa exacta da patologia numa determinada família.
Os novos traços formados podem servir de base para a evolução da espécie, desde que sejam herdados.
Se todos os membros de uma espécie fossem idênticos de alguma forma, não haveria seleção porque não existiria um ponto de aplicação da sua função.

ação. O fenómeno da variabilidade permite assim a seleção natural. No entanto, a evolução requer não só variabilidade, mas também variabilidade hereditária para poder propagar as alterações benéficas ou eliminar as prejudiciais à espécie. O mais importante para as transformações evolutivas da estrutura genética de uma espécie é o facto de indivíduos com constituição genética diferente deixarem diferentes números de descendentes. Este facto determina o mecanismo básico da evolução.

Uma vez que as alterações de modificação são de natureza adaptativa, proporcionam uma maior probabilidade de sobrevivência para os organismos com uma ampla norma de resposta genotípica em condições de existência variáveis.

4.1.2. VARIABILIDADE HEREDITÁRIA

A variabilidade hereditária é causada por alterações no material genético e é a base da diversidade dos organismos vivos, bem como a principal causa do processo evolutivo, uma vez que fornece material para a seleção natural.

A variabilidade genotípica, dependendo da natureza das células, divide-se em *generativa* (alterações no aparelho hereditário dos gâmetas) e *somática* (alterações no aparelho hereditário das células do corpo). Dentro da variabilidade generativa e somática, distinguem-se 1) a variabilidade combinatória e 2) a variabilidade mutacional.

A base da *variabilidade combinatória* é o processo sexual, que resulta num enorme conjunto de genótipos diversos. As células de cada indivíduo contêm 23 cromossomas maternos e 23 paternos. Ao formar gâmetas, apenas 23 cromossomas cairão em cada uma delas, e quantos deles serão do pai e quantos da mãe é uma questão de acaso. Esta é a primeira fonte de variabilidade combinatória.

A sua segunda causa é o crossingover. Cada uma das nossas células não só transporta os cromossomas dos nossos avós, como uma certa parte desses cromossomas recebeu, por cruzamento, parte dos seus genes de cromossomas homólogos que pertenciam anteriormente a outra linha de antepassados. Estes cromossomas são chamados cromossomas *recombinantes.* Participando na formação do organismo de uma nova geração, conduzem a combinações inesperadas de caraterísticas que não estavam presentes nem no organismo paterno nem no materno.

Finalmente, a terceira causa da variabilidade combinatória é o carácter aleatório dos encontros de certos gâmetas durante a fecundação. Os três processos subjacentes à variabilidade combinatória actuam independentemente uns dos outros, criando uma enorme variedade de todos os tipos de genótipos. A ocorrência de alterações no material hereditário, ou seja, nas moléculas de ADN, é designada por *variabilidade mutacional.* Além disso, as alterações podem ocorrer tanto em moléculas individuais (cromossomas) como no número dessas moléculas. A mutação ocorre sob a influência de uma variedade de factores ambientais externos e internos.

O termo *"mutação"* foi cunhado pela primeira vez em 1901 pelo cientista holandês G. De Fries, que descreveu mutações espontâneas em plantas. As mutações aparecem raramente, mas conduzem a mudanças bruscas e repentinas nas caraterísticas que são transmitidas de geração em geração.

Os principais pontos da teoria da mutação são resumidos a seguir:

- as mutações ocorrem subitamente como alterações discretas nos traços;
- as novas formas são sustentáveis;
- ao contrário das alterações não hereditárias, as mutações não formam uma série contínua. Elas representam mudanças qualitativas;
- As mutações manifestam-se de diferentes formas e podem ser tanto benéficas como prejudiciais;
- a probabilidade de deteção de mutações depende do número de indivíduos estudados;
- mutações semelhantes podem ocorrer repetidamente;
- as mutações são não-direcionais (espontâneas), ou seja, qualquer parte do cromossoma pode sofrer mutações, causando alterações tanto em caraterísticas menores como em caraterísticas vitais (Fig. 31).

O fator que induziu a mutação é designado por mutagénio.

De acordo com a sua natureza, distinguem-se 3 grupos de agentes mutagénicos:

1. **Factores físicos** (radiações ionizantes, raios gama, raios X). No início do nosso século, foi demonstrado que *as radiações ionizantes têm* um forte efeito mutagénico. Uma dose de 10P duplica a frequência das mutações no ser humano. É por isso que o problema do desenvolvimento da energia nuclear atrai a atenção de especialistas - biólogos e médicos.

A evolução da vida na Terra durante vários milhares de milhões de anos teve lugar em condições de radiação natural de fundo criada pela radiação cósmica, pela radiação u da Terra e pelo elemento radioativo gasoso radão. Atualmente, devido à atividade industrial humana em alguns territórios da Terra, a radiação de fundo é duas vezes superior à norma. ^{90}As explosões nucleares e as fontes radioactivas industriais poluem o ambiente com estrôncio (Sr) e outros elementos radioactivos, que se acumulam no solo, nas plantas e entram na água. Em todo o caso, as explosões nucleares são uma fonte adicional de radiação, que é um fator que pode afetar significativamente a saúde das gerações presentes e futuras.

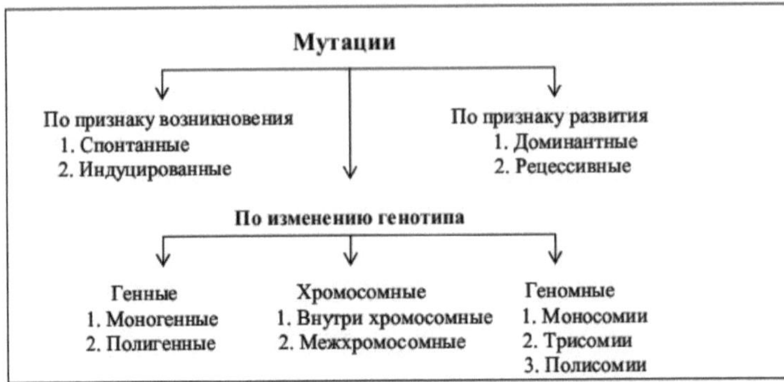

Mutações

Por origem

1. Espontâneo
2. induzida

Por desenvolvimento

1. Dominante
2. Recessivo

Por alteração do genótipo

Genes

1. Monogénico
2. Poligénico

Cromossómico

1. Intra-cromossómico
2. Intercromossómico

Genómica

1. Monossomias
2. Trissomias
3. Polissemia

Figura 31. Esquema dos tipos de mutação.

2 Compostos químicos utilizados na agricultura: herbicidas e pesticidas (DDT), na medicina como fármacos (derivados da tiazina, formalina, etc.), em várias indústrias (impregnante de afóxidos para tecidos, bissulfito de sódio - conservante de vinhos na indústria alimentar).

O rápido desenvolvimento da ciência e da tecnologia provocou o aparecimento de um grande número de *compostos químicos,* muitos dos quais são capazes de afetar o material hereditário e se caracterizam por uma elevada atividade mutagénica. Estes compostos entram direta ou indiretamente no organismo dos animais e dos seres humanos através do ar, da água, dos alimentos, dos medicamentos, dos aditivos alimentares, dos conservantes, etc. Alguns compostos químicos apresentam um maior risco mutagénico do que as radiações.

Estes compostos incluem muitos pesticidas (hexaclorobenzeno, etc.), nitratos, cuja fonte são principalmente os fertilizantes minerais. Atualmente, a utilização generalizada de pesticidas e fertilizantes coloca um desafio aos investigadores: encontrar formas de proteger os alimentos e os seres humanos destes agentes mutagénicos que entram no ambiente. Alguns aditivos e conservantes alimentares, como a formalina, o propilenoglicol, a vanilina, o nitrato de potássio e o nitrato de sódio, têm propriedades mutagénicas.
A este respeito, a indústria moderna de conservas representa uma fonte significativa de agentes mutagénicos para os seres humanos. A mutagenicidade da cafeína contida no chá e no café, bem como em alguns refrigerantes e medicamentos, foi comprovada.
3. objectos biológicos (vírus, protozoários, helmintos). Ao penetrarem no corpo humano podem provocar a rutura da estrutura do ADN das células.
Para além dos factores físicos e químicos, existem factores biológicos de mutagénese. Estes incluem os vírus, tais como: SIDA, sarampo, gripe e rubéola, que afetam o sistema que protege o DNA de danos, alterando a frequência de mutações no hospedeiro. Os vírus criam um fluxo constante de ADN estranho nas células animais, vegetais e humanas, causando mutações nas mesmas. Algumas vacinas vivas com virulência suprimida têm propriedades mutagénicas, assim como várias toxinas de natureza biológica formadas por parasitas - protozoários e helmintos, que são capazes de modificar a mutagénese no organismo hospedeiro. Os eventos que levam ao surgimento de mutações são chamados de processo mutacional.

4.1.3. TIPOS DE MUTAÇÕES

As mutações podem ser agrupadas em grupos classificados pela natureza da manifestação, pelo local ou nível da sua ocorrência. Em princípio, não há diferença entre as mutações atribuídas a um ou outro grupo, pois elas são combinadas por conveniência.
As mutações são o elo inicial na patogénese das doenças hereditárias. De acordo com o tipo de células em que as alterações ocorreram, as mutações podem ser divididas em:
Generativas **-** mutações nas células germinativas. São herdadas e, regra geral, encontram-se em todas as células dos descendentes que se tornaram seus portadores;
Somáticas **-** mutações nas células não sexuais do organismo. Manifestam-se no indivíduo em que ocorrem. São transmitidas apenas às células filhas durante a divisão e não são herdadas pela geração seguinte do indivíduo. Se uma mutação somática ocorre no início da divisão do zigoto (mas não na primeira divisão), surgem linhas celulares com genótipos diferentes. Quanto

mais cedo na ontogénese ocorrer uma mutação somática, maior será o número de células e, consequentemente, de tecidos portadores da mutação. Estes organismos são designados por organismos em mosaico.
A distinção é feita com base na origem: mutagénese *espontânea* e *induzida*.
A divisão do processo mutacional em espontâneo e induzido é, até certo ponto, condicional.
Mutações espontâneas - surgem em condições fisiológicas normais do organismo, sem impacto adicional visível de factores externos sobre o organismo. As mutações espontâneas podem surgir, por exemplo, como resultado da ação de compostos químicos formados no processo de metabolismo, dos efeitos da radiação natural de fundo ou da radiação UV, de erros de replicação, etc.
As mutações induzidas são mutações causadas pela influência direta de factores ambientais externos ou internos. O processo de mutação induzida pode ser controlado (por exemplo, numa experiência para estudar a ação de mecanismos ou as suas consequências) e não controlado (por exemplo, como resultado de irradiação quando elementos radioactivos são libertados no ambiente).
Traços de desenvolvimento: podem ser *dominantes* ou *recessivos.* A maior parte deles são recessivos e não aparecem em heterozigotos. Este facto é muito importante para a existência da espécie. As mutações são, em regra, prejudiciais, pois introduzem perturbações num sistema finamente equilibrado de transformações bioquímicas. Os portadores de mutações dominantes nocivas, que se manifestam imediatamente em organismos homo e heterozigóticos, são frequentemente inviáveis e morrem nas primeiras fases da ontogénese. Se sobrevivem, têm uma viabilidade ou fecundidade reduzida (não deixam descendência). Podemos dar como exemplo a doença *acondroplasia ou condrodistrofia.* Doenças do sistema ósseo.
A acondroplasia é uma doença hereditária associada a uma estatura muito baixa (Fig. 32). É típica uma cabeça grande com uma testa saliente e hipoplasia da face média, em que a face média está subdesenvolvida. Caracteriza-se normalmente por braços e pernas curtos, enquanto o tronco é apenas ligeiramente mais pequeno do que o normal.
Esta doença é conhecida há vários milhares de anos, mas foi utilizada pela primeira vez em 1878 pelo médico francês M.J.Parro (M.J.Parro).
No entanto, em rigor, este termo não é exato porque a formação da cartilagem na acondroplasia é geralmente normal e a perturbação do crescimento é causada por anomalias nas zonas de crescimento do esqueleto.
Esta mutação causa uma alteração no recetor do fator de crescimento,

provocando um sinal que atrasa o crescimento ósseo. Pensa-se que o recetor se encontra em todas as zonas de crescimento do esqueleto. Desconhece-se a razão pela qual afecta especialmente as zonas dos braços e das pernas. A acondroplasia é caracterizada por um tipo de hereditariedade autossómica dominante. Isto significa que se pelo menos um dos progenitores tiver uma doença geneticamente determinada, existe uma probabilidade de 50 por cento de a doença ser transmitida à criança. Os rapazes e as raparigas contraem a doença com a mesma frequência. As crianças que não transmitiram o gene mutado não têm a doença e não a transmitem.

A grande maioria das doenças hereditárias é causada por uma nova mutação. Isto significa que a mutação genética ocorre pela primeira vez numa pessoa, em vez de ser transmitida por um dos pais. Por isso, para os pais que têm um filho

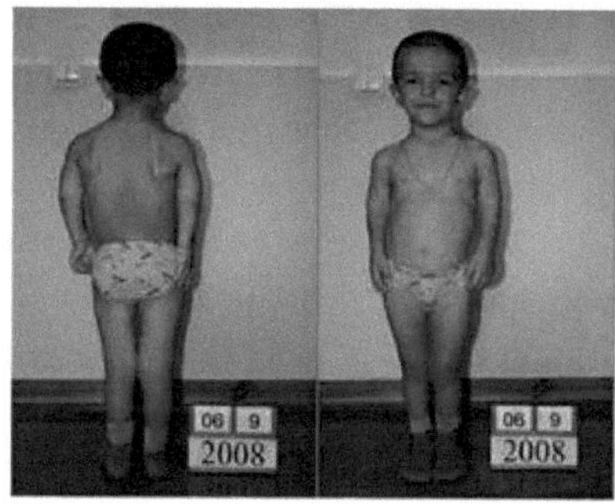

Com uma nova mutação, normalmente não há um risco acrescido de outra criança vir a ter a doença. No entanto, as novas mutações genéticas serão herdadas, e uma mulher ou um homem adulto com a mutação corre o risco de passar o gene mutado aos seus filhos.

Figura 32: Acondroplasia ou condrodistrofia.

O tipo de hereditariedade, neste caso, já é autossómico dominante. De acordo com o efeito no organismo, pode ser distinguido:

1) As mutações letais são mutações que causam a morte intra-uterina ou a morte na infância. Por exemplo, uma mutação genómica como a monossomia autossómica em humanos é incompatível com o desenvolvimento embrionário normal;

2) Mutações semi-letais são mutações que reduzem significativamente a viabilidade do organismo, levando à morte precoce. A esperança de vida dos portadores de mutações semi-letais pode variar significativamente, mas em qualquer caso morrem antes de atingir a puberdade (por exemplo, na xerodermia pigmentar); ***Mutações neutras -*** mutações que não afectam significativamente os processos de atividade vital;

3) As mutações favoráveis são mutações que conferem ao organismo novas propriedades benéficas.

De acordo com o nível de organização das estruturas hereditárias, distinguem-se as mutações *genéticas, cromossómicas e genómicas*.

As mutações genéticas ou **pontuais são o** resultado de uma alteração da sequência de nucleótidos de uma molécula de ADN numa determinada região do cromossoma. Esta alteração na sequência de bases azotadas de um determinado gene é reproduzida durante a transcrição na estrutura do ARNi e conduz a uma alteração na sequência de aminoácidos na cadeia polipeptídica formada como resultado da tradução nos ribossomas. Existem diferentes tipos de mutações genéticas associadas à adição, eliminação ou rearranjo de nucleótidos num gene. Trata-se de duplicações, inserções de um par extra de nucleótidos, deleções (perda de um par de nucleótidos), inversões ou substituições de pares de nucleótidos

(AT^GC; AT^CG ou AT^TA).

Os efeitos das mutações genéticas são extremamente diversos. A maioria das pequenas mutações genéticas não se manifesta fenotipicamente (porque são recessivas), mas há uma série de casos em que a alteração de apenas uma base num determinado gene tem um efeito profundo no fenótipo. Um exemplo é a anemia falciforme, uma doença causada em humanos por uma substituição de uma base num dos genes responsáveis pela síntese da hemoglobina. Isto faz com que os glóbulos vermelhos com essa hemoglobina se deformem (de arredondados para falciformes) e se deteriorem rapidamente no sangue. Isto provoca uma anemia aguda e reduz a quantidade de oxigénio transportado pelo sangue. A anemia causa fraqueza física e pode mesmo levar a doenças cardíacas e renais e à morte prematura em pessoas homozigóticas para o alelo mutante.

As mutações genéticas ocorrem sob a influência de raios ultravioleta, radiação ionizante, mutagénicos químicos e outros factores. Especialmente a radiação ionizante de fundo do nosso planeta tem um efeito negativo. Mesmo um pequeno aumento da radiação natural de fundo (de 1/3), por exemplo, como resultado de testes de armas nucleares, pode levar ao aparecimento, em cada geração, de mais 20 milhões de pessoas com doenças hereditárias graves. Não é difícil imaginar o perigo que representam, não só para a população da Ucrânia, da Bielorrússia e da Rússia, mas também para a humanidade, acontecimentos como o acidente na central nuclear de Chernobyl.

São as mutações genéticas que causam o desenvolvimento da maioria das formas hereditárias de patologia. As doenças causadas por essas mutações são designadas doenças genéticas ou monogénicas, ou seja, doenças cujo desenvolvimento é determinado por uma única mutação genética. As doenças monogénicas incluem: fibrose quística, fenilcetonúria, hemofilia, neurofibromatose, miopatia de Duchenne-Becker e muitas outras doenças.

As mutações cromossómicas, ou **rearranjos cromossómicos**, manifestam-se por alterações na estrutura dos cromossomas que podem ser detectadas e estudadas ao microscópio ótico. Um grande número (dezenas a várias centenas) de genes está envolvido numa mutação cromossómica, resultando numa alteração do conjunto diploide normal. Embora as aberrações cromossómicas normalmente não alterem a sequência de ADN em genes específicos, a alteração do número de cópias de genes no genoma leva a um desequilíbrio genético devido a uma deficiência ou excesso de material genético. Existem dois grandes grupos de mutações cromossómicas: intra-cromossómicas e inter-cromossómicas.

As mutações intracromossómicas são aberrações dentro de um único cromossoma. Incluem:

- *As deficiências,* ou *deficienciesci,* são a perda das porções finais de um cromossoma;
- *deleções* - perda de uma secção de um cromossoma na parte central do cromossoma;

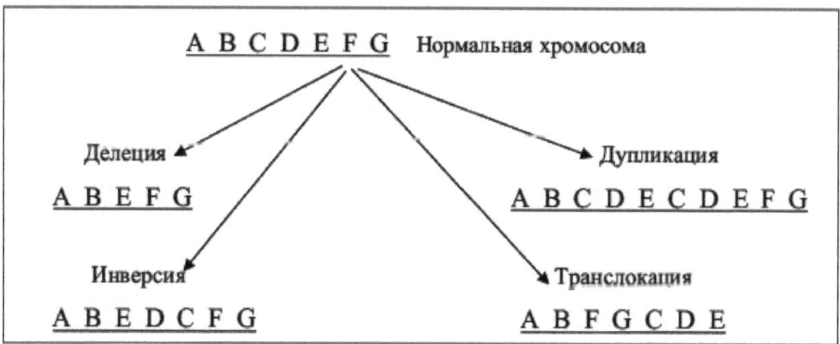

Fig. 33 Esquema de uma mutação cromossómica

- *duplicações* - duas ou múltiplas repetições de um conjunto de genes localizados numa determinada região do cromossoma;
- ^{0}*inversões* - virar uma secção de um cromossoma em 18O ;
- *translocação* - transferência de um sítio para a outra extremidade do mesmo cromossoma ou para outro cromossoma não-homólogo (Figura 33).

As deficiências, as deleções e as duplicações alteram a quantidade de material genético nos cromossomas. A extensão da alteração fenotípica depende do tamanho das regiões cromossómicas envolvidas e se estas contêm genes importantes. São conhecidos exemplos de rearranjos cromossómicos em muitos organismos, incluindo o ser humano.

Uma *deleção* (do latim *deletio* - destruição) ou perda de uma das regiões de um cromossoma, interna ou terminal. Esta situação pode provocar uma perturbação da embriogénese e a formação de múltiplas anomalias de desenvolvimento (por exemplo, uma deleção na região do braço curto do 5° cromossoma, designada por 5p-, conduz a um subdesenvolvimento da laringe, a defeitos cardíacos e a um atraso mental). Esta doença hereditária grave, a síndrome do "choro de gato" (assim designada devido à natureza dos sons emitidos pelos bebés doentes), é causada pela heterozigotia de uma divisão no 5° cromossoma. Esta síndrome é acompanhada de atraso mental. Normalmente, as crianças com esta síndrome morrem cedo.

As duplicações (do latim *duplicatio* - duplicação) - multiplicação de qualquer parte de um cromossoma (por exemplo, a trissomia num dos braços curtos do 9.° cromossoma causa múltiplos defeitos, incluindo microcefalia, atraso no desenvolvimento físico, mental e intelectual, desempenham um papel importante na evolução do genoma, pois podem servir de material para o aparecimento de novos genes, uma vez que podem ocorrer processos mutacionais diferentes em cada um dos dois locais anteriormente idênticos.

As mutações intercromossómicas ou mutações de rearranjo são a troca de fragmentos entre cromossomas não homólogos. Estas mutações são chamadas *translocações* (do latim *tzans* - atrás, através + *locus* - lugar). São elas:

- *translocação recíproca*, quando dois cromossomas trocam os seus fragmentos;
- *Translocação não recíproca*, em que um fragmento de um cromossoma é transportado para outro;
- Fusão *"cêntrica"* (translocação Robertsoniana) - fusão de dois cromossomas acrocêntricos perto dos seus centrómeros com perda dos braços curtos.

Quando as cromátides são separadas transversalmente através dos centrómeros, as cromátides "irmãs" tornam-se os braços "espelho" de dois cromossomas diferentes que contêm os mesmos conjuntos de genes. Estes cromossomas são chamados *isocromossomas.*

Nas inversões e translocações, a quantidade total de material genético permanece a mesma, apenas a sua localização muda. ₁Estas mutações também desempenham um papel importante na evolução, uma vez que o cruzamento dos mutantes com as formas originais é difícil e os seus híbridos F são, na maioria das vezes, estéreis. Por conseguinte, neste caso, só é possível o cruzamento das formas originais entre si. Se esses mutantes tiverem um fenótipo favorável, podem tornar-se as formas iniciais para a origem de novas espécies. No ser humano, todas estas mutações conduzem a situações patológicas. As mutações genómicas e cromossómicas são as causas das doenças cromossómicas.

Mutações genómicas. Estas incluem aneuploidias e alterações de ploidia em cromossomas estruturalmente inalterados. São detectadas por métodos citogenéticos.

A aneuploidia é uma alteração (diminuição - monossomia, aumento - trissomia) do número de cromossomas no conjunto diploide, não múltiplo do haploide (2n +1,2p - 1, etc.).

A poliploidia é um aumento do número de conjuntos de cromossomas que é um múltiplo do número haploide (Zp, 4p, 5p, etc.). Nos seres humanos, a poliploidia e a maioria das aneuploidias são mutações letais. As mutações genómicas mais frequentes incluem: trissomia - a presença de três cromossomas homólogos no cariótipo (por exemplo, no 21° par na síndrome de Down, no 18° par na síndrome de Edwards, no 13° par na síndrome de Patau; nos cromossomas sexuais: XXX, XXY, XYY).

A monossomia é a presença de apenas um de dois cromossomas homólogos. Em caso de monossomia em qualquer um dos autossomas, o desenvolvimento normal do embrião é impossível. A única monossomia em humanos compatível com a vida, a monossomia no cromossoma X, conduz à síndrome de Sherechevsky-Turner (45, XO). Os principais mecanismos subjacentes à aneuploidia são a *divergência cromossómica* durante a divisão celular, na formação das células germinativas, e *a perda de cromossomas* em resultado do "atraso da anáfase", quando um cromossoma homólogo pode ficar atrás de todos os outros cromossomas não homólogos durante o movimento para o pólo. O termo *"não-disjunção"* refere-se à ausência de separação dos cromossomas ou cromatídeos na meiose ou mitose. A perda de cromossomas pode levar ao mosaicismo, em que existe uma linha celular euploide (normal) e outra linha celular monossómica. A segregação incorrecta dos cromossomas é mais frequentemente observada durante a meiose (Figura 34).

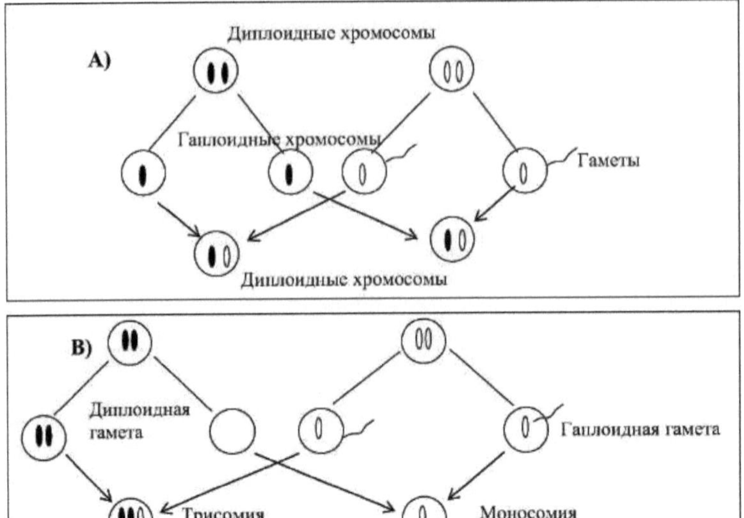

Figura 34. Mecanismo citológico das mutações genómicas.
A) distribuição correta dos gâmetas; B) distribuição incorrecta dos gâmetas.

Nos seres humanos, por razões até agora desconhecidas, a não-disjunção é mais frequentemente encontrada nos cromossomas acrocêntricos. Os cromossomas, que normalmente se deveriam dividir durante a meiose, permanecem unidos e na anáfase deslocam-se para um dos pólos da célula. Desta forma, surgem dois gâmetas, um dos quais tem um cromossoma extra e o outro não tem esse cromossoma. Quando um gâmeta com um conjunto normal de cromossomas é fecundado por um gâmeta com um cromossoma "extra", ocorre a trissomia (ou seja, existem três cromossomas homólogos na célula), e quando um gâmeta é fecundado por um gâmeta sem um cromossoma, ocorre um zigoto com monossomia. Se um zigoto monossómico for formado por um cromossoma autossómico (não sexual), o desenvolvimento do organismo pára nas primeiras fases de desenvolvimento.

4.1.4. PATOLOGIA HEREDITÁRIA RESULTANTE DE VARIABILIDADE HEREDITÁRIA

A presença de traços comuns da espécie permite-nos unir todas as pessoas da Terra numa única espécie, o Homo sapiens. No entanto, podemos facilmente, com um simples olhar, distinguir o rosto de uma pessoa familiar numa multidão de estranhos. A extrema diversidade das pessoas - tanto intragrupo (por exemplo, a diversidade dentro de uma etnia) como intergrupo - deve-se às suas diferenças genéticas. Pensa-se atualmente que toda a variabilidade

intra-específica se deve a diferentes genótipos, surgidos e mantidos pela seleção natural.
^{9}Sabe-se que o genoma humano haploide contém 3.Zx10 pares de resíduos de nucleótidos, o que teoricamente permite ter até 6-10 milhões de genes. Ao mesmo tempo, os dados da investigação moderna atestam que o genoma humano contém aproximadamente 30-40 mil genes. Cerca de um terço de todos os genes têm mais do que um alelo, ou seja, são polimórficos.
O conceito de polimorfismo hereditário foi formulado por E. Ford em 1940 para explicar a existência de duas ou mais formas divergentes numa população quando a frequência da mais rara delas não pode ser explicada apenas por eventos mutacionais. $^{-6}$Uma vez que a mutação de um gene é um acontecimento raro (1x10), a frequência do alelo mutante, que é superior a 1%, só pode ser explicada pela sua acumulação gradual na população devido às vantagens selectivas dos portadores desta mutação.
A multiplicidade de loci de clivagem, a multiplicidade de alelos em cada um deles, juntamente com o fenómeno da recombinação, cria uma diversidade genética inesgotável de seres humanos. Os cálculos atestam que, ao longo de toda a história da humanidade no globo, não houve, não há e num futuro previsível não haverá repetição genética, ou seja, cada pessoa nascida é um fenómeno único no Universo. A singularidade da constituição genética determina em grande parte as peculiaridades do desenvolvimento de doenças em cada indivíduo.
A humanidade evoluiu como grupos de populações isoladas que viveram durante muito tempo nas mesmas condições ambientais, incluindo caraterísticas climatogeográficas, padrões nutricionais, agentes patogénicos, tradições culturais, etc. Este facto levou à consolidação na população de combinações de alelos normais específicos de cada uma delas, que são os mais adequados às condições ambientais.
Devido à expansão gradual do habitat, às migrações intensivas e à reinstalação de povos, surgem situações em que as combinações de genes normais específicos que são úteis em determinadas condições não garantem o funcionamento ótimo de alguns sistemas do organismo noutras condições. Isto leva ao facto de que uma parte da variabilidade hereditária causada por combinações desfavoráveis de genes humanos não patológicos se torna a base para o desenvolvimento das chamadas doenças com predisposição hereditária.
Além disso, no homem, enquanto criatura social, a seleção natural assumiu formas cada vez mais específicas ao longo do tempo, o que também aumentou a diversidade hereditária. O que podia ser anulado nos animais foi

retido, ou, inversamente, o que os animais retiveram foi perdido. Por exemplo, a satisfação total das necessidades de vitamina C levou, no decurso da evolução, à perda do gene da L-gulonodac-tonoxidase, que catalisa a síntese do ácido ascórbico.

No processo de evolução, a humanidade também adquiriu caraterísticas indesejáveis que estão diretamente relacionadas com a patologia. Por exemplo, no decurso da evolução, os seres humanos adquiriram genes que determinam a sensibilidade à toxina da difteria ou ao vírus da poliomielite.

Existe também um mecanismo de variabilidade genética associado à resistência a certas doenças. Sabe-se que o transporte heterozigótico da hemoglobina falciforme (HbS) confere ao corpo humano proteção contra o plasmódio da malária (um parasita intracelular dos glóbulos vermelhos). Embora os homozigotos HbS sofram de anemia grave e morram geralmente numa idade precoce, o portador do gene HbS é uma caraterística benéfica para a população em geral, e a frequência do gene mutante pode atingir valores elevados em ambientes onde a malária é endémica.

Assim, no homem, como em qualquer outra espécie biológica, não existe uma fronteira nítida entre a variabilidade hereditária que leva a variações normais dos traços e a variabilidade hereditária que provoca o aparecimento de doenças hereditárias. O homem, tendo-se tornado a espécie biológica *"Homo sapiens"*, por assim dizer, pagou a "razoabilidade" da sua espécie pela acumulação de mutações patológicas. Esta posição é a base de um dos principais conceitos da genética médica sobre a acumulação evolutiva de mutações patológicas nas populações humanas.

A variabilidade hereditária nas populações humanas, tanto mantida como reduzida pela seleção natural, constitui a chamada carga genética. Algumas mutações patológicas podem persistir e propagar-se nas populações durante um período historicamente longo, causando a chamada carga genética de segregação; outras mutações patológicas surgem em cada geração como resultado de novas alterações na estrutura hereditária, criando uma carga de mutação.

Os efeitos negativos da carga genética manifestam-se através do aumento da letalidade (morte de gâmetas, zigotos, embriões e crianças), da redução da fertilidade (redução da reprodução da descendência), da redução da esperança de vida, da inadaptação social e da deficiência, bem como do aumento da necessidade de cuidados médicos.

O geneticista inglês J. Hoddane foi o primeiro a chamar a atenção dos investigadores para a existência de carga genética, embora o próprio termo tenha sido proposto por G. Meller no final dos anos 40. O significado do conceito de "carga genética" está associado a um elevado grau de variabilidade genética necessária para que uma espécie biológica seja capaz de se adaptar a condições ambientais variáveis.

Questões de controlo e tarefas:

1. Dar uma definição do termo "variabilidade"?
2. Quais são as principais caraterísticas da variabilidade da modificação?
3. Qual é a diferença fundamental entre variabilidade fenotípica e genotípica?
4. Explicar o termo "fenocópia".
5. Dar exemplos de agentes mutagénicos físicos, químicos e biológicos.
6. O que são mutações genéticas?
7. Dar uma definição de mutações genómicas?
8. Dar uma definição de mutações cromossómicas.
9. Dar exemplos de mutações cromossómicas.
10. Quais são os mecanismos subjacentes às mutações genómicas?

TEST-4.

1. Por quem e em que ano foi apresentada a teoria da mutação?
a) V. Johansen em 1903 b) Hugo de. Fries em 1901 - 1903.
c) G.A.Nadsonomi G.S.Phillipov em 1925 e) Meller em 1927.

2. Indique a correspondência entre os tipos de mutações e os exemplos que as caracterizam.
1) brochidactilia; 2) duplicação; 3) hemofilia; 4) inversão
5) aumento do número de cromossomas; 6) poliploidia.
a) mutações genéticas; b) mutações cromossómicas; c) mutações genómicas;
a) a-1,3 б-2,4 c-5,6; b) a-2,3 б-4,5 c-1,6;
(c) a-1,4 6-2,6 d-3,5; e) a-3,5 6-1,4 c-2,6.

3. Como se chama uma mutação nos seres humanos que é incompatível com o desenvolvimento normal do embrião?
(a) mutação favorávelб) mutação neutra
(c) Mutação letal (d) Mutação semi-legal

4. Em que síndrome se observam aurículas baixas, fendas oculares estreitas e uma mandíbula curta?
(a) Síndrome de Edwards; 6) Síndrome de Patau;
(c) Síndrome de Down; (d) Síndrome de Catcall.

5. Identifique a afirmação correta para uma mulher saudável cujo pai é daltónico e cuja mãe é saudável.
a) 100% dos filhos serão saudáveis se casarem com um homem doente;
б) a irmã é homozigótica e saudável;
(c) 100 por cento dos filhos serão saudáveis após o casamento com um

homem saudável;

e) 100% das filhas serão saudáveis após o casamento com um homem saudável.

DESAFIO-4.

1. Todas as células de um homem doente têm 47 cromossomas devido a um cromossoma X extra. Especifique o nome desta mutação, todos os mecanismos possíveis da sua ocorrência e a probabilidade da sua transmissão à descendência.

2. Um homem é fenotipicamente saudável, mas tem uma translocação equilibrada do cromossoma 21 para o cromossoma 15. Esta mutação pode afetar a sua descendência?

3. Os genes que afectam a síntese da proteína do antigénio Rh e a forma dos glóbulos vermelhos estão localizados no mesmo autossoma a uma distância de 3 morganídeos. Uma mulher cujo pai era Rh negativo mas tinha eritrócitos elípticos (traço dominante) e cuja mãe é Rh positivo, com eritrócitos normais, tem eritrócitos elípticos e é Rh positivo. O seu marido é Rh negativo, com glóbulos vermelhos normais. Determine a probabilidade de ter um bebé:

a) Rhesus-positivo com glóbulos vermelhos normais;

б) Rhesus-positivo com eritrócitos elípticos;

в) Rh-negativo com eritrócitos elípticos;

г) Rh-negativo com glóbulos vermelhos normais.

4. Uma mulher que contraiu sarampo e rubéola durante a gravidez deu à luz um filho surdo. Ela e seu marido têm audição normal, e não há histórico de surdez no pedigree de nenhum dos cônjuges. Determine o possível mecanismo da surdez na criança; a probabilidade de nascimento repetido de uma criança surda nesta família; a probabilidade de netos surdos se o filho surdo, quando adulto, casar com uma mulher surda-muda cujos pais e ambas as irmãs também são surdos-mudos (o gene da surdez é recessivo).

5. Edik nasceu com fenilcetonúria mas desenvolveu-se normalmente graças a uma dieta adequada. Que formas de variabilidade estão associadas à sua doença e recuperação?

CAPÍTULO V

PATOLOGIA HEREDITÁRIA.

5.1.CORRELAÇÃO GENÉTICA E CONDIÇÕES AMBIENTAIS NO DESENVOLVIMENTO DA PATOLOGIA

Os factos acumulados até à data pela genética médica permitem apresentar de forma generalizada toda a variedade de relações entre hereditariedade e ambiente.

Imaginemos uma situação em que a contribuição da hereditariedade para o desenvolvimento de uma caraterística, incluindo as caraterísticas patológicas, é nula. Isto significaria que a caraterística é completamente formada pelo ambiente externo, sem qualquer participação do genótipo. Por outras palavras, o ambiente não influenciaria "nada". Na verdade, o ambiente sempre afeta um ou outro substrato material, que é o resultado da ação dos genes. Imaginemos a situação oposta, ou seja, quando a contribuição da hereditariedade é de 100%. Isto significaria que a informação genética sobre a caraterística é realizada fora da influência do ambiente. Na realidade, a contribuição de cada um dos componentes para a formação de um traço ou de uma propriedade, ou seja, de uma doença, será diferente em diferentes tipos de patologia.

O organismo é uma unidade de externo e interno, um sistema integral de partes complexamente interligadas. Qualquer organismo possui um número infinito de caraterísticas, embora na descrição empírica de organismos saudáveis e doentes registemos apenas uma lista limitada de propriedades Com base nos conceitos genéticos e biológicos moleculares mais gerais, é possível ligar muitas cadeias de acontecimentos de desenvolvimento díspares, tanto de caraterísticas normais como patológicas. As caraterísticas normais e patológicas de um organismo são o resultado da interação de factores hereditários (internos) e ambientais (externos). É por isso que uma compreensão geral dos processos patológicos só é possível tendo em conta os resultados da interação entre hereditariedade e ambiente. Assim, o programa genético de um indivíduo, de forma direta ou indireta, pode participar no desenvolvimento da patologia.

Existem formas de patologia hereditária cujas manifestações clínicas são quase independentes das influências ambientais. No entanto, isto não significa que tudo no homem se reduza apenas à sua biologia, à sua genética. No entanto, hoje em dia é bastante óbvio que fora do fenómeno da hereditariedade não são possíveis quaisquer processos de vida celular, de desenvolvimento de um indivíduo e de evolução dos organismos.

O facto de os seres humanos serem sociais por natureza determina em grande medida a natureza das doenças. A percentagem crescente de doenças de origem não infecciosa (como a aterosclerose, as doenças cardiovasculares, a patologia oncológica, as doenças mentais e outras) na estrutura da morbilidade, da mortalidade e da incapacidade é quase a prova mais convincente deste facto. A natureza social do homem torna-se, em muitos aspectos, um fator determinante na realização de genótipos patológicos. A aplicação de medidas médicas e higiénicas destinadas a evitar a influência de factores ambientais nocivos, a criação de condições favoráveis à realização de genótipos normais e a prevenção do desenvolvimento de genótipos patológicos, a terapia de uma série de doenças hereditárias são capazes de reduzir a gravidade dos defeitos hereditários e, em alguns casos, de efetuar uma correção completa da doença hereditária.
Atualmente, não é só a micro-sociedade que forma condições específicas de realização do genótipo. As grandes transformações socioeconómicas alteram significativamente a estrutura genética das populações. As mudanças nos indicadores demográficos da população, tais como o nível de consanguinidade, a densidade populacional, a intensidade e a direção da migração, o sistema de casamento, o tamanho da família e outros, afectam inevitavelmente tanto o espetro como a prevalência da patologia hereditária.
A atividade socioeconómica humana leva ao aparecimento na biosfera de novos compostos químicos e factores físicos com efeitos *teratogénicos* e *mutagénicos*.
A escala da poluição ambiental por compostos químicos e fontes de radiação é impressionante. Atualmente, existem no ambiente humano cerca de 7 milhões de compostos químicos criados artificialmente. Um habitante de uma grande cidade industrial entra em contacto com quase 50 mil desses compostos durante um dia. Apesar da falta de provas rigorosas da relação entre o grau de poluição ambiental e a ocorrência de doenças geneticamente determinadas e anomalias congénitas, pode afirmar-se que o seu número está a aumentar. A deterioração da situação ambiental pode criar um contexto propício à concretização da predisposição hereditária para doenças multifactoriais. Devido à natureza antropogénica dos factores ambientais patológicos, surgem problemas qualitativamente novos de proteção do património genético humano.
Um certo número de causas ambientais pode provocar doenças em qualquer genótipo. Na maioria das vezes, esta situação verifica-se na ausência de proteção das espécies contra os agentes ambientais, mas mesmo neste caso a natureza da lesão, o âmbito e a diversidade das manifestações clínicas e

outras caraterísticas da doença são largamente determinados pela constituição genética do organismo. Por outro lado, mesmo com uma determinação genética rígida da patologia, as condições ambientais, as caraterísticas constitucionais e todo o genótipo podem ter um efeito modificador significativo sobre a natureza, a frequência e o grau de manifestação de um gene patológico. Esta elevada plasticidade do genótipo cria grandes oportunidades de tratamento, prevenção de doenças hereditárias, desenvolvimento de programas médicos e pedagógicos eficazes de educação, reabilitação e adaptação dos doentes.

5.2.CLASSIFICAÇÃO HEREDITÁRIA

O número de caraterísticas e doenças hereditárias conhecidas até à data ultrapassa os 10.000 e está constantemente a aumentar. São descritas novas síndromes e doenças hereditárias, anteriormente desconhecidas. No âmbito das síndromes clínicas já conhecidas, distinguem-se diferentes formas nosológicas por mecanismo de ocorrência.

Uma outra fonte de aumento do número de doenças hereditárias são as doenças generalizadas de etiologia não infecciosa, que incluem a aterosclerose, a hipertensão, a asma brônquica, a úlcera péptica, as neoplasias malignas, a psoríase, uma série de doenças psiquiátricas e muitas outras. Moderno 109

Os métodos de análise genética permitem identificar formas monogénicas entre as doenças causadas por predisposição hereditária, ou seja, doenças causadas por mutação de um único gene. A este respeito, é necessário desenvolver uma classificação racional das doenças hereditárias.

As primeiras classificações das doenças hereditárias baseavam-se principalmente nas caraterísticas clínicas de determinados grupos de patologias. De acordo com esta classificação, por exemplo, eram distinguidas "doenças hereditárias do esqueleto", "doenças metabólicas hereditárias", "doenças hereditárias do trato gastrointestinal", etc. Uma vez que uma das caraterísticas distintivas das doenças hereditárias é o envolvimento de muitos órgãos e sistemas, a utilização de uma abordagem puramente clínica (ou seja, descritiva) não evita erros de classificação. Por exemplo, uma síndrome mão-coração autossómica dominante, dependendo do sintoma clinicamente principal, pode ser diagnosticada como "mão em forma de taco radial" e, por conseguinte, será classificada no âmbito de uma classificação puramente clínica no grupo das "lesões esqueléticas". Ao mesmo tempo, noutro doente com uma mutação idêntica (por exemplo, no irmão do doente descrito), a principal caraterística do quadro clínico da doença pode ser uma lesão cardíaca com uma anomalia mínima do sistema ósseo (sob a forma de uma hipoplasia menor do polegar). Assim, o segundo doente insere-se no grupo de doenças hereditárias "lesões do sistema cardiovascular".

A abordagem genética da classificação das doenças hereditárias é substancial. Estas classificações baseiam-se em diferenças genéticas, tais como o tipo de células mutantes (somáticas ou sexuais), ou diferentes tipos de hereditariedade, etc.

Atualmente, são conhecidas várias classificações de doenças hereditárias.

A classificação das doenças hereditárias proposta pelo Académico N.P. Bochkov (1984) baseia-se no critério do peso específico da hereditariedade e da influência ambiental na ocorrência, caraterísticas de desenvolvimento e resultados das doenças.

Com base neste critério, distinguem-se *quatro grupos de* doenças.

Grupo I - doenças hereditárias propriamente ditas (monogénicas e cromossómicas). São causadas por mutações. As manifestações das mutações praticamente não dependem do ambiente, ou seja, o facto de haver ou não uma doença depende apenas da presença ou ausência de mutação. Este grupo de doenças inclui, por exemplo, muitas perturbações metabólicas congénitas: fenilcetonúria, mucopolissacaridoses, galactosemia; perturbações da síntese de proteínas estruturais: doença de Marfan, osteogénese imperfeita; perturbações hereditárias das proteínas de transporte: hemoglobinopatias, doença de Wilson-Konovalov; doenças cromossómicas: doença de Down, síndrome de Shereshevski-Turner, etc.; doenças cromossómicas: doença de Down, síndrome de Shereshevsky-Turner, etc.

Grupo II - doenças hereditárias causadas por mutação, cujo efeito se manifesta apenas quando o organismo é exposto a um fator ambiental específico do gene mutante. Este grupo inclui doenças como a porfiria hepática, algumas reacções farmacogenéticas (paragem respiratória prolongada quando se administra suxametónio a doentes com a variante pseudocolinesterase) e doenças ecogenéticas (favismo).

Grupo III - doenças cuja ocorrência é largamente determinada por factores ambientais. Reúnem a maioria das doenças generalizadas, especialmente as doenças da idade madura e da velhice. As doenças mais frequentes e mais graves desenvolvem-se em indivíduos predispostos. Exemplos de doenças deste grupo são a hipertensão, o cancro e as doenças mentais. Não existe uma fronteira nítida entre os grupos II e III, sendo frequentemente combinados num grupo de doenças com predisposição hereditária, distinguindo entre predisposição monotónica ou poligénica.

Grupo IV - doenças causadas exclusivamente por factores ambientais (traumatismos, queimaduras, queimaduras pelo frio, infecções especialmente perigosas, etc.). Mas mesmo nestas doenças, os factores genéticos determinam as particularidades da evolução clínica, a eficácia da terapia, a gama de complicações, a rapidez da recuperação, o volume das reacções compensatórias, o desfecho da doença, etc.

Outra classificação amplamente utilizada baseia-se nas diferenças do mecanismo patogénico primário das doenças hereditárias. A partir destas posições, todas as patologias hereditárias podem ser divididas em *cinco grupos.*

1. ***As doenças genéticas*** são doenças causadas por mutações genéticas. São transmitidas de geração em geração e são herdadas de acordo com a lei de Mendel.

2. ***As doenças cromossómicas*** são doenças resultantes de mutações cromossómicas e genómicas.

3. ***As doenças com predisposição hereditária ou*** doenças ***multifactoriais*** são doenças que surgem em resultado da respectiva constituição genética e da presença de determinados factores ambientais. A predisposição hereditária é concretizada pela exposição a factores ambientais.

4. Só recentemente foi identificado ***um grupo de doenças genéticas resultantes de mutações nas células somáticas*** (doenças genéticas somáticas). Inclui alguns tumores, certas malformações e doenças auto-imunes.

5. ***Doenças de incompatibilidade genética materno-fetal.*** Desenvolvem-se em resultado de uma reação imunológica do organismo da mãe a um antigénio fetal.

5.3.PARTICULARIDADES DAS MANIFESTAÇÕES CLÍNICAS DA PATOLOGIA HEREDITÁRIA

Todas as doenças (oftalmológicas, endócrinas, urológicas, cutâneas, etc.) têm as suas caraterísticas próprias. Do mesmo modo, as doenças hereditárias têm as suas próprias caraterísticas, não podendo cada uma delas ser considerada como algo absoluto. No entanto, aquando da recolha da anamnese, do exame, do tratamento, a presença destes traços caraterísticos permite-nos, em geral, suspeitar de uma patologia hereditária no doente. As seguintes caraterísticas são próprias da patologia hereditária:

1. ***Manifestação precoce.*** Natureza congénita. Cerca de 25% das doenças hereditárias manifestam-se imediatamente após o nascimento; cerca de 70% - até aos três anos de vida, 90% - até ao final da puberdade.

2. ***Evolução crónica progressiva.*** Um curso progressivo é um curso da doença com uma deterioração constante do estado geral e um aumento dos sintomas negativos do doente. A natureza crónica do curso das doenças

hereditárias é determinada pelo funcionamento constante do gene mutante. O grau de cronicidade e de progressão pode ser diferente para a mesma doença.

3. ***Resistência relativa à terapêutica.*** Atualmente, já não é necessário falar de resistência absoluta à terapêutica das doenças hereditárias. Foram alcançados bons resultados no tratamento de certas formas de patologia hereditária. Um exemplo notável é a fenilcetonúria, a síndrome adrenogenital, etc.

4. ***Multiplicidade de lesões.*** Sabe-se que em mais de 60% das doenças hereditárias, mais do que um sistema de órgãos está envolvido no processo patológico. Por exemplo, na síndrome de Marfan, o sistema músculo-esquelético, o sistema cardiovascular e os órgãos visuais são afectados. Os doentes com síndrome de Down apresentam sintomas de lesões no sistema cardiovascular, no trato gastrointestinal, no sistema músculo-esquelético, no sistema nervoso, no sistema respiratório e no sistema imunitário.

5. ***Carácter familiar da doença.*** Se a recolha da anamnese revelar casos semelhantes da doença na família, isso serve como uma indicação direta da natureza hereditária da doença. Ao mesmo tempo, a presença da doença em apenas um membro do pedigree não exclui a natureza hereditária da doença, uma vez que a doença pode ser o resultado de uma nova mutação dominante num dos pais ou da heterozigotia de ambos os pais para uma doença recessiva.

6. ***Polimorfismo clínico.*** A diversidade de manifestações clínicas e laboratoriais de qualquer doença é abrangida por este conceito. Por exemplo, alguns doentes com síndrome de Marfan podem ser diagnosticados com prolapso da válvula mitral no sistema cardiovascular e outros com aneurisma da aorta. No que respeita aos órgãos visuais, pode observar-se subluxação do cristalino, miopia ligeira, etc.

Todos os professores que trabalham no ensino pré-escolar devem ter noções sobre sinais hereditários, pias sobre - *semiótica.*

Semiótica - a doutrina dos sinais. A semiótica das doenças hereditárias é a doutrina dos sintomas das doenças, a designação correta do seu alcance, as alterações morfológicas e funcionais dos órgãos e partes do corpo, a dinâmica das manifestações clínicas, ou seja, é uma condição necessária para o sucesso do diagnóstico da doença.

Uma enorme variedade de doenças hereditárias, síndromes, malformações são caracterizadas por várias combinações de sinais individuais (sintomas), cujo número total, segundo algumas estimativas, ultrapassa os três mil. De acordo com a clareza do registo, estão subdivididas em três grupos:

7. *alternativa:* presente ou ausente (exemplos - papilomas pré-auriculares,

fístulas cervicais, prega palmar de quatro dedos, etc.);
8. *Medida:* sinais definidos por um valor quantitativo absoluto ou relativo (alongamento, encurtamento, aumento, redução, etc., exemplos - aracnodactilia, braquidactilia, macro e microcefalia, etc.);
9. *descritivos:* sinais caracterizados por alterações da pele, do cabelo, dos tecidos moles, etc., aos quais é difícil aplicar avaliações quantitativas. Contrariamente aos sinais do primeiro grupo, requerem caraterísticas comparativas para a sua designação (exemplos: manchas na pele de cor *"café com leite"*, cabelos arrepiados, nariz em forma de bico, peito em forma de funil, etc.).

O fenótipo patológico de uma determinada síndrome hereditária consiste numa combinação mais ou menos estável de sintomas individuais (caraterísticas mínimas de diagnóstico) que, em conjunto, criam um "núcleo fenotípico" específico da doença, que constitui a base para estabelecer um diagnóstico.

Síndrome - conjunto de anomalias e malformações congénitas externas e internas, morfológicas e funcionais, causadas por um único fator morfológico.

Normalmente, uma ou outra síndrome tem de 1-2 a 5 (raramente mais) sinais correspondentes. A tarefa do educador e do médico é ver estas anomalias e interpretá-las corretamente. Esta informação é importante não só para o desenvolvimento do tratamento médico e das medidas preventivas, mas pode e deve tornar-se a base para determinar a estratégia e as tácticas do trabalho correcional psicológico e pedagógico. A dificuldade reside no facto de muitas vezes não existir um paralelismo entre o significado (no sentido de gravidade) de um sintoma para o doente e o seu valor diagnóstico (informatividade) - no sentido da possibilidade de estabelecer um diagnóstico.

Por exemplo, no caso da síndrome de Waardenburg, a queixa principal é a perda de audição (uma variante da perda de audição neuro-sensorial congénita devido a hipoplasia do órgão de Cortium), e o diagnóstico baseia-se em pequenas anomalias encontradas no couro cabeludo e na face: fios de cabelo grisalhos, fendas oculares anormalmente curtas devido à deslocação lateral dos cantos internos dos olhos (telecanto), sobrancelhas que se expandem medialmente com tendência para se fundirem na ponte do nariz (sinófise), heterocromia das íris, raiz larga do nariz. E há muitos exemplos deste género.

Juntamente com os sintomas altamente informativos na estrutura das síndromes hereditárias, existem normalmente sinais de fundo: sintomas que

são comuns em muitas síndromes hereditárias (e também na população em geral), que em conjunto criam um fundo de desenvolvimento displásico da criança (*os estigmas da disembriogénese* são pequenas anomalias que não afectam significativamente a função da criança 114
e que não desfiguram o aspeto do doente): epicanto, deformação dos pavilhões auriculares, palato alto, dermatoglifia alterada, clinodactilia, diversas variantes de sindactilia, etc.
O significado diagnóstico de um único sinal deste grupo é relativamente pequeno, mas não deve ser subestimado, especialmente quando a criança tem uma razão mais séria para "reclamações" sob a forma de atraso no desenvolvimento físico, intelectual e sexual, etc. Se forem detectadas duas ou mais (na pediatria doméstica - se 7-10) pequenas anomalias (estigmas de disembriogénese), o doente deve ser submetido a um exame clínico minucioso.

5.4.PECULIARIDADES DA PATOGÉNESE DAS DOENÇAS MONOGÉNICAS

A alteração mutacional da sequência de nucleótidos da estrutura do ADN é a causa das doenças hereditárias monogénicas. A especificidade da patogénese das doenças monogénicas é determinada pelas peculiaridades da natureza química do produto primário, causado por uma determinada mutação, e pelo papel que este produto desempenha na atividade vital do organismo. Em algumas mutações, que provocam a ausência total de uma substância necessária ao organismo (por exemplo, a hormona somatotrópica ou o citocromo 450), o desenvolvimento normal do organismo é difícil ou impossível; noutras mutações, que provocam uma deficiência de uma substância biologicamente ativa ou de uma proteína estrutural, existem doenças caracterizadas por perturbações da estrutura e da função de tecidos, órgãos ou sistemas fisiológicos individuais.
As variantes conhecidas da patogénese das doenças monogénicas são muito diversas. Isto é em grande parte determinado por um grande número de violações de reacções bioquímicas que ocorrem no corpo. Apesar disso, foram identificadas algumas regularidades gerais de desenvolvimento de formas monogénicas de patologia. Por exemplo, para muitas doenças metabólicas hereditárias (DMI), foi estabelecida uma ligação direta entre o gene mutante e a *reação bioquímica perturbada.*
Até à data, foram descobertos e descritos em pormenor centenas de tipos de anomalias metabólicas hereditárias causadas por um único gene mutante. Uma anomalia da sequência de aminoácidos de uma cadeia polipeptídica causada por uma mutação genética perturba significativamente a atividade

enzimática, alterando a quantidade de proteína, as suas caraterísticas de informação, a sua termoestabilidade, a sua resistência a diversas influências e outras propriedades. Na maioria absoluta dos casos, as EQM estão associadas a alterações da atividade enzimática. Por sua vez, as perturbações mutacionais da síntese enzimática conduzem à desordem ou à paragem das reacções desta cadeia do metabolismo, provocando o desenvolvimento de uma ou outra forma de patologia.

A doença pode ocorrer como resultado de:

> acumulação de excesso de substrato em resultado de uma resposta deficiente (por exemplo, *cerebrosídeo* na doença de Gaucher);

> um aumento do teor de uma substância precursora (por exemplo, a metionina na *cistationinúria*);

> formação insuficiente de substâncias (nomeadamente, deficiência de trifosfato de citidina na *acidúria orótica*);

> aumento da concentração de produtos metabólicos tóxicos (por exemplo, fenilacetilglutamina, ácido fenilacético, ácido fenilpirúvico e outros derivados da fenilcetona na *fenilcetonúria)*.

São por vezes designadas por doenças genéticas.

As doenças genéticas são um grupo clinicamente diverso de doenças causadas por mutações de um único gene.

O número de doenças hereditárias monogénicas atualmente conhecidas é de cerca de 4000 formas nosológicas. Estas doenças ocorrem com uma incidência de 1:500-1:100.000 ou menos.

Diferentes tipos de mutações ocorrem no mesmo gene. Sabe-se que a mesma forma nosológica pode ser causada por diferentes mutações. Por exemplo, no gene da fibrose quística estão descritas mais de 1000 mutações, das quais cerca de 300 são denominadas manifestações clínicas. No gene da fenilalanina hidroxilase, mais de 30 mutações causam manifestações clínicas de fenilcetonúria.

Em cada gene pode haver várias dezenas ou mesmo centenas de mutações que conduzem a doenças. Por conseguinte, não é difícil calcular o número de doenças monogénicas que uma pessoa pode ter. Na realidade, porém, uma alteração mutacional na estrutura primária de uma proteína conduz frequentemente à morte celular, e a mutação não se concretiza numa doença hereditária. Estas proteínas são chamadas proteínas *monomórficas*. São elas que asseguram as funções básicas da célula, preservando a estabilidade da sua organização celular.

As particularidades da hereditariedade das doenças genéticas são determinadas pelas leis de H. Mendel (ver capítulo H).

Podem ocorrer mutações em quaisquer genes, levando à rutura (alteração) da estrutura das cadeias polipeptídicas correspondentes das moléculas de proteínas. Uma vez que o corpo humano contém mais de 100 000 tipos diferentes de proteínas, de acordo com estimativas aproximadas, torna-se compreensível a extrema diversidade de manifestações clínicas das doenças monogénicas. Dependendo da função da proteína alterada, ocorrerão alterações bioquímicas no organismo, conduzindo a um quadro clínico específico da doença hereditária.

Por exemplo, as mutações nos genes que controlam a estrutura da proteína do colagénio resultam em lesões generalizadas do tecido conjuntivo. Uma mutação no gene que determina a sequência de aminoácidos da fenilalanina hidroxilase, uma enzima que hidrolisa a fenilalanina, resulta numa doença conhecida como fenilcetonúria. Mutações no gene da globina resultam num quadro de anemia grave (hemoglobinopatia).

Muitas mutações genéticas levam à formação de tais formas moleculares de proteínas, cujo efeito patogénico só se revela quando o organismo interage com factores ambientais específicos. Estas são as chamadas *variantes ecogenéticas*. Por exemplo, em indivíduos com uma deficiência clinicamente não manifestada de glucose-6-fosfato desidrogenase dos eritrócitos, a ingestão de feijão-da-índia ou o tratamento com medicamentos orais à base de sulfonamidas leva ao desenvolvimento de uma crise hemolítica (decomposição intravascular dos eritrócitos). É importante sublinhar que, na ausência de contacto com determinadas substâncias, os portadores de alelos mutantes "ecogenéticos" não desenvolvem reacções patológicas ou doenças.

O início da patogénese de qualquer doença genética está associado ao efeito primário do alelo mutante. Pode manifestar-se nas seguintes variantes: ausência de síntese proteica, síntese de proteínas anómalas na estrutura primária, síntese proteica quantitativamente excessiva, síntese proteica quantitativamente insuficiente.

As principais ligações na patogénese das doenças genéticas podem ser apresentadas da seguinte forma: *alelo mutante patológico produto primário cadeia de reacções bioquímicas subsequentes órgãos celulares organismo.*

A falta de síntese como causa do desenvolvimento de doenças é a mais comum. Um exemplo notável é a fenilcetonúria, quando, na ausência da enzima hepática fenilalanina hidroxilase, a fenilalanina não pode ser convertida em tirosina. O aumento da concentração de fenilalanina, juntamente com outras substâncias tóxicas do seu metabolismo, acumula-se no sangue do doente e afecta o cérebro em desenvolvimento, o que leva à formação de oligofrenia fenilpiruvina.

O mesmo princípio de patogénese (alelo mutante - produto primário patológico) aplica-se aos genes de controlo morfogenético, cujas mutações conduzem a malformações congénitas (por exemplo, síndrome de Holt-Oram). O início da formação de malformações congénitas está associado a uma diferenciação celular deficiente. Existem muitos genes morfogenéticos, que actuam em diferentes fases da ontogénese. Se o produto primário destes genes for anormal, não ocorre a diferenciação celular necessária para o desenvolvimento correto do órgão.

Na maioria das doenças monogénicas, o principal elo da patogénese é a célula. A ação primária do gene mutante é dirigida a certas estruturas celulares específicas das diferentes doenças (mitocôndrias, membranas, lisossomas, peroxissomas). Exemplos de doenças lisossómicas são as mucopolissacaridoses, as glicogenoses, as doenças peroxissómicas - síndrome de Zellweger, doença de Refsum, doenças mitocondriais - adrenoleucodistrofia neonatal, etc.

Um processo patológico resultante de uma única mutação genética manifesta-se simultaneamente a nível molecular, celular e de órgão em qualquer indivíduo.

Existem várias abordagens para a classificação das doenças hereditárias monogénicas: genética, patogenética, clínica e outras. A classificação mais comummente utilizada baseia-se no *princípio genético*. De acordo com este, as doenças monogénicas podem ser subdivididas por tipos de hereditariedade em: autossómica dominante, autossómica recessiva, ligada ao X dominante, ligada ao X recessiva, ligada ao U (holândrica) e mitocondrial. Esta classificação é a mais conveniente, pois permite orientar imediatamente sobre a situação na família e o prognóstico da descendência.

A segunda classificação baseia-se no *princípio clínico,* ou seja, na atribuição da doença a um ou outro grupo, dependendo do sistema de órgãos mais envolvido no processo patológico - doenças monogénicas dos sistemas nervoso, respiratório, cardiovascular, da pele, dos órgãos visuais, mental, endócrino, etc. (ver Anexo 2).

A terceira classificação baseia-se no *princípio patogénico*. De acordo com este princípio, todas as doenças monogénicas podem ser divididas em doenças metabólicas hereditárias (perturbações hereditárias do metabolismo dos aminoácidos, perturbações do metabolismo dos hidratos de carbono, perturbações do metabolismo dos lípidos, metabolismo dos esteróides, etc.), síndromes monogénicas de malformações congénitas múltiplas (síndrome de Halt-Oram) e síndromes monogénicas de malformações congénitas múltiplas (síndrome de Halt-Oram)

e formas combinadas.
As doenças abaixo descritas são os exemplos mais demonstrativos da prática clínica resultantes de mutações genéticas (enzimopatias).

5.4.1. DOENÇAS DO METABOLISMO DOS AMINOÁCIDOS

As doenças do metabolismo dos aminoácidos constituem o maior grupo de defeitos metabólicos hereditários. Existem cerca de 60 formas diferentes e, embora cada uma delas seja rara (1:20.000 a 1:100.000), em conjunto constituem uma proporção significativa das doenças hereditárias. Quase todas são herdadas num padrão autossómico recessivo. A patogénese deve-se à deficiência de uma ou outra enzima envolvida no metabolismo dos aminoácidos. Para mais de 30 perturbações do metabolismo dos aminoácidos, foi identificado um defeito bioquímico específico como causa da doença. As perturbações comuns a todo este grupo são a *aminoacidúria* (excreção de aminoácidos na urina) e a acidose tecidular (perturbação do equilíbrio ácido-base). São estas alterações da homeostase que provocam uma série de sintomas clínicos inespecíficos: vómitos e desidratação do organismo, disfunção do sistema nervoso central que se manifesta por soporose ou agitação e convulsões. Mais tarde na vida, observa-se um atraso mental.

FENILCETONÚRIA (OLIGOFRENIA POR FENILPIRUVINA)

A fenilcetonúria (PKU) é uma doença causada por um defeito congénito no metabolismo dos aminoácidos. Esta forma da doença foi descrita pela primeira vez pelo médico norueguês F. Fölling em 1934 (na maioria dos casos é designada por doença de Fölling). A conversão perturbada da fenilalanina em tirosina leva à acumulação de fenilalanina no sangue, resultando em vários fenómenos patológicos. A incidência nos países europeus é de 1:10.000 recém-nascidos.
No entanto, existem diferenças significativas nas frequências entre populações. Por exemplo, na Turquia é de 1:2.600, na Irlanda de 1:4.500, na Suécia de 1:30.000 e no Japão de 1:119.000. A PKU baseia-se numa deficiência da fenilalanina hidroxilase, a enzima que controla a conversão da fenilalanina em tirosina. Como resultado do aumento das concentrações de fenilalanina no organismo, a formação da bainha de mielina à volta dos axónios no sistema nervoso central é prejudicada.
Um recém-nascido com FCU é exteriormente normal, mas nas primeiras semanas de vida desenvolve sinais clínicos de patologia neurológica: hiperexcitabilidade, aumento dos reflexos tendinosos, hipertonia muscular, tremores, crises convulsivas, dispepsia ou, pelo contrário, letargia, sonolência. Mais tarde, com o início da alimentação no organismo, começa a

entrar fenilalanina com o leite materno ou com alimentos artificiais para bebés, aos 4-5 meses de vida nota-se atraso mental, microcefalia, pele pálida, cabelo, íris. A criança doente exala um peculiar "odor a rato".
Em crianças com mais de três anos de idade, o quadro clínico é caracterizado por atraso mental (em 95% dos casos é imbecilidade ou idiotia), perturbações comportamentais e síndrome convulsiva. É importante notar que o diagnóstico de PKU pode ser efectuado antes do aparecimento de um quadro clínico desenvolvido com a ajuda de um teste bioquímico simples - determinação qualitativa do ácido fenilpirúvico na urina utilizando cloreto de ferro 3-valente.
Para evitar resultados falsos, a urina é acidificada com algumas gotas de uma solução de ácido clorídrico a 5%. O diagnóstico é confirmado através da determinação da concentração sérica de fenilalanina.
A fenilcetonúria é um exemplo vívido de uma doença hereditária com um bom efeito do tratamento preventivo precoce, quando o diagnóstico precoce da doença e a terapia dietética específica (restrição de produtos lácteos) a partir do primeiro mês de vida previnem o desenvolvimento de atraso mental, distúrbios comportamentais e outras manifestações da doença.
A terapêutica dietética é administrada continuamente até à puberdade, com monitorização dos níveis de fenilalanina no sangue.

ALCAPTONURIA

Alcaptonúria - descrita pela primeira vez em 1908 pelo médico inglês Archibald Edward Garrod. Esta doença é herdada de forma autossómica recessiva. Os portadores heterozigóticos do gene patológico sofrem frequentemente de artrite e de doenças do sistema cardiovascular. A doença ocorre na população com uma incidência de 5:1000000.
Um recém-nascido com alcaptonúria é exteriormente normal, mas nas primeiras semanas de vida a criança apresenta uma urina de cor escura. Mais tarde, há uma coloração da esclera e das membranas mucosas, as articulações, na segunda ou terceira década, desenvolvem artrite ocre. Na alcaptonúria, o metabolismo da fenilalanina e da tirosina é perturbado. A tirosina obtida através da alimentação é normalmente desaminada em ácido P-hidroxifenilpirúvico, que é convertido em ácido homogentisínico. A homogentisina oxidase catalisa a formação dos produtos finais da degradação do ácido homogentísico.
Na alcaptonúria, existe uma deficiência da enzima homogentisina oxidase no fígado e nos rins. Como resultado do bloqueio enzimático, grandes quantidades de ácido homogentísico acumulam-se nos tecidos e nos fluidos fisiológicos.

A doença deve ser diferenciada da artrite reumática se a síndrome não for grave. O tratamento, o diagnóstico precoce da doença e a terapia dietética específica (com uma restrição acentuada de fenilalanina e tirosina) previnem o desenvolvimento de formas graves de artrite. São administradas grandes doses de vitamina C para melhorar os processos oxidativos.

ALBINISMO

O albinismo é uma doença baseada num defeito hereditário no metabolismo da melanina, que resulta na redução ou ausência de pigmento na pele, membranas mucosas, cabelo e olhos. Em 1660, Baltazar Telles publicou a sua História da Etiópia e fez uma descrição dos etíopes brancos. Assim, é frequentemente considerado o primeiro a descrever um albino (termo derivado do latim *"albus"* que significa "branco"). De facto, Bartolomé Leonardo de Argensola já tinha descrito crianças brancas nascidas de pais negros na Nova Guiné na sua História da Conquista das Ilhas Molucas, em 1609. Argensola é também o primeiro a registar a utilização do termo "albino".

A melanina desempenha um papel na proteção dos vasos superficiais e dos núcleos das células de Malpighi contra a radiação solar. Nesta função, 121
actua como um absorvente que liberta electrões livres quando exposto à luz. A melanina é formada a partir da tirosina. Dependendo do facto de a síntese da tirosinase ou de outras enzimas estar comprometida, distinguem-se as seguintes formas clínicas de albinismo: ocular-dérmico, ocular e cutâneo.

Albinismo ocular e cutâneo (albinismo tipo I) - caracterizado por uma coloração branca leitosa da pele e do cabelo. A íris parece cinzenta transparente ou azul à luz oblíqua. O pigmento na retina é indetetável e não existe um bordo pigmentado na margem pupilar. O fundo ocular é cor-de-rosa pálido. A cor da pele, do cabelo e dos olhos não se altera com a idade. A fotofobia e o nistagmo são caraterísticos. O tipo de hereditariedade é autossómico recessivo.

O albinismo cutâneo subdivide-se em albinismo sem surdez e albinismo com surdez. O albinismo cutâneo caracteriza-se por manchas despigmentadas congénitas com localização específica: na cabeça - em forma de triângulo com a base nas sobrancelhas e o topo na zona do cabelo; no centro do queixo, na superfície anterior do tronco - do antebraço ao pulso. Os sintomas oculares estão normalmente ausentes; no entanto, pode haver heterocromia da íris. O tipo é herdado de forma autossómica dominante.

O albinismo ocular caracteriza-se pela ausência de pigmento apenas nos olhos, enquanto na pele e no cabelo está presente em quantidades normais ou ligeiramente reduzidas. As íris são ligeiramente pigmentadas. A pigmentação do fundo ocular é tão ligeira que os vasos coriodais são visíveis. Com a idade, o pigmento acumula-se na íris, mas não na retina. Observa-se fotofobia, nistagmo e vários distúrbios refractivos. O tipo de hereditariedade é recessivo, ligado ao X.

5.4.2. DOENÇAS DO METABOLISMO DOS HIDRATOS DE CARBONO

Entre elas, podemos distinguir doenças causadas por mutações nos genes que codificam enzimas envolvidas na decomposição de mono e dissacáridos, por exemplo, galactosemia, fructosúria, ou um grupo de doenças causadas por defeitos nas enzimas envolvidas no metabolismo dos polissacáridos, por exemplo, mucopolissacáridoses, glicogenoses, etc. Estes hidratos de carbono são ingeridos através dos alimentos.

Os primeiros sintomas da doença surgem logo após o nascimento, assim que o bebé começa a receber leite. A existência de diferentes 122

As variantes das doenças do metabolismo dos hidratos de carbono e a complexidade do diagnóstico bioquímico tornam difícil o reconhecimento atempado destas patologias.

GALACTOSEMIA

Galactosemia - pertence a um grupo de anomalias do metabolismo dos hidratos de carbono, que se caracterizam por lesões do sistema nervoso central, do sistema muscular, disfunção hepática, anomalias dos eritrócitos, estados hipoglicémicos.

Descrita pela primeira vez em 1908. Von Reuss. A variante típica da galactosemia é herdada de forma autossómica recessiva. O defeito bioquímico primário na galactosemia baseia-se numa deficiência da galactose-1-fosfato uridiltransferase, resultando na acumulação de quantidades excessivas de galactose-1-fosfato e outros produtos da decomposição incompleta da lactose nos tecidos corporais, causando manifestações clínicas de galactosemia. A incidência é de aproximadamente 1:30.000 recém-nascidos.

Os primeiros sintomas da doença são observados imediatamente após o nascimento, assim que o bebé começa a receber leite. Surgem vómitos, diarreia, diminuição do peso corporal, iterícia, hepatomegalia (alterações hepáticas), hemorragias e hematomas na pele. Mais tarde, surgem cataratas, sinais de cirrose hepática e atraso mental. Em casos graves, a morte é possível.

O tratamento é patogénico. O leite e outros produtos que contenham galactose são excluídos da alimentação. As crianças pequenas devem receber alimentos sem galactose: misturas terapêuticas de leite sem lactose, uma mistura de ovos com açúcar, farinha de arroz, carne, peixe, purés de legumes e caldos.

O prognóstico é desfavorável no caso de diagnóstico tardio e de formas graves da doença. Com um tratamento dietético precoce, as crianças podem desenvolver-se normalmente. Os doentes com intolerância ao leite devem ser rastreados para a galactosemia da mesma forma que as crianças com uma história familiar da doença.

MUCOPOLISSACARIDOSE

As mucopolissacaridoses (MPS) são um exemplo de doenças de acumulação lisossómica. Ao contrário da PKU e da galactosemia, em que as alterações bioquímicas são detectadas nos fluidos corporais, nas mucopolissacaridoses há uma acumulação intracelular de produtos de um catabolismo perturbado. A MPS é um grupo clinicamente heterogéneo de anomalias hereditárias. Atualmente, são conhecidas mais de 6 variantes desta patologia. A base da patogénese da MPS é uma violação do metabolismo dos glucosaminoglicanos ácidos, que leva à deposição de dermatansulfato, sulfato de condroitina e sulfato de heparano nas células do cérebro, fígado, baço, ossos, rins. O diagnóstico rápido da MPS baseia-se na deteção qualitativa destes compostos na urina, sendo também obtidos bons resultados de diagnóstico através da sua deteção em culturas de fibroblastos. A maioria das MPS é herdada de forma autossómica recessiva; a síndrome de Hunter é herdada de forma recessiva ligada ao X. Até há pouco tempo, todas as MPS eram agrupadas sob uma designação geral, *"gargoilismo"*.

Mucopolissacaridose de tipo I (síndroma de Hurler). A doença foi descrita pela primeira vez por Gurler em 1919 e caracteriza-se por manifestações clínicas graves e por uma evolução maligna, levando os doentes à morte aos 10-12 anos de idade. Manifesta-se por nanismo com alterações no crânio, nos braços e na coluna lombar (corcunda lombar) (Fig. 35). As perturbações neurológicas manifestam-se após os 4 anos de vida e caracterizam-se por hipotrofia e hipotonia muscular lentamente progressivas, convulsões, nistagmo e sinais de neuropatia periférica.

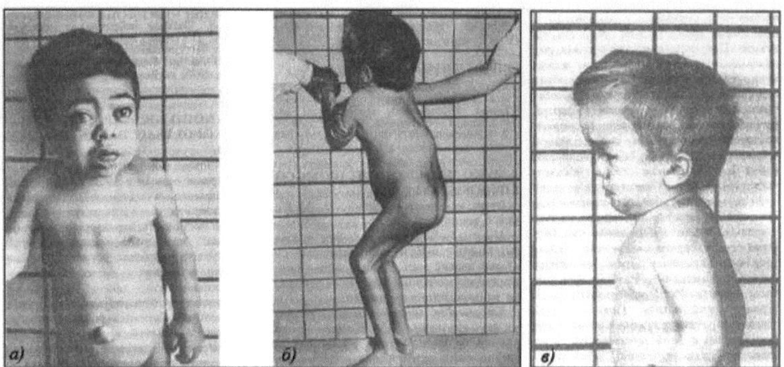

Figura 35. Síndrome de Hurler.
a) Crânio em forma de torre, traços faciais grosseiros (nariz largo, lábios grossos); b) Cifose da coluna vertebral (curvatura da coluna torácica ou lombar), abdómen aumentado; c) Crânios macro e escafocefálicos.

Mucopolissacaridose de tipo II (síndroma de Gunther). A doença foi descrita em 1917. S. Gunther. Caracteriza-se por ser menos grave do que as perturbações do tipo I e por ter uma evolução um pouco mais benigna. A esperança de vida dos doentes é, em média, de cerca de 30 anos e, nalguns casos, de 60 anos. Clinicamente, as deformações do crânio e dos membros são menos pronunciadas e a corcunda está normalmente ausente. Devido à longa esperança de vida dos doentes e um pouco menos pronunciada do que na síndrome de Hurler, o atraso mental e a surdez progressiva. Os doentes com MPS de tipo II são ruidosos e algo agressivos. A doença é causada por uma mutação recessiva de um gene localizado no cromossoma X (Fig. 36a).

Mucopolissacaridose de tipo III (síndroma de Sanfillipo). A doença foi descrita pela primeira vez por S. Sanfillipo em 1963. Os sinais clínicos da doença manifestam-se a partir dos 3 anos de idade: aumento da excitabilidade, incapacidade de concentração e, por vezes, agressividade. A perturbação da fala e a demência não tardam a surgir e a progredir. Pode haver surdez, mas não se observa opacidade da córnea nem outras alterações nos olhos. As alterações esqueléticas e a rigidez das articulações aumentam lentamente com a idade.

Apresenta baixa estatura, encurtamento do tronco e dos membros superiores, clavículas curtas e espessadas. As caraterísticas faciais são grosseiras (Fig. 366). A esperança de vida dos doentes é de até 20-30 anos.

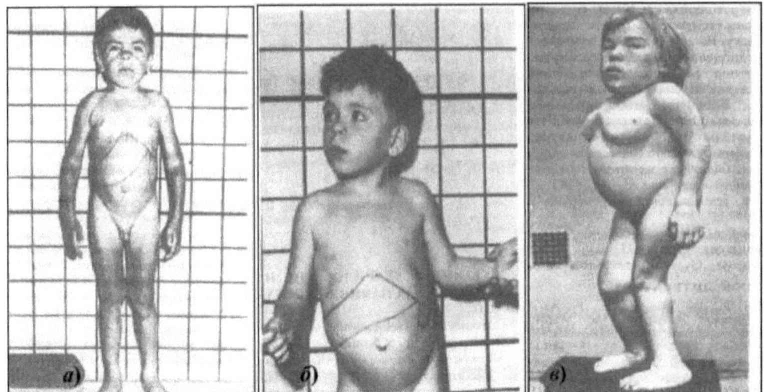

Figura 36. a) Síndrome de Gunther (Hunter);
b) Síndrome de Sanfillipo; c) Síndrome de Marchio e Brailsford.

Mucopolissacaridose de tipo IV (síndroma de Marchio e Brailsford). Descrita pela primeira vez em 1929 por L. Marchio e I. Brailsford, independentemente um do outro. Os sinais clínicos da doença aparecem no 2º ano de vida. Começa o atraso no crescimento e surgem deformações esqueléticas (deformação em valgo das articulações do joelho, abaulamento das costelas inferiores, cifoescoliose).

O grau de encurtamento do tronco é maior do que o encurtamento dos membros. O intelecto está relativamente preservado. Há um atraso significativo no desenvolvimento físico, face inferior saliente, hipoplasia do esmalte dentário, pescoço curto, escafocefalia, lordose lombar extremamente pronunciada, abdómen grande e pés planos. Os doentes têm uma esperança de vida de até 20 anos (Fig. 36c).

5.4.3. DOENÇAS DO METABOLISMO LIPÍDICO

Os defeitos hereditários do metabolismo dos lípidos dividem-se em dois grupos:

1) As lipidoses ou esfingolipidoses são doenças que resultam de perturbações no catabolismo dos lípidos estruturais, levando à acumulação de esfingolípidos nas células de diferentes tecidos;

2) doenças com perturbações do metabolismo das lipoproteínas contidas no sangue.

A maioria destas doenças tem um quadro clínico semelhante devido a um catabolismo deficiente de esfingolípidos diferentes mas semelhantes. O quadro clínico caracteriza-se por demência progressiva, perturbações motoras, lesões nos ossos, órgãos internos (fígado, baço, rins), pele e retina.

A importância das lipoproteínas no organismo reside no transporte e na

distribuição do colesterol e dos triglicéridos pelos órgãos. O metabolismo das lipoproteínas não está apenas sob o controlo de factores genéticos, mas também depende, em grande medida, dos padrões nutricionais. Por conseguinte, as perturbações do metabolismo dos lípidos no plasma sanguíneo representam um grupo complexo de doenças, das quais só nos últimos anos se começaram a distinguir os defeitos monogenicamente determinados. A hiperlipoproteidemia é um fator importante no desenvolvimento da aterosclerose e da doença coronária.
A maioria das formas de hiperlipoproteidemia caracteriza-se pelo desenvolvimento precoce (aos 15-20 anos de idade) de um processo aterosclerótico com um quadro clínico de angina de peito e enfarte do miocárdio. A maioria das hiperlipidemias é herdada de forma autossómica recessiva.

GANGLIOSIDOSE

A doença foi descrita pela primeira vez em 1964 por Norman et al. *A gangliosidose é um* grupo de doenças causadas por defeitos no metabolismo dos lípidos. Atualmente, estão bem estudados 4 tipos desta patologia. Os sintomas clínicos comuns são: início da doença na infância, sintomas de hipoglicemia (recusa de comer, vómitos, convulsões, perda de consciência, coma). Quase todas as doenças são herdadas de forma autossómica recessiva. A patogénese é causada pela deficiência de uma ou outra enzima envolvida no metabolismo dos lípidos.

Gangliosidose de tipo I (doença de Norman-Landing). As crianças com esta doença apresentam um atraso acentuado no desenvolvimento psicomotor desde uma idade precoce. Patogeneticamente, a doença é um defeito no catabolismo dos gangliosídeos e uma insuficiência da P-galactosidase. Os doentes têm uma ponte nasal achatada, hipertelorismo, testa saliente, orelhas baixas, hipertrofia gengival. O sistema esquelético apresenta braquidactilia e cifoescoliose. As crianças morrem aos 2-3 anos de idade devido a infecções broncopulmonares concomitantes.

Gangliosidose tipo II (doença de Tay-Sachs ou idiotia amaurótica). As crianças com esta síndrome começam a apresentar um atraso no desenvolvimento psicomotor a partir dos 4-6 meses de idade, tornam-se apáticas, deixam de se interessar pelo que as rodeia e deixam de fixar o olhar. Desenvolvem-se hiperacusia, hipotonia muscular e cegueira devido à atrofia do nervo ótico; a inteligência diminui até ao ponto da idiotia. Gradualmente, desenvolve-se uma imobilidade completa e surgem convulsões. A morte ocorre geralmente aos 3-4 anos de idade.

Gangliosidose tipo III. A doença foi descrita por Miller et al. em 1974 numa menina de 5 anos de idade. A criança desenvolveu-se normalmente até aos 5 meses de idade. Aos 5 meses de idade, surgiram convulsões generalizadas, acompanhadas de um aumento dos reflexos tendinosos e de um aumento do tónus dos músculos da perna. Mais tarde, as convulsões não se repetiram. A menina começou a andar aos 2 anos de idade e a falar aos 3 anos. Durante este período não se registaram displasias ósseas, mas depois verificou-se um aumento das cavidades medulares dos ossos dos braços, das costelas e, em menor grau, dos ossos das pernas. A rapariga desenvolveu microcefalia. Os aspectos genéticos da doença ainda não foram esclarecidos.

Gangliosidose de tipo IV. A doença foi descrita por Lauden et al. em 1974. Os exames de raios X mostram espessamento dos ossos do crânio, calcificação dos gânglios basais, osteoporose dos ossos tubulares longos, perturbações da postura. Na idade de 4-5 anos, o doente apresenta alguma estranheza nos movimentos. Em seguida, observa-se uma regressão das funções mentais e motoras, a fala e a atividade intencional perdem-se.

Leucodistrofia. Um grupo de doenças hereditárias do sistema nervoso caracterizadas pela deterioração progressiva da substância branca do tecido cerebral (dismielinização) devido a um defeito nas enzimas envolvidas no catabolismo dos lípidos e na síntese da mielina. O cérebro é afetado de forma difusa, com ambos os hemisférios, o tronco cerebral e o cerebelo afectados simetricamente. A doença é descrita em três variantes clínicas, que diferem na altura do aparecimento dos primeiros sintomas e na taxa de evolução: forma infantil precoce, forma infantil e forma infantil tardia.

5.5.PARTICULARIDADES DA PATOGÉNESE DAS DOENÇAS CROMOSSÓMICAS

Um aspeto caraterístico da patogénese das doenças cromossómicas é uma perturbação precoce da morfogénese. Manifesta-se por uma desordem da divisão e maturação celular, uma migração e diferenciação celular prejudicadas, o que provoca a formação de múltiplas malformações de vários órgãos e tecidos. Acredita-se que os fenómenos observados se baseiam no desequilíbrio do genoma.

Existem três tipos de efeitos no desenvolvimento das doenças cromossómicas: específicos, semi-específicos e não específicos. Os efeitos *específicos* estão associados a alterações no número de genes estruturais que codificam a síntese de proteínas (únicos para qualquer cromossoma). Nas trissomias o número destes aumenta, nas monossomias diminui. Os efeitos *semi-específicos* nas doenças cromossómicas são causados por alterações no número de genes representados no genoma por um grande número de cópias (por exemplo, genes de proteínas ribossómicas, histonas, proteínas contrácteis, etc.). As manifestações *não específicas* das aberrações cromossómicas podem ser causadas por alterações no conteúdo da heterocromatina, que desempenha um papel importante nos processos de divisão celular, crescimento, etc. Nas aberrações cromossómicas, a gravidade do desvio do desenvolvimento normal está geralmente relacionada com o grau de desequilíbrio cromossómico. Quanto mais material cromossómico estiver envolvido na aberração, mais cedo a doença se manifestará na ontogénese e mais significativas serão as perturbações no desenvolvimento físico e mental do indivíduo. Um excesso de material cromossómico é menos significativo do ponto de vista clínico do que a sua perda.

Por exemplo, a perda de um dos cromossomas autossómicos impede a implantação do ovo no útero. Ao mesmo tempo, são conhecidas síndromes cromossómicas devidas a trissomias em diferentes cromossomas. O excesso ou a deficiência de regiões heterocromatizadas dos cromossomas pode não ter consequências clínicas. Em contrapartida, a perda de eucromatina resulta sempre na perda de genes únicos.

5.6. DOENÇAS CROMOSSÓMICAS

As doenças cromossómicas são um grande grupo de doenças congénitas hereditárias que se caracterizam clinicamente pela presença de múltiplas malformações e que têm como base etiológica anomalias numéricas ou estruturais dos cromossomas. Os clínicos começaram a estudar as doenças cromossómicas ainda antes de se conhecer o número exato de cromossomas humanos. Por exemplo, as síndromes de Klinefelter e Sherechevsky-Turner foram claramente descritas antes da descoberta da etiologia cromossómica destas doenças e são bem conhecidas dos clínicos.

Todas as doenças cromossómicas podem ser divididas em três grupos:

1) formas completas com uma alteração do número de cromossomas;
2) formas completas com uma alteração na estrutura dos cromossomas;
3) formas em mosaico com mutações cromossómicas ou genómicas.

Foram já descritas muitas anomalias cromossómicas humanas. De acordo com os dados fornecidos na monografia de N.P. Bochkov, as anomalias cromossómicas de origem gamética são cerca de 750, das quais mais de 700 correspondem a rearranjos estruturais.

As alterações numéricas dos cromossomas reduzem-se à presença de cromossomas adicionais ou à ausência de um dos cromossomas. No primeiro caso, fala-se de trissomia em qualquer um dos 23 cromossomas, no segundo caso - monossomia. Menos frequentemente, pode observar-se uma violação da ploidia do conjunto de cromossomas (aumento de um conjunto haploide completo). Tais mutações genómicas são mais frequentemente encontradas

em abortos espontâneos e podem ser representadas por triploidia e tetraploidia. Fenotipicamente, estes indivíduos são do sexo feminino, com crescimento e desenvolvimento sexual atrasados, genitais externos normais e internos subdesenvolvidos.
As alterações estruturais dos cromossomas humanos, embora muito menos frequentes do que as aberrações numéricas, são de interesse tanto teórico como clínico. Podem distinguir-se dois tipos principais de rearranjos: *intracromossómicos* e *intercromossómicos* (ver 4.1.2.).
A maioria das doenças cromossómicas ocorre esporadicamente, como resultado de mutações genómicas e cromossómicas nos gâmetas de progenitores saudáveis ou nas primeiras divisões do zigoto. As alterações cromossómicas nos gâmetas levam ao desenvolvimento das chamadas formas completas, ou regulares, de alterações do cariótipo, e as alterações correspondentes nos cromossomas nas fases iniciais do desenvolvimento embrionário são a causa do *mosaicismo* somático, ou *organismos em mosaico* (a presença de duas ou mais linhas celulares com diferentes números de cromossomas no organismo).
O mosaicismo pode envolver tanto os cromossomas sexuais como os autossomas. Os mosaicos tendem a ter formas mais "apagadas" da doença do que as pessoas com um número alterado de cromossomas em cada célula. Assim, uma criança com uma variante em mosaico da doença de Down pode ter uma inteligência normal, mas os sinais físicos da doença permanecem.
O número de células anormais pode variar: quanto maior for o número, mais pronunciado é o complexo de sintomas de uma determinada doença cromossómica. Em alguns casos, o peso específico das células anómalas é tão pequeno que a pessoa parece fenotipicamente saudável. As anomalias cromossómicas têm uma vasta gama de manifestações clínicas. Podem causar malformações congénitas, abortos espontâneos repetidos, nados-mortos, mortalidade neonatal e infertilidade.
O diagnóstico definitivo de uma patologia cromossómica só é possível após uma análise citogenética (cariótipo). A enfermeira e o assistente de laboratório, juntamente com o médico, devem conhecer os formulários para o registo dos cariótipos normais e anormais (ver Anexo 3). Os professores do ensino pré-escolar também devem ter um conhecimento geral dos registos do cariótipo.

5.7.TRISSOMIAS AUTOSSÓMICAS

SÍNDROME DE DOWN (DOENÇA DE DOWN)

A primeira descrição clínica desta anomalia data de 1866 e pertence ao médico inglês Langton Down. Até à data, a doença de Down tem sido estudada de forma bastante abrangente, uma vez que é uma das doenças cromossómicas mais frequentes. A frequência desta síndrome entre os recém-nascidos é de 1:700-800.

Na grande maioria dos casos (até 94%), os doentes apresentam uma trissomia simples do cromossoma 21. Cerca de 4% dos casos são devidos à forma de translocação da trissomia com envolvimento de outros cromossomas acrocêntricos e em 2% dos casos é detectado mosaicismo.

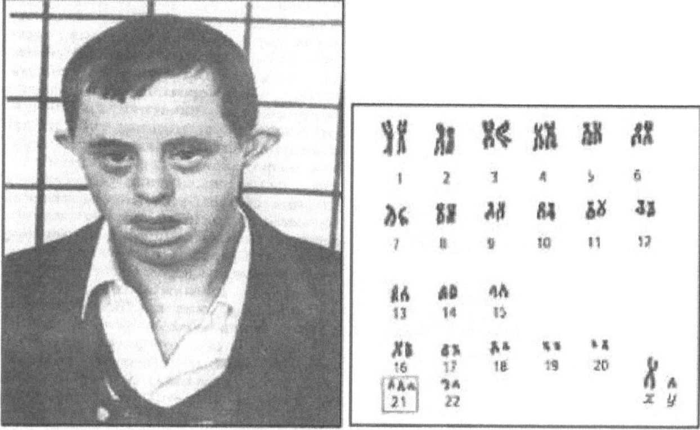

Figura 37. Síndrome de Down. (47, HU, +21).

A doença de Down afecta raparigas e rapazes com a mesma frequência. A frequência de nascimentos não é afetada por diferenças raciais, geográficas ou populacionais, mas existe uma correlação entre o nascimento destes doentes e a idade da mãe. Quanto mais velha for a mãe, maior é o risco de ter um filho com doença de Down. As mães com idades compreendidas entre os 40 e os 44 anos têm um risco 16 vezes maior de ter um filho anómalo do que as mães com idades compreendidas entre os 20 e os 24 anos. Os portadores da síndrome de Down têm geralmente baixa estatura, caracterizam-se por demência e numerosas malformações físicas (Figura 37).

Têm um aspeto caraterístico e são muito semelhantes entre si em muitos aspectos. O diagnóstico da doença não é difícil para os obstetras e pediatras, mesmo em doentes de diferentes grupos étnicos. Caraterísticas: cabeça pequena e redonda com a parte de trás da cabeça inclinada, fendas oculares inclinadas, nariz curto com uma ponte nasal larga e achatada, orelhas pequenas e deformadas, boca entreaberta com língua saliente e maxilar inferior saliente, marcha peculiar com movimentos desajeitados, eloquência. No primeiro ano de vida, as crianças com doença de Down registam um atraso notável no desenvolvimento motor e mental. Começam a sentar-se e a andar mais tarde, os seus músculos são acentuadamente hipotónicos, o volume de movimento aumenta nas articulações.

As malformações cardiovasculares são particularmente comuns nas crianças com doença de Down, sendo por vezes observadas malformações gastrointestinais. Muito menos comuns são as malformações renais e do trato urinário, bem como a deficiência auditiva. Entre as caraterísticas dermatoglíficas da doença de Down, mencionemos duas:
1) "prega do macaco" - um sulco transversal profundo; 2) uma única prega flexora no dedo mindinho, muitas vezes simétrica em ambas as mãos.
Devido a melhorias contínuas nos cuidados médicos, a esperança de vida dos doentes com síndrome de Down aumentou significativamente. Enquanto anteriormente estes doentes morriam na primeira infância devido a várias doenças infecciosas, atualmente vivem até 30 anos ou mais. O tratamento é essencialmente sintomático.
A terapia estimulante (vitaminas, hormonas, etc.) é muito utilizada. As medidas médicas, pedagógicas e terapêuticas permitem adaptar alguns doentes a uma atividade laboral viável.

SÍNDROME DE PATAU (TRISSOMIA 13)

De acordo com inúmeras generalizações, a incidência da síndrome de Patau, descrita em 1960, varia entre 1:700-8000. Tal como na doença de Down, as crianças com síndrome de Patau têm maior probabilidade de nascer de mães mais velhas. A frequência da síndrome é semelhante em ambos os sexos. No centro da síndrome de Patau está a não-disjunção do 13° par de cromossomas. Existem 47 cromossomas com um cromossoma 13 extra no cariótipo do doente.
A aparência dos doentes com síndrome de Patau é muito específica. Os recém-nascidos doentes são normais em tamanho e peso (Fig. 38a; b; c).

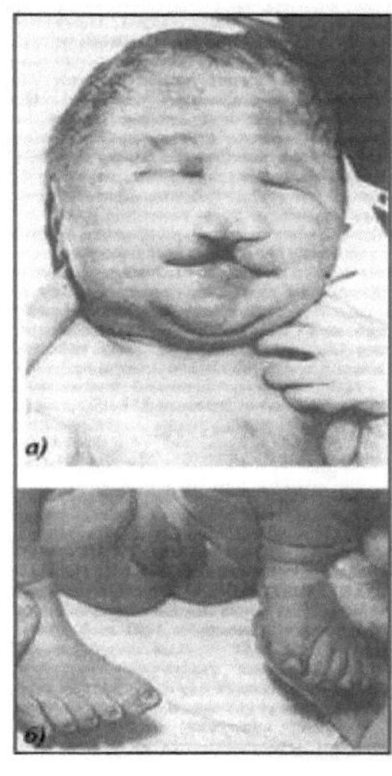

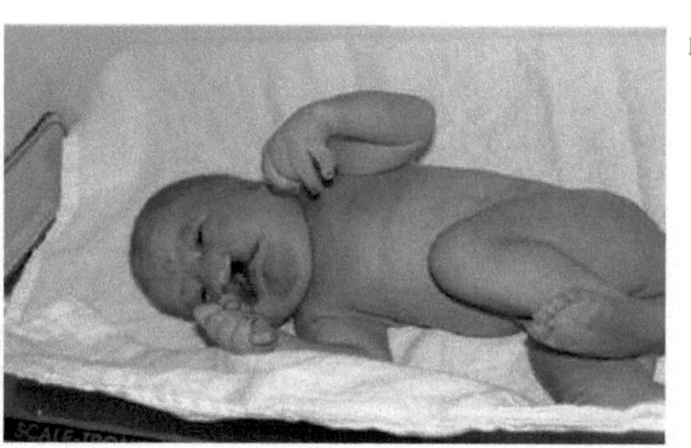

Figura 38. Síndrome de Patau.
a) anomalias faciais; b) polissindactilia bilateral dos pés; c) um recém-nascido com fenda labial e palatina.

As caraterísticas clínicas incluem atraso mental grave, microcefalia acentuada, orelhas malformadas e de inserção baixa, anomalias do globo ocular (microftalmia e anoftalmia), malformação uni ou bilateral do lábio e do palato, polidactilia, aumento da flexibilidade das articulações, malformações congénitas dos órgãos internos e convulsões são frequentemente observadas. A surdez em doentes com trissomia 13 ocorre em 80-85% dos casos.

O exame patológico revela múltiplas deformações externas e internas de quase todos os órgãos e sistemas. A massa cerebral é reduzida, por vezes o cérebro não está dividido em hemisférios. Encontram-se frequentemente defeitos cardíacos, anomalias dos rins, dos ureteres (duplicação) e do trato gastrointestinal. Com base nos dados clínicos, dermatoglíficos e anátomo-patológicos, o diagnóstico não é difícil de fazer. Por fim, é confirmado citogeneticamente. O prognóstico da síndrome de Patau é desfavorável e não existem métodos de tratamento bem sucedidos.

SÍNDROME DE EDWARDS (TRISSOMIA 18)

A síndrome foi descrita em 1960. A síndrome foi descrita em 1960 por D. Edwards e foi posteriormente baptizada com o seu nome. A frequência da síndrome de Edwards nos recém-nascidos é de 1:7000. As raparigas são afectadas cerca de 3 vezes mais frequentemente. As razões para a predominância de raparigas ainda não são claras. A trissomia 18 é, em quase todos os casos, uma consequência da não-disjunção do par de cromossomas 18, normalmente na fase da meiose, por vezes na fase do zigoto (mosaicismo); as formas de translocação são muito raras. As crianças com esta síndrome nascem com baixo peso.

a)

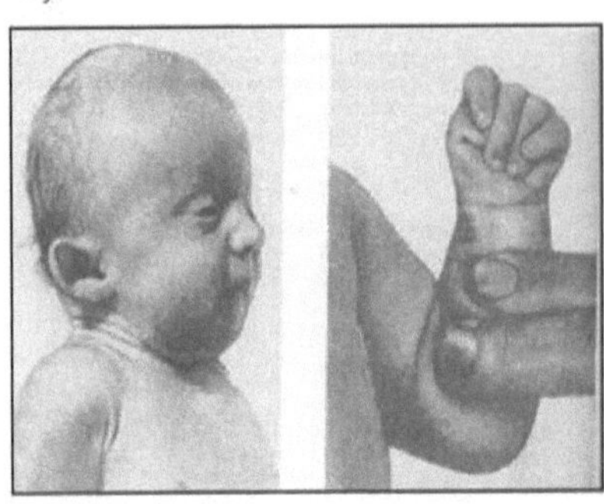

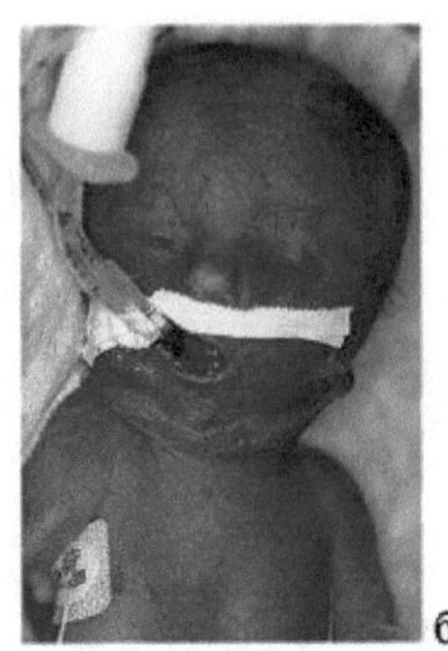

б)

Figura 39. Síndrome de Edwards, a) aurículas baixas, rodadas para trás, fendas oculares estreitas *e* curtas, mandíbula *e* abertura da boca pequenas; b) posição flexora das mãos.

As manifestações fenotípicas da síndrome de Edwards são bastante caraterísticas: o crânio é dolicocefálico, a mandíbula e a abertura da boca são pequenas, as fendas oculares são estreitas e curtas, as aurículas são pequenas e baixas, o canal auditivo externo é estreito, por vezes ausente (Fig. 39a; b). O esterno é curto, o tórax é largo. A posição flexora das mãos é caraterística, por vezes há aplasia dos ossos do polegar e do rádio, e nota-se um "pé em balanço". Entre os sinais exteriores, destacam-se as hérnias da coluna vertebral e a fenda labial. Das malformações dos órgãos internos, as mais constantes são as malformações do coração e dos grandes vasos, do trato gastrointestinal, a volta incompleta do intestino, a atresia da vesícula biliar e das vias biliares. Do lado do sistema nervoso central, a hipoplasia e a aplasia do corpo caloso, a hipoplasia do cerebelo são mais frequentemente observadas. Malformações do sistema urinário e dos órgãos genitais.

A esperança de vida das crianças com síndrome de Edwards é muito reduzida - 60% dos doentes morrem antes dos 3 meses de idade. Uma em cada 10 crianças sobrevive até um ano. Na forma de mosaico, a esperança de vida é muito maior. Mas todas as crianças que sobrevivem têm idiotia profunda.

SÍNDROME DE CATCALL

A síndrome do "choro do gato" foi descrita pela primeira vez por J. Lejeune em 1963 em 3 crianças com múltiplas anomalias, atraso mental profundo e um choro caraterístico que se assemelhava a um choro de gato. Atualmente, foram identificadas mais de 300 crianças com esta síndrome peculiar. Citologicamente, todos os doentes apresentam um encurtamento do aproximadamente um terço do braço curto de um dos homólogos do cromossoma 5. A incidência desta doença não é conhecida com exatidão, mas é de aproximadamente 1:45.000, com um rácio entre homens e mulheres de 1:1,3.

A síndrome clínica do "catcall" é altamente polimórfica.

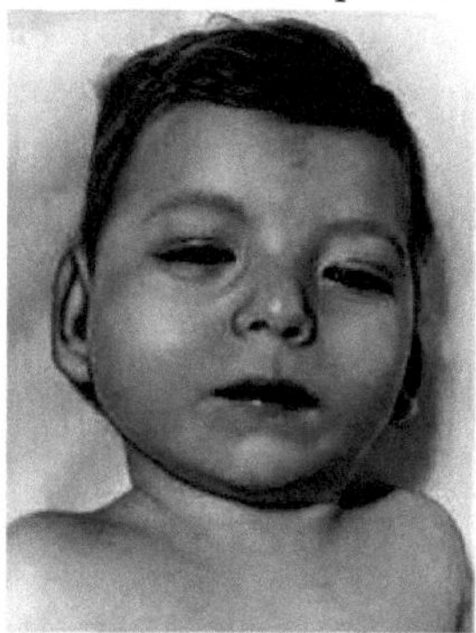

Figura 40. A síndrome do "grito de gato".

Sem um choro peculiar no doente, é impossível estabelecer um diagnóstico fiável antes do exame citológico, uma vez que a maioria dos sintomas clínicos desta doença também se encontram noutras anomalias cromossómicas. A ocorrência de um choro específico está associada a alterações na laringe - estreitamento, amolecimento da cartilagem, inchaço ou dobragem invulgar da mucosa e redução da epiglote. Estas crianças também são frequentemente diagnosticadas com microcefalia, aurículas baixas e deformadas, microgenia, face em forma de lua, hipertelorismo, forma antimongolóide dos olhos, estrabismo e hipotonia muscular (Figura 40). As crianças apresentam um atraso dramático no desenvolvimento físico e mental. Os sinais de diagnóstico como o "choro do gato", a face em forma de lua e a hipotonia muscular desaparecem completamente com a idade, enquanto a microcefalia, pelo contrário, se torna mais pronunciada e o atraso mental progride. A esperança de vida dos doentes é curta e não existe tratamento.

5.8.ANOMALIAS DOS CROMOSSOMAS SEXUAIS

As anomalias dos cromossomas sexuais nos seres humanos são mais frequentemente as trissomias e as monossomias. Ambos os tipos de anomalias ocorrem quando dois tipos de gâmetas, normais e patológicos (com ou sem um cromossoma sexual extra), se fundem. Estas anomalias são causadas por divergência cromossómica, quer durante uma ou duas divisões da meiose durante a gametogénese num dos progenitores, quer durante as primeiras divisões mitóticas do zigoto.

A frequência cumulativa de anomalias cromossómicas nos cromossomas sexuais é de 2,6 por cada 1000 nascimentos, o que é ligeiramente inferior à teórica. Os dados obtidos indicam a morte selectiva de zigotos na fase fetal e de crianças de 5 anos de idade com uma violação do número de cromossomas sexuais. Nas mulheres, as anomalias mais frequentes dos cromossomas sexuais são as síndromes de Shereshevsky-Turner (XO) e trissomia-X (XXX), e nos homens - a síndrome de Klinefelter (XXX) e o cromossoma duplo U (XXX).

SÍNDROME DE SCHERESCHEWSKY-THURNER

O quadro clínico desta síndrome foi descrito pela primeira vez por N.A. Shereshevsky em 1925. A descrição clássica, mas mais completa, pertence a Henry Turner (1938). Citogeneticamente, a síndrome (XO) foi descoberta por Ford em 1959. Estudos posteriores mostraram que na síndrome de Shereshevski-Turner, as células do organismo não têm cromatina sexual e têm apenas um cromossoma X.

A frequência da síndrome em raparigas recém-nascidas é de 1:2000 a 1:5000. Cerca de 95% dos zigotos com conjunto cromossómico (CS) morrem intra-uterinamente. Os pacientes com a síndrome de Shereshevsky-Turner são de baixa estatura (Fig. 41) e têm um tórax tiroideu peculiar e mamilos muito espaçados.

São observados com muita frequência. Dobras em forma de asa no pescoço, abas auriculares deformadas, deformidade em valgo dos cotovelos, muitas marcas de nascença na pele. O rosto dos doentes é muito semelhante ao rosto da "esfinge" devido ao queixo reduzido, à ponte nasal larga e ao hipertelorismo, epicanto e ptose.

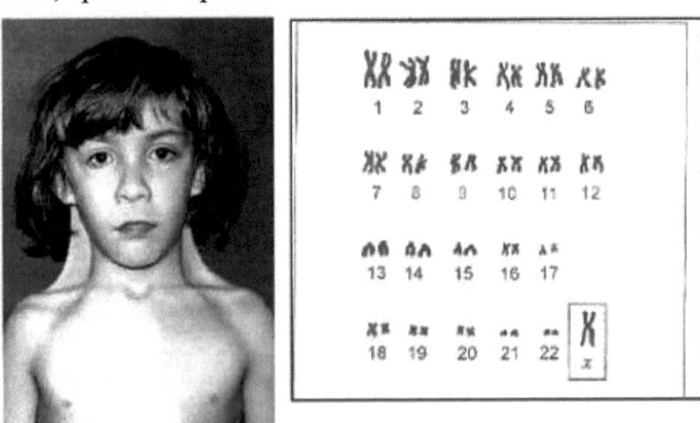

Figura 41. Síndrome de Shereshevsky-Turner.

Nesta síndrome, há disgenesia das gónadas, aumento dos níveis de gonadotrofinas urinárias, amenorreia primária, infertilidade e subdesenvolvimento das caraterísticas sexuais secundárias. Em 50% dos casos, os doentes apresentam atraso mental. São passivos e propensos a reacções psicogénicas. O diagnóstico preliminar desta síndrome baseia-se no quadro clínico caraterístico e no estudo da cromatina sexual, sendo o diagnóstico final baseado nos resultados da análise citogenética. O tratamento é essencialmente sintomático e visa geralmente a correção das caraterísticas sexuais secundárias.

SÍNDROME DA TRISSOMIA DO CROMOSSOMA "X

A síndrome da trissomia do cromossoma X foi descrita pela primeira vez por Jacobson em 1959 e a sua incidência é de 1:1000 a 1:2000 recém-nascidos do sexo feminino.

O quadro clínico desta doença é extremamente diversificado. Regra geral, o desenvolvimento físico e mental das mulheres com esta síndrome não apresenta desvios em relação à norma.

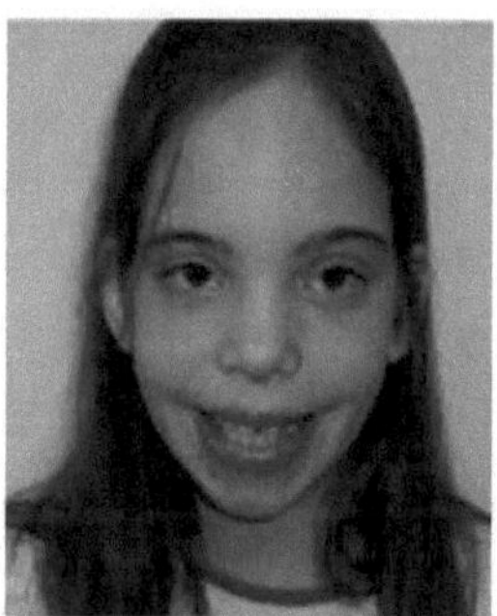

Figura 42. Síndrome da Trissomia do X.

Isto acontece porque dois cromossomas X são inactivados e um cromossoma continua a funcionar como nas mulheres normais. As alterações do cariótipo são normalmente detectadas por acaso durante um exame.

O desenvolvimento mental também é geralmente normal, por vezes nos limites inferiores do normal. Apenas nalgumas mulheres

perturbações da reprodução (várias perturbações do ciclo, amenorreia secundária, menopausa precoce). Nas trissomias X, verifica-se um crescimento elevado do físico masculino, epicanto, hipertelorismo, ponte nasal achatada, palato alto, crescimento anormal dos dentes, aurículas deformadas e anormalmente localizadas (Fig. 42), clinodactilia dos dedos mindinhos, prega palmar transversal. Está provado que, entre eles, é muito mais frequente encontrar pessoas com traços psicopáticos e inclinação para perturbações do tipo esquizofrénico. Muitos estudos observaram uma caraterística peculiar: à medida que o número de cromossomas X no cariótipo aumenta para 4; 5 e mais, as manifestações clínicas da síndrome aumentam. Os doentes com 4 ou 5 cromossomas X são mentalmente mais atrasados e, regra geral, a sua função generativa está gravemente comprometida. O tratamento é essencialmente sintomático e destina-se a corrigir o desequilíbrio endócrino.

SÍNDROME DE KLEINFELTER

A clínica da síndrome de Klinefelter foi descrita em 1942 por G.F.Klinefelter, em 1956 P.Jacobs e J.Strong confirmaram a etiologia cromossómica desta doença (47, XXU).

A síndrome de Klinefelter ocorre em 1:500 a 700 rapazes recém-nascidos. Foram encontrados vários tipos de polissomia dos cromossomas X e U em indivíduos do sexo masculino: 47, XXU; 48, XXXU; 49, XXXU; 47, XUU; 48, XUU, etc. O diagnóstico não pode ser suspeitado durante o período neonatal. As principais manifestações clínicas manifestam-se durante a puberdade.

Os homens com síndrome de Klinefelter caracterizam-se por uma estatura alta, membros longos, eunucoidismo, espermatogénese deficiente que resulta em infertilidade, ginecomastia, testículos encolhidos, aumento da secreção de hormonas sexuais femininas, tendência para a obesidade e poucos pêlos nas axilas (Fig. 43). Os doentes com esta síndrome são altamente sugestionáveis, letárgicos, apáticos, sem iniciativa e têm frequentemente atraso mental (geralmente debilidade). Não são raras as psicoses paranóicas e depressivas.

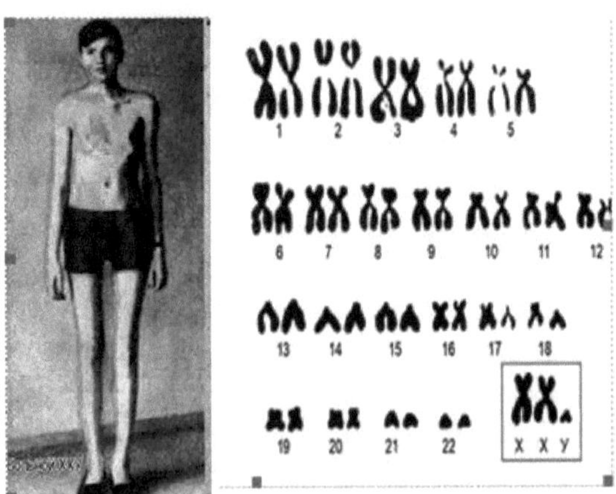

Figura 43. Síndrome de Klinefelter.

A síndrome de Klinefelter não é difícil de diagnosticar, especialmente em adultos. A combinação peculiar de alta estatura, estrutura esquelética feminina, ginecomastia, obesidade e diminuição da inteligência sugere a síndrome de Klinefelter, mesmo sem testes de cromatina sexual.

O tratamento com testosterona e metiltestosterona tem como objetivo a correção das caraterísticas sexuais secundárias. No entanto, os doentes permanecem inférteis mesmo após o tratamento.

SÍNDROME DE DISSOMIA DO CROMOSSOMA Y

Esta síndrome foi descrita pela primeira vez em 1961 por A. Sandberg et al. e definiu a sua citogenética - 47, HUU.

A frequência desta síndrome em rapazes recém-nascidos é de 1:840 e aumenta para 10% em homens altos (acima de 200 cm).

A maioria dos doentes tem um crescimento acelerado durante a infância. A altura média dos adultos do sexo masculino é de 186 cm. Na maioria dos casos, não diferem dos indivíduos normais no desenvolvimento físico e mental. Não há anomalias visíveis nos sistemas sexual e endócrino, bem como na fertilidade. Embora não se excluam algumas peculiaridades de comportamento nestas pessoas - são propensas a actos agressivos e criminosos.

Cerca de 30-40% dos doentes apresentam determinados sintomas - caraterísticas faciais grosseiras, arcos das sobrancelhas e ponte do nariz salientes, maxilar inferior alargado, palato alto, crescimento anormal dos dentes com defeitos do esmalte dentário, aurículas grandes, patologia das articulações do joelho e do cotovelo. Por vezes, existem várias perturbações da esfera sexual, atraso mental limítrofe ou debilidade ligeira. A esperança de vida destes doentes não difere da da população.

5.9.HERANÇA MULTIFACTORIAL

As doenças genéticas e cromossómicas abordadas nas secções anteriores são inteiramente determinadas pela hereditariedade patológica, ou seja, por mutações. Simultaneamente, conhece-se um vasto leque de doenças, como a hipertensão arterial, algumas formas de diabetes mellitus, asma brônquica, úlcera péptica, aterosclerose, esquizofrenia, malformações congénitas e muitas outras, cuja ocorrência depende em grande medida de factores ambientais.

O aparecimento de doenças generalizadas que mais contribuem para a morbilidade, a incapacidade e a mortalidade é determinado pela interação de ***factores hereditários*** e de uma variedade de ***factores ambientais.*** Este grupo ***multifacetado*** de doenças é designado por doenças com predisposição hereditária ou ***patologia multifatorial.*** A predisposição hereditária para as doenças baseia-se na grande diversidade genética (polimorfismo genético) das populações humanas em enzimas, proteínas estruturais, de transporte e sistemas antigénicos.

As doenças multifactoriais (DMF), apesar da sua diversidade, caracterizam-se por alguns aspectos comuns:

1) elevada frequência na população;
2) amplo polimorfismo clínico (desde manifestações subclínicas latentes até manifestações graves);
3) diferenças significativas de idade e sexo na frequência das formas individuais;
4) início mais precoce e alguma intensificação das manifestações clínicas nas gerações descendentes;
5) nível relativamente baixo de concordância sobre as manifestações da doença em gémeos monozigóticos (60% e menos), no entanto, o nível correspondente aumentou significativamente em gémeos dizigóticos;
6) inconsistência do padrão de hereditariedade com modelos mendelianos simples;
7) semelhança das manifestações clínicas no doente e nos seus familiares diretos;
8) dependência do grau de risco de doença para os familiares saudáveis da frequência geral da doença, do número de familiares doentes na família, da gravidade da evolução da doença no familiar doente, etc.

A predisposição hereditária para várias doenças pode ter uma base genética diferente. Em alguns casos, a predisposição hereditária é determinada por um único gene mutante, noutros é formada pela ação combinada de vários genes. No primeiro caso, falamos de uma predisposição monogénica, no segundo caso - a base poligénica da doença.

As doenças monogénicas com predisposição hereditária caracterizam-se pelo facto de a predisposição para o desenvolvimento da doença ser determinada por apenas *um gene mutante.* Para a manifestação patológica do gene mutante é necessária uma ação obrigatória, normalmente um fator ambiental externo específico. Tais efeitos podem estar associados a factores físicos, químicos, incluindo drogas, medicamentos e factores biológicos. Sem a influência de um fator específico, mesmo na presença de um gene mutante no genótipo, a doença não se desenvolve. Se um indivíduo não tiver essa mutação, mas for exposto a um fator ambiental específico, a doença não se desenvolve. Até à data, são conhecidos mais de 40 genes, cujas mutações podem causar doenças sob a ação de factores ambientais "manifestantes" específicos de cada gene.

As doenças poligénicas com predisposição hereditária são determinadas pela combinação de alelos de vários genes. Qualquer um dos genes incluídos no "complexo de predisposição" tem, normalmente, um efeito pequeno, mas somatório, na formação da predisposição. Os geneticistas chamam a esta influência *aditiva (additive).* Na prática, existem dificuldades significativas em diferenciar situações em que a doença é causada apenas pela natureza polimérica da interação dos genes ou por uma combinação da interação de vários genes e factores ambientais (doenças multifactoriais).

Os traços multifactoriais podem ser *descontínuos* ou *contínuos,* mas qualquer doença deste tipo é sempre determinada pela interação de factores genéticos e ambientais. Em medicina, são conhecidas várias anomalias e várias doenças para as quais se supõe que ocorrem em indivíduos com uma predisposição multifatorial que aumenta algum defeito. Vamos dar exemplos de algumas doenças humanas MFB intermitentes:

- malformações congénitas isoladas: fenda labial e palatina, cardiopatias congénitas, defeitos do tubo neural, piloroestenose;
- doenças frequentes nos adultos: hipertensão, artrite reumatoide, úlcera péptica, esquizofrenia, epilepsia, asma brônquica.

Para estas e outras condições patológicas semelhantes, observa-se uma maior frequência em parentes próximos em comparação com a população em geral, a dependência do risco de desenvolvimento da doença do grau de parentesco com a pessoa doente e a gravidade da doença do probando. Em regra, não existe uma distribuição de pessoas doentes e saudáveis nos pedigrees de probandos, caraterística das doenças monogénicas.

Questões de controlo e tarefas:

1. Que patologia é chamada hereditária?
2. Em que grupos podem ser divididas todas as doenças hereditárias?
3. Caracterização sucinta das doenças de origem genética?
4. Como é que surgem as doenças genéticas?
5. Que tipo de doença do metabolismo dos aminoácidos é hereditária?
6. Caracterizar sucintamente as manifestações clínicas das doenças do metabolismo dos aminoácidos?
7. Com que frequência nascem bebés com fenilcetonúria?
8. Enumere as doenças que resultam de perturbações do metabolismo dos hidratos de carbono.
9. Em que intervalos de idade aumenta drasticamente o risco de ter filhos com anomalias cromossómicas?
10. Quais são as causas das trissomias?

TESTE-5.

1. Qual é o nome da caraterística hexapalatia. O grau de gravidade do traço pode variar muito. Pode haver seis dedos em todos os membros ou apenas num, dois ou três membros. Por vezes, existem sete dedos. É herdado num

padrão autossómico dominante.

a) polidactilia.

б) sindactilia.

(c) Braquidactilia.

e) aracnodactilia.

2. Qual é o nome de uma doença caracterizada por membros desproporcionadamente curtos com um tronco normalmente desenvolvido, nanismo e um nariz frequentemente em forma de sela. A grande maioria das crianças morre intra-uterinamente, nascendo viáveis. É herdada como um traço autossómico dominante.

a) Vitiligo;

б) Aracnodactilia;

в) Acondroplasia;

e) Alcaptonúria

3. Qual é o nome de uma doença caracterizada pela não coagulação do sangue. Está associada à ausência de vários factores de coagulação envolvidos na formação da tromboplastina plasmática. É herdada como um traço recessivo, ligado ao sexo.

a) Hemofilia.

б) Alcaptonúria.

(c) Galactosemia.

e) Cistonúria.

4. Os doentes que apresentam uma estatura elevada, um físico asténico e uma envergadura de braços superior à altura, caracterizam-se por uma combinação de várias anomalias esqueléticas, oculares e viscerais: membros longos e finos com dedos muito longos e finos, deslocamento do cristalino, aneurisma da aorta, excreção urinária de certos aminoácidos, constituição asténica. Herança autossómica dominante com uma penetrância de 30%.

a) Síndrome de Shereshevsky-Turner.

б) síndrome mão-coração;

(c) Síndrome de Klinefelter;

e) Síndrome de Marfan;

5. Em que síndroma se observam pigmentos do tipo "café e leite".

a) Neurofibromatose; b) Albinismo; c) Vitiligo; e) Alcaptonúria.

DESAFIO-5.

1. De acordo com a anamnese, a mãe é saudável e provém de uma família favorável a uma das formas de ictiose (tipo de herança recessiva ligada ao X), e o pai tem esta forma de ictiose. A filha destes pais casa-se com um jovem saudável. Determine o risco genético de ter um filho com esta forma de

ictiose nesta jovem família.

Que métodos de diagnóstico pré-natal podem ser utilizados para detetar esta doença no feto? Que recomendações devem ser feitas por um geneticista?

2. A fenilcetonúria é herdada como uma caraterística recessiva. Como podem ser as crianças de uma família em que os pais são heterozigóticos para esta caraterística?

3. Em algumas pessoas, os antigénios eritrocitários (*A* e *B*) podem estar presentes na saliva. A presença de antigénios *A* e *B* na saliva é determinada pelo gene *S* - secretores, gene *s* - não secretores. Durante o estudo do sangue e da saliva de 4 membros da família, verificou-se que a mãe tem o antigénio *B* nos eritrócitos, mas não o contém na saliva; o pai contém o antigénio *A* tanto nos eritrócitos como na saliva; nos eritrócitos do primeiro filho há antigénios *A e B*, mas não estão na saliva; no segundo filho não há antigénios *A e B* tanto nos eritrócitos *como* na saliva. Determine os genótipos de todos estes indivíduos, se possível.

4. Nos seres humanos, a cor castanha dos olhos domina a cor azul dos olhos e a cor escura do cabelo domina a cor clara do cabelo. Os genes para ambas as caraterísticas estão em diferentes pares de cromossomas. Um pai de olhos azuis e cabelo escuro e uma mãe de olhos castanhos e cabelo claro têm quatro filhos, cada um dos quais difere um do outro nestas caraterísticas. Determine os genótipos dos pais.

5. Uma mulher saudável cujo irmão tem hemofilia casou-se com um homem saudável. Durante o diagnóstico diferencial da doença do irmão, foi diagnosticada hemofilia *B,* herdada como um traço recessivo ligado ao sexo, o que foi confirmado pela análise do pedigree. A penetrância da hemofilia *B* é de 100%. Definir:

a) a probabilidade de o primeiro filho ficar doente;

б) a probabilidade de, numa família com duas crianças, uma delas ficar doente.

CAPÍTULO VI

FORMAS HEREDITÁRIAS DE PERTURBAÇÕES MENTAIS E FÍSICAS DO DESENVOLVIMENTO

Durante muitas décadas, considerou-se que os principais factores na etiologia dos desvios persistentes no desenvolvimento físico e mental eram os riscos perinatais, a patologia do parto, os traumatismos, as infecções e as intoxicações da idade precoce. Os progressos das ciências médicas e biológicas conduziram a uma revisão radical destas ideias. Ao longo dos anos, foram descobertas muitas doenças e síndromes hereditárias e, atualmente, é razoável acreditar que entre as perturbações persistentes do desenvolvimento físico e mental se encontram frequentemente formas hereditárias.

A identificação de formas hereditárias não só tem um interesse teórico considerável, como também é de grande importância prática. Se a etiologia hereditária de uma perturbação do desenvolvimento for definitivamente estabelecida, isso permite, em primeiro lugar, elaborar ideias mais precisas e completas sobre o seu quadro clínico (por exemplo, sobre os sintomas e síndromes complicadores mais prováveis), sobre as possíveis variantes da dinâmica e do prognóstico. Estas informações são importantes não só para o desenvolvimento do tratamento médico e das medidas preventivas, mas também podem e devem servir de base para determinar a estratégia e as tácticas do trabalho correcional psicológico e pedagógico. Além disso, existe a oportunidade de desenvolver critérios cientificamente fundamentados para o aconselhamento médico e genético e para o planeamento familiar.

O atraso mental (o termo "deficiência intelectual" é frequentemente utilizado como sinónimo) não é um conceito puramente clínico, mas um conceito médico e pedagógico. O atraso mental é um comprometimento persistente da atividade cognitiva devido a uma lesão cerebral. O atraso mental é heterogéneo em muitos parâmetros - etiologia, quadro clínico, dinâmica, estrutura clínica e psicológica do defeito, etc.

A maioria das crianças com atraso mental (75-80%) sofre de oligofrenia. Trata-se de um grupo de condições mórbidas, cujo quadro clínico se caracteriza por:

- fenómenos de subdesenvolvimento geral (e não apenas intelectual ou mental);
- a prevalência da deficiência de pensamento abstrato na estrutura do defeito intelectual;
- ausência de progressão, carácter evolutivo da dinâmica;
- Precoce, antes dos 2-2,5 anos de idade (ou seja, no período pré-fala),

início.
A demência ocorre numa idade mais avançada do que a oligofrenia e as suas causas podem ser muito diferentes (lesões cerebrais orgânicas exógenas, esquizofrenia e epilepsia desfavoráveis, algumas doenças degenerativas hereditárias).
O quadro clínico da demência (ao contrário da oligofrenia) é dominado pelos fenómenos de dano, perturbação, desintegração de funções já formadas (pelo menos parcialmente), enquanto os sinais de subdesenvolvimento, se ocorrerem, não dominam o quadro clínico. A dinâmica da demência no período longínquo (o mais importante para a pedagogia correcional) pode ser muito diferente - de evolutiva a progrediente pronunciada.
É compreensível que a diferenciação inequívoca entre demência e oligofrenia nem sempre seja possível e seja especialmente difícil na idade de 2 a 4 anos, quando os sinais de subdesenvolvimento e de danos estão bastante correlacionados na sua contribuição para a estrutura das manifestações clínicas. No entanto, a distinção entre oligofrenia e demência é desejável mesmo de um ponto de vista puramente prático, uma vez que cada um destes tipos de atraso mental requer uma estratégia específica de medidas corretivas e pode diferir no prognóstico.
Como já referimos, durante muito tempo acreditou-se que as formas precoces (até aos 2-2,5 anos de idade) não progressivas de atraso mental, ou seja, a oligofrenia, eram sobretudo patologias de causa exógena. $^{3}{}_{4}$Nos últimos 25-30 anos, esta posição foi radicalmente revista e, de acordo com os dados de cientistas nacionais e estrangeiros, / casos de atraso mental são geneticamente determinados e apenas % estão associados a causas exógenas.
Deve salientar-se que o atraso mental nas doenças hereditárias é normalmente um dos sintomas de um quadro clínico complexo da doença. Nalgumas doenças hereditárias, o atraso mental é um sintoma obrigatório, enquanto noutras doenças hereditárias não é observado em todos os casos.
Dependendo da natureza da doença genética, é feita uma distinção:
1) atraso mental nas doenças cromossómicas;
2) atraso mental em doenças monogénicas;
3) atraso mental multifatorial.

6.1.ATRASO MENTAL NAS DOENÇAS CROMOSSÓMICAS

A frequência das doenças cromossómicas nos recém-nascidos é de 0,50,7% e de 2,2% nos nados-mortos e nas crianças que morreram antes de um ano de idade. A oligofrenia devida a várias doenças cromossómicas representa cerca de 10-12% de todos os casos de atraso mental.

A principal caraterística clínica das doenças cromossómicas é o atraso mental e as malformações múltiplas. Entre as crianças com malformações múltiplas, as doenças cromossómicas estão registadas em 42,6% dos casos.

Entre as doenças autossómicas quantitativas, a ***síndrome de Down*** é a mais frequente e, portanto, a mais conhecida (Fig. 44). Atualmente, as crianças com esta patologia representam até 10% dos alunos das escolas especiais de tipo VIII. Todos os doentes com síndrome de Down sofrem de deficiência intelectual: 5% - ligeira, 75% - moderada e acentuada, 20% - profunda.

A principal caraterística do estado psicopatológico é o subdesenvolvimento mental geral. O pensamento é rígido, lento, as crianças são incapazes de abstração. As relações temporais são mais difíceis de estabelecer do que as relações espaciais.

Se as crianças com síndrome de Down dominam o cálculo abstrato, fazem-no com grande dificuldade. A leitura é mais fácil do que a escrita; muitas lêem fluentemente e até de forma expressiva (imitando as modulações de voz dos adultos).

Recontar apenas através de perguntas, a recontagem autónoma é muito difícil ou inacessível.

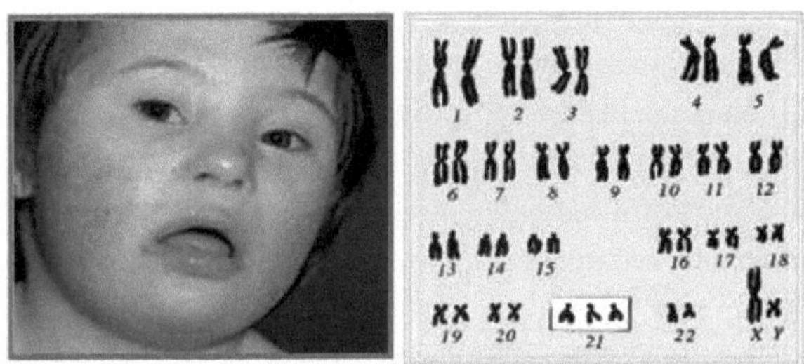

Figura 44. Síndrome de Down.

A fala desenvolve-se tardiamente: as primeiras palavras aparecem tipicamente por volta dos cinco anos de idade e as frases simples por volta dos oito anos. A atividade de fala ativa e espontânea é particularmente difícil. O vocabulário é pobre e a pronúncia dos sons é prejudicada por várias razões (subdesenvolvimento do maxilar superior, macroglossia, patologia dentária, etc.).

As emoções nos doentes com síndrome de Down são pouco diferenciadas, as crianças não são independentes, não mostram iniciativa, são muito sugestionáveis, propensas à imitação, impulsivas, mostram frequentemente negativismo (especialmente em relação a tudo o que é novo) e teimosia desmotivada.

Em geral, porém, a esfera emocional é mais preservada do que a inteligência.

As crianças com síndrome de Down distinguem bem as atitudes dos outros, muitas são reactivas e carinhosas à sua maneira, e caracterizam-se por sentimentos de vergonha, ressentimento, embaraço e empatia.

Diferente - tanto em termos eréticos como torpes - pode ser o temperamento. ***As crianças eréticas são irrequietas, inquietas***, muito curiosas e interferem em tudo, são sociáveis, mas têm medo de muitas coisas, especialmente da novidade. Nas relações com os outros são frequentemente afectuosas, falam de boa vontade, podem usar gestos. Percebem com alegria os elogios, são ciumentas, exigem atenção para si próprias e não gostam que chamem a atenção dos outros. Ao mesmo tempo, estas crianças podem ser irritáveis e zangadas, capazes de ofender furtivamente os mais fracos.

No entanto, na sua maioria, continuam a ser simpáticos e prestáveis.

As crianças entorpecidas são sedentárias, com dificuldades motoras, retraídas, indiferentes e, quando tentam iniciar uma conversa, respondem com uma só palavra e muitas vezes de forma inadequada ("esqueci-me", "não sei", "não me lembro", etc.). São lentos a trabalhar, mas quando o fazem, trabalham com muita diligência e são assíduos. As caraterísticas emocionais podem ser muito diferentes.

A dinâmica do ciclo de vida é caraterística.

O período de maturação passa com grande atraso e subdesenvolvimento total (as crianças começam a fixar o olhar com cerca de um ano de idade, seguram a cabeça - com cerca de 8 meses, sentam-se - após um ano, andam - com 2-3 anos, etc.), o período de maturidade é curto (de 17-20 a 3040 anos), após o qual os sinais de involução senil aparecem e aumentam rapidamente.

A síndrome de Down tem recebido muita atenção não só porque é mais comum do que outras doenças cromossómicas. Aqui vemos um exemplo de como o conhecimento das caraterísticas clínicas (tendência para a imitação, curiosidade, em algumas crianças - diligência, maior preservação da esfera emocional, etc.) nos permite escolher posições de referência para a construção do processo educativo e correcional, para prever o comportamento do aluno, tendo em conta possíveis manifestações de irritabilidade, rudeza, aumento da sexualidade, instabilidade de humor no período pubertário, combinadas com algum crescimento do potencial intelectual.

Quando o número de cromossomas sexuais está perturbado, as anomalias somáticas e mentais são menos graves do que quando o número de autossomas está perturbado. Nestes casos, o atraso mental está frequentemente ausente ou manifesta-se de forma ligeira; as malformações, se existirem, não são graves; no entanto, as perturbações da esfera emocional e volitiva estão normalmente claramente delineadas e ocupam frequentemente um lugar importante (se não o principal) no quadro clínico.

Um exemplo de anomalias no sistema dos cromossomas sexuais é a ***síndrome de Sherechevsky-Turner,*** ou monossomia no cromossoma X (45, XO).

A patologia sensorial é bastante comum: 22% têm deficiência visual (miopia) e 52% têm perda auditiva neurossensorial. O subdesenvolvimento mental (ligeiro, raramente moderado) é encontrado em 16-25% dos doentes. Outra parte dos doentes com a síndrome de Shereshevsky-Turner caracteriza-se por um peculiar praticismo mundano, submissão, estreiteza de interesses e baixa produtividade de pensamento.

Em termos de carácter, as raparigas com a síndrome de Shereshevsky-Turner são complacentes, trabalhadoras, muitas vezes inclinadas para o ensino e a ressonância, gostam de ser condescendentes com os mais novos, de cuidar da casa. Na puberdade ou no período pré-púbere ocorrem frequentemente reacções neuróticas associadas à perceção da sua inferioridade, à experiência de defeito; as raparigas tornam-se retraídas, irritáveis, muitas vezes rudes.

Algumas das manifestações indesejáveis podem ser prevenidas e corrigidas através do tratamento atempado com estrogénios.

Em geral, o atraso mental em combinação com dismorfias craniofaciais e malformações dos órgãos internos é caraterístico do quadro clínico da maioria das doenças cromossómicas, incluindo anomalias quantitativas e estruturais.

6.2.ATRASO MENTAL NAS DOENÇAS MONOGÉNICAS

As doenças monogénicas são um grupo heterogéneo de doenças que diferem tanto na especificidade das mutações, como nas peculiaridades da patogénese e no quadro clínico. O grupo de doenças monogénicas com atraso mental inclui algumas doenças metabólicas hereditárias, doenças do tecido conjuntivo, formas isoladas de microcefalia, hidrocefalia e uma série de outras doenças.

Como já foi referido, os defeitos metabólicos hereditários, em particular as enzimopatias ou enzimopatias, constituem um grande grupo de doenças hereditárias monogénicas. No início do século XXI, são conhecidas mais de 100 enzimopatias e, para mais de 40 delas, foram desenvolvidos, em princípio, métodos de terapia medicamentosa ou de tratamento dietético. O diagnóstico precoce e o tratamento atempado permitem, na maioria dos casos, evitar danos cerebrais (e, consequentemente, o subdesenvolvimento intelectual) nas fases da sua formação, quando é particularmente vulnerável.

As enzimopatias são herdadas, na maioria das vezes, de forma autossómica recessiva ou recessiva ligada ao X, sendo a sua frequência muito variável (de 1:1000 a 1:1 000000).

O elo patogénico central de uma enzimopatia é a ausência ou a diminuição significativa da atividade de uma determinada enzima, que bloqueia ou causa uma deficiência significativa de um determinado processo bioquímico. Uma vez que a maioria dos sistemas enzimáticos são multicomponentes, as enzimopatias são normalmente representadas por várias formas genéticas. Deve também ter-se em conta que a enzima está quase sempre envolvida em várias vias metabólicas, o que torna a doença polissintomática, afectando vários sistemas de órgãos. Assim, o défice intelectual isolado é raro; entre outros sistemas, a visão é afetada com particular frequência (na galactosemia, homocistinúria, mucopolissacaridose, idiotia amaurótica, etc.).

Uma das enzimopatias mais frequentes (média de 1:10000) e bem estudadas é a ***fenilcetonúria (PKU),*** oligofrenia fenilpirúvica, doença de Fölling). A principal consequência do efeito tóxico dos fenilcetoácidos é o atraso mental (em 65% - profundo, em 31,8% - moderado e grave, e apenas em 3,2% - ligeiro). O ácido fenilpirúvico é excretado com a urina, dando-lhe um odor especial a "rato" ("lobo").

A deficiência de tirosina afecta a formação do pigmento melanina, enquanto o metabolismo das hormonas da tiroide e das catecolaminas é afetado em menor grau. A este respeito, os doentes com FCU têm uma pele despigmentada (ou pouco pigmentada), uma maior sensibilidade à luz ultravioleta, desenvolvem frequentemente eczema e dermatite; o cabelo é claro e a cor da íris é clara. O crânio (especialmente a parte cerebral) está subdesenvolvido (microcefalia secundária). Uma postura específica é caraterística: as articulações do cotovelo, anca e joelho estão ligeiramente dobradas, o tronco está inclinado para a frente. A anatomia patológica revela uma massa cerebral reduzida, defeitos de mielinização no córtex cerebral (sobretudo nos lobos frontal e temporal) e noutras estruturas (cápsula interna, vias condutoras visuais), despigmentação da substância negra.

Psicopatológico Para além do atraso mental, há um subdesenvolvimento da fala (ou não há qualquer fala, ou há palavras separadas que os doentes não relacionam com objectos), a compreensão da fala e a pronúncia estão fortemente perturbadas.

Os sintomas neurológicos são inespecíficos: convulsões epileptiformes, perturbações do tónus muscular, má coordenação dos movimentos, muitas estereotipias, outros sinais de insuficiência extrapiramidal (movimentos atetóides, coreiformes) são frequentes.

O comportamento dos doentes é variável. Nalguns casos, aproxima-se do comportamento de campo (inquietação motora, movimentos não direcionados e não controlados de objeto para objeto, manipulação de objectos sem objetivo, etc.). Noutros casos, as crianças são passivas, letárgicas, não demonstram um sentimento de ligação, não reconhecem bem os seus entes queridos e ficam animadas sobretudo quando se fala de comida.

Nos casos não tratados, as primeiras manifestações são detectadas mais frequentemente 2-3 meses após o nascimento (raramente mais cedo) e, em geral, a dinâmica da doença não se enquadra em padrões puramente evolutivos.

O desenvolvimento intelectual deficiente também é demonstrado em alguns portadores heterozigóticos do gene FKU. Quando o facto de ser portador heterozigótico foi confirmado nos pais e irmãos dos doentes, foi detectada uma deficiência intelectual ligeira em 4% dos casos, e em 6,5% - o limite inferior da inteligência normal com um correspondente baixo nível de educação, adaptação profissional e social.

O início do tratamento dietético (exclusão de produtos que contenham fenilalanina) nas primeiras semanas de vida e a sua aplicação durante 10-12 anos permite, em cerca de 90% dos casos, evitar o desenvolvimento de atraso mental; se o tratamento for iniciado numa idade mais avançada, o desenvolvimento de deficiência intelectual não pode ser evitado, mas o comportamento é de certa forma normalizado, sendo menos frequentes os "ataques epilépticos".

A utilização bem sucedida de medicação e terapia nutricional na FCU é um dos exemplos mais marcantes de correção médica e prevenção de anomalias do desenvolvimento.

Outro exemplo do mesmo grupo de doenças é a ***homocistinúria,*** em que a aparência dos doentes se assemelha à síndrome de Marfan. A incidência da homocistinúria varia de 1:50.000 a 1:250.000.

As caraterísticas mínimas de diagnóstico são um fenótipo marfanóide, concentrações plasmáticas aumentadas de metionina e homocistina combinadas com uma diminuição das mesmas para a cistina, e excreção urinária aumentada de homocistina (homocistinúria).

A patogénese da homocistinúria baseia-se numa perturbação do metabolismo dos aminoácidos com enxofre. Normalmente, um destes aminoácidos, a metionina, é convertido em cisteína através de uma série de fases intermédias (incluindo a homo-cisteína e a cistationina).

Atualmente, são conhecidas 4 formas de homocistinúria e, na maioria dos casos, existe uma deficiência da enzima cistationina beta-sintetase, o que resulta num aumento do teor de homocistina (um derivado da homocisteína) e, por vezes, de metionina no sangue, nos tecidos e na urina. O aumento da concentração destas substâncias naturais no organismo provoca necrose focal nos rins, no baço, na mucosa gástrica e nos vasos sanguíneos. Os danos nas paredes dos vasos, bem como a ativação do sistema de coagulação sanguínea aumentam a trombose, que se manifesta por trombose das artérias coronárias, carótidas, renais, trombose venosa generalizada. Isto pode levar a hipertensão arterial, várias perturbações neurológicas e morte prematura.

A homocistinúria também se caracteriza pelo alongamento dos ossos tubulares, deformidade torácica em forma de funil ou quilha, escoliose, cifose, deformidade em valgo das articulações dos joelhos e/ou pés, pés chatos, alterações na forma e localização dos dentes, bem como osteoporose, tendência para fracturas e limitação da mobilidade articular. Alguns doentes apresentam subluxação do cristalino, por vezes acompanhada de miopia, atrofia ótica, descolamento da retina e glaucoma.

A nível neurológico, são detectados vários sinais de patologia focal (hemiparesia, hemiplegia, menos frequentemente convulsões) e perturbações da marcha. Estas perturbações têm frequentemente um carácter progressivo. Verifica-se também uma fraca capacidade de comutação da atenção, uma eficiência reduzida, falta de sentido crítico em relação a si próprio e aos outros. A fala é um conjunto limitado de frases curtas e agramaticais, são frequentes as perturbações da pronúncia dos sons e o vocabulário é reduzido. A grande maioria dos doentes tem uma inteligência reduzida (1Q de 70 a 30, ou seja, de deficiência intelectual ligeira a grave).

Manifestações clínicas semelhantes, embora mais polimórficas, são caraterísticas de outras formas de homocistinúria causadas por perturbações dos sistemas de coenzimas do metabolismo de aminoácidos contendo enxofre. A doença é herdada de forma autossómica recessiva. O gene da homocistinúria está localizado no braço longo do cromossoma 21.

Em algumas doenças (denominadas "doenças de acumulação"), as enzimas de catabolismo de algumas substâncias são afectadas, pelo que estas se acumulam nas células, perturbando toda a sua atividade vital. São exemplos as mucopolissacaridoses, a doença de Niemann-Pick, etc.

Por exemplo, na ***doença de Niemann-Pick*** (herdada de forma autossómica recessiva, ocorre com igual frequência em rapazes e raparigas) existe uma deficiência de esfingomielinidase ácida e o metabolismo de um tipo de lípido - a esfingomielina - é perturbado. Os produtos da sua decomposição incompleta acumulam-se nas células do fígado, baço, cérebro, gânglios linfáticos e linfócitos. Existem várias formas da doença, que diferem clinicamente (no tempo de início, na gravidade das manifestações viscerais e neuropsiquiátricas) e, aparentemente, não são idênticas do ponto de vista genético. Os sintomas comuns são o aumento do fígado e do baço e o aumento generalizado dos gânglios linfáticos. No início precoce da doença, os sinais viscerais aumentam rapidamente, o desenvolvimento mental e físico sofre um atraso grosseiro, as perturbações neurológicas progridem rapidamente e os doentes morrem aos 3-5 anos de idade. Na forma juvenil, para além dos sintomas viscerais, há sinais de danos no sistema nervoso (convulsões, sintomas cerebelares, etc.), mas estes aparecem tardiamente e desenvolvem-se lentamente. Na forma visceral, o sistema nervoso não é afetado.

As formas monogénicas de oligofrenia incluem a ***microcefalia verdadeira e a hidrocefalia obturadora.***

O tamanho reduzido do cérebro encontra-se em pelo menos 2,5 por cento das crianças com deficiência intelectual. [10]As causas da microcefalia podem variar; uma parte destes casos não está associada a lesões exógenas do período intrauterino e pertence à "verdadeira" microcefalia geneticamente determinada, que é herdada de forma autossómica recessiva. Estes doentes apresentam geralmente um subdesenvolvimento mental geral profundo e, frequentemente, também convulsões e perturbações motoras cerebrais.

O gene recessivo para a microcefalia verdadeira está presente em cerca de 10% dos portadores heterozigóticos, e as suas caraterísticas incluem a redução do tamanho do crânio e défices intelectuais ligeiros. Alguns especialistas acreditam que até 10% de todos os casos de deficiência intelectual clinicamente identificados se devem à heterozigotia para o gene da microcefalia verdadeira.

A hidrocefalia obturadora hereditária é responsável por aproximadamente *1/3 de* todos os casos de hidrocefalia congénita. A hereditariedade é mais frequentemente ligada ao X recessiva (ou seja, ocorre apenas em rapazes), mas são conhecidas heranças autossómicas dominantes e autossómicas recessivas. Independentemente do tipo de hereditariedade, o principal ponto patogénico é a estenose do aqueduto sylviano. A ausência de condições normais para o escoamento do líquido cefalorraquidiano dos três primeiros ventrículos cerebrais provoca sintomas neurológicos trogredientes e, sem a reparação cirúrgica do defeito numa idade precoce, o prognóstico é desfavorável.

A síndrome de Martin-Bell (síndrome da quebra do cromossoma X) é uma doença hereditária com atraso mental. A síndrome é herdada de forma recessiva ligada ao X e ocorre principalmente em rapazes, embora também se

encontre em *1/3 das* mulheres portadoras do gene. A sua frequência é de 1:1250 a 1:5000 homens. Atualmente, a natureza das alterações genéticas subjacentes a esta doença foi elucidada. Foi demonstrado que as manifestações clínicas da síndrome estão associadas a um aumento do número de repetições de trinucleótidos de citosina-guanina-guanina numa determinada secção do braço longo do cromossoma X (Xq27.3).
Exemplo. O primeiro filho da família, um rapaz (na altura do exame tinha 18 anos), sofre da síndrome de Martin-Bell. O seu intelecto corresponde a um atraso mental pronunciado, o autismo é notório; apesar da dificuldade de aprendizagem oficialmente reconhecida, nas condições de uma instituição especial para crianças com autismo, conseguiu formar a fala, a escrita, a leitura e as competências quotidianas; sendo musical, a criança domina as competências elementares para tocar piano. Durante o ano, trabalhou como zelador e empregado de limpeza de escritório; aguentava o trabalho de forma satisfatória, mas necessitava de supervisão constante. O seu nível de adaptação social exclui a possibilidade de uma vida autónoma.
Os pais procuraram aconselhamento médico e genético devido ao desejo de ter um segundo filho. Foram determinadas as probabilidades de ter um filho livre e as medidas para controlar o curso da gravidez. As investigações durante a gravidez subsequente (feto masculino) foram positivas para a presença de síndrome de quebra do cromossoma X e a gravidez foi interrompida; os estudos patomorfológicos confirmaram plenamente a correção do diagnóstico pré-natal.
Uma terceira gravidez, também sob monitorização médica genética, resultou no nascimento de uma menina normal, e um acompanhamento de cinco anos indica que a criança não tem défices significativos de desenvolvimento mental ou físico.
Entre as diversas formas de atraso mental de natureza monogénica encontram-se as chamadas formas xerodérmicas, nas quais o defeito intelectual se combina com lesões cutâneas. Exemplos destas doenças são a neurofibromatose e a esclerose tuberosa.
A neurofibromatose ***(doença de Recklinghausep)*** caracteriza-se por múltiplos tumores ao longo do curso dos nervos periféricos, tumores do sistema nervoso central, órgãos visuais, órgãos internos, pigmentação da pele, nevos cutâneos e anomalias ósseas.
A forma desdobrada da neurofibromatose ocorre numa incidência de 1:2500-1:3000 recém-nascidos, é herdada de forma autossómica dominante com 100% de penetrância e expressividade variável.
Atualmente, distinguem-se duas formas de neurofibromatose: a forma

periférica clássica (neurofibromatose I), cujo gene está localizado no cromossoma 17, e a forma central (neurofibromatose II), cujo gene está localizado no cromossoma 22.

Sinais mínimos de diagnóstico de neurofibromatose: presença de mais de 5 manchas "cor de café e leite" na pele com um diâmetro de pelo menos 15 mm; dois ou mais neurofibromas; glioma do nervo ótico.

A doença manifesta-se desde o nascimento ou na primeira década de vida por manchas pigmentares na pele, que aumentam gradualmente em tamanho e número (Fig. 45a). As manchas localizam-se mais frequentemente em zonas fechadas da pele (nas costas e nos lados do tronco, bem como nas zonas axilares e inguinais). Os tumores cutâneos e subcutâneos localizam-se ao longo do trajeto dos nervos periféricos (Fig. 456). Os gliomas do nervo ótico são os mais caraterísticos e os neurofibromas podem ocorrer nas pálpebras, conjuntiva, córnea e íris. Se os tumores surgirem no interior das órbitas, podem provocar ptose, paralisia dos músculos oculares. As perturbações esqueléticas (cifose, escoliose, perturbações dos ossos tubulares, etc.) são menos frequentes.

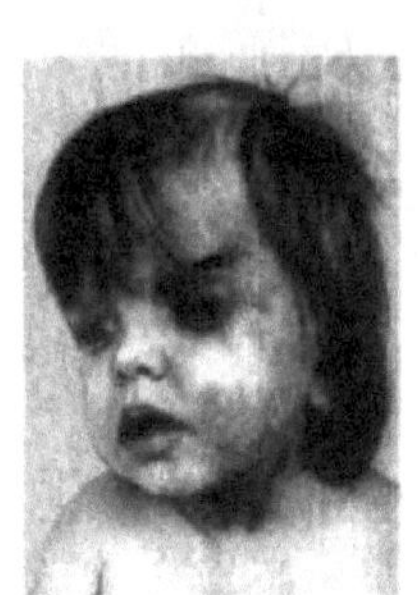

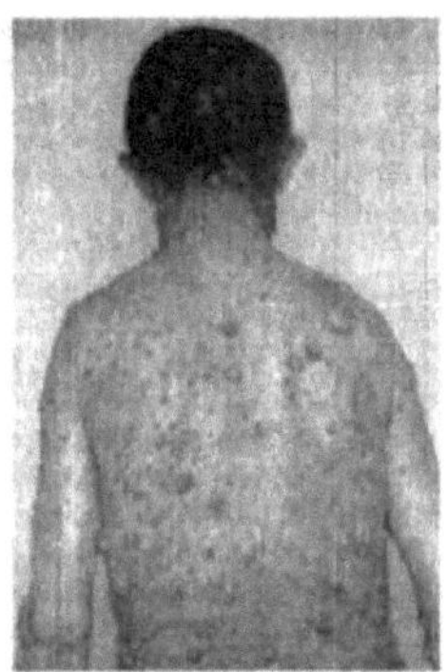

aah

Fig.45. Neurofibrimotose de Recklinghausen: a- manchas pigmentares na pele de uma criança; b- tumores cutâneos num doente adulto.

As lesões do sistema nervoso são diversas em termos de espetro, gravidade e dinâmica, o que é determinado pela localização e dimensão das neoplasias. Uma das manifestações da sua localização no sistema nervoso central é a diminuição da inteligência, a perturbação da memória e da atenção e, por vezes, a síndrome convulsiva. Estes sinais podem não se manifestar em todos os doentes, começam com manifestações menores, mas, aumentando gradualmente, conduzem a perturbações da fala, ao enfraquecimento de algumas funções mentais superiores e, consequentemente, a dificuldades na aprendizagem. Com o tempo, em muitos casos, os problemas escolares

aumentam, são agravados por desvios de personalidade e podem levar à transferência para programas de nível inferior (e, consequentemente, para uma escola especial (de recuperação) do tipo VIII) e/ou educação individual.
Uma caraterística da neurofibromatose tipo II é a formação de tumores nos nervos cranianos e na medula espinal.
O quadro clínico é dominado por várias perturbações neurológicas, declínio progressivo da inteligência e desintegração mental em geral. Os tumores cutâneos e os neurofibromas periféricos estão geralmente ausentes. Para a pedagogia especial, este tipo de doença não tem qualquer importância significativa.
As caraterísticas mínimas de diagnóstico da ***esclerose tuberosa (doença de Burneyville-Pringle)*** são angiofibroma facial, convulsões e atraso mental (Figura 46). A incidência de esclerose tuberosa à nascença é de aproximadamente 1:10.000, na população em geral varia entre 1:30.000 e 1:100.000. 80% dos casos estão associados a uma mutação; o mecanismo de hereditariedade é autossómico dominante com 100% de penetrância e expressão variável. A doença manifesta-se na idade de 2-5 anos, mais frequentemente (93%) com convulsões de vários tipos (grand mal, petit mal, Salaam, etc.). Entre as outras perturbações neurológicas encontram-se a hidrocefalia, os sintomas piramidais e extrapiramidais. No cérebro - nas paredes dos ventrículos, no cerebelo, nos gânglios basais - encontram-se numerosas calcificações.

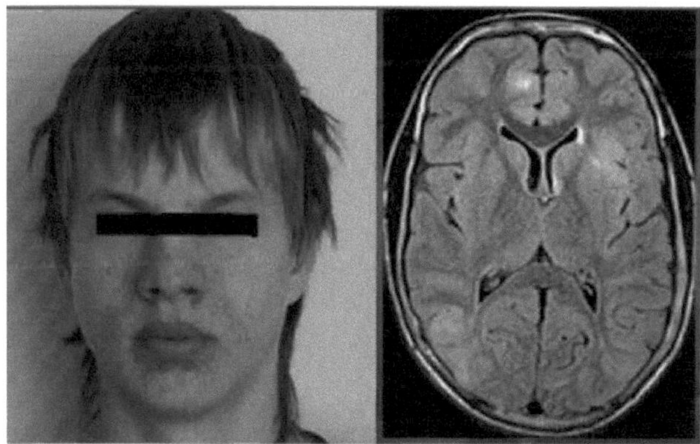

Figura 46. Esclerose tuberosa. Lesões cutâneas em forma de borboleta nas bochechas, espessamento da pele em forma de escamas, manchas pigmentadas e despigmentadas de forma irregular.

$^{3}_{4}$O atraso mental encontra-se em cerca de / casos e pode variar de ligeiro a grave. A sua estrutura também varia: numa parte dos casos, prevalecem os fenómenos de subdesenvolvimento com a preservação da estrutura hierárquica típica de um defeito oligofrénico, enquanto noutra parte, o processo 156

Demência. Em termos de lesões cutâneas, trata-se principalmente (70% dos casos) de angiofibroma das bochechas em forma de "borboleta" (pápulas vermelhas e cor-de-rosa), pele esverdeada, manchas despigmentadas, manchas de café, nódulos fibromatosos subcutâneos, etc. No sistema visual, surgem alterações tumorais da retina e, por vezes, glaucoma.

Os tumores benignos e malignos de vários órgãos são significativamente mais comuns do que a média da população. O curso da doença é progressivo e a maioria dos doentes morre aos 20-25 anos de idade.

6.3.
ATRASO MENTAL MULTIFACTORIAL

Este tipo de atraso mental é atualmente mal compreendido. Pensa-se que é herdado com base na ação aditiva (somativa) de muitos genes (componente hereditária ou predisposição) e factores ambientais (componente não hereditária), o que impede o desenvolvimento intelectual normal da criança. Esta forma parece ser comum. Em regra, não existem perturbações neurológicas, nem anomalias morfológicas evidentes, e a deficiência intelectual é quase sempre de grau ligeiro e de estrutura simples.

Assim, o atraso mental hereditário é diverso nas suas manifestações clínicas e na sua natureza genética. Os factores exógenos têm três vezes menos probabilidades do que os factores genéticos de serem a causa direta das perturbações do desenvolvimento intelectual, mas podem tornar-se uma condição para a manifestação da patologia genética.

6.4.ATRASO MENTAL

O atraso mental (DMR) é uma forma clinicamente polimórfica de anomalias do desenvolvimento, cuja principal caraterística é a imaturidade da esfera emocional-volitiva e da atividade cognitiva: as principais caraterísticas da atividade mental das crianças com DMR de uma determinada idade estão próximas das caraterísticas típicas das crianças de um estádio de desenvolvimento anterior.

A etiologia da ZPD é heterogénea. As diferenças na etiopatogénese da ZPD são a base para a mais comum das 157

classificação atualmente utilizada. De acordo com esta classificação, distinguem-se formas constitucionais, somatogénicas, psicogénicas e orgânicas residuais de ZPD.

Praticamente não existem trabalhos especificamente dedicados ao papel dos factores genéticos na etiologia da ZPD, o que não é surpreendente: os sintomas observados nesta anomalia do desenvolvimento não são de natureza grave e grosseira, ocorrem numa grande variedade de espetro e grau de gravidade das combinações e relacionam-se principalmente com as funções mentais superiores, cujos mecanismos de transmissão de geração em geração não estão suficientemente estudados.

Os factores genéticos são indubitavelmente significativos no caso das formas constitucionais de ZPD. Este facto é confirmado pela repetição, num certo número de gerações, dos traços físicos e de personalidade caraterísticos (incluindo os típicos da ZPD).

O papel dos factores hereditários na ZPD somatogénica é mais frequentemente determinado pela doença somática subjacente.

Os factores genéticos desempenham o papel mais importante na etiologia da ZPD de génese residual-orgânica.

6.5.AUTISMO INFANTIL PRECOCE

No ***autismo infantil precoce (TEA),*** a capacidade da criança de interagir com o mundo que a rodeia e, sobretudo, com outras pessoas, é prejudicada. O auto-isolamento forçado leva a um desenvolvimento prejudicado da esfera emocional, da fala, das funções cognitivas e da psique como um todo. O autismo infantil ocorre com bastante frequência, 20-25 casos por cada 10000 recém-nascidos (incluindo formas ligeiras, de acordo com dados recentes, até 40-45 por cada 10000), sendo os rapazes 4-4,5 vezes mais frequentes do que as raparigas. Cerca de 70% das crianças autistas têm atraso mental com 10 menos de 70 e 30% com 10 menos de 50. Apesar da elevada incidência de atraso mental nas crianças com autismo, o tipo de defeito cognitivo no autismo é diferente do atraso mental nos indivíduos não autistas.

Os primeiros sinais de autismo podem aparecer logo na infância, sob a forma de uma falta de complexo de animação quando em contacto com a mãe e outros entes queridos. Numa idade mais avançada, o autismo manifesta-se *por um "fechamento em si mesmo",* por uma diminuição ou ausência total de contacto com o mundo exterior. A criança não participa em conversas, não responde a perguntas. A fraqueza e a pobreza das reacções emocionais são caraterísticas. Além disso, para os doentes com 158

O autismo caracteriza-se por uma hipersensibilidade à luz, ao som e a outros estímulos, bem como por uma constante sensação de medo. Há uma tendência para movimentos estereotipados e deficiências motoras.

A etiologia da ADR não é suficientemente clara, mas é óbvio que é heterogénea. Está demonstrado que as lesões cerebrais orgânicas desempenham um certo papel, mas atualmente é difícil falar sobre a localização das perturbações. As mais frequentemente detectadas são as perturbações das conexões corticais-subcorticais, as secções mediobasais dos lobos frontais, a interação inter-hemisférica, a hipoplasia de algumas partes do verme cerebelar. O papel destes sintomas na patogénese do autismo permanece pouco claro e é geralmente difícil avaliar se as perturbações orgânicas são um fator manifesto ou uma síndrome complicadora em alguns casos de autismo.

Ao mesmo tempo, deve notar-se que nos últimos 10-15 anos, de acordo com as observações de clínicos estrangeiros e nacionais, a frequência e a gravidade dos sinais de danos cerebrais orgânicos no autismo estão a aumentar.

É possível que os factores psicogénicos também desempenhem um papel, mas parecem ser apenas uma das possíveis influências manifestas, ou formam camadas neuróticas tanto no autismo propriamente dito como no autismo secundário em crianças com outras perturbações do desenvolvimento - perturbações sensoriais, paralisia cerebral infantil, algumas perturbações da fala (alalia, rinolalia aberta, formas graves de gaguez), menos frequentemente na ZPD.

O papel dos factores genéticos é amplamente reconhecido, e praticamente todos os investigadores proeminentes sobre a base biológica do autismo concordam agora que uma proporção significativa dos casos de ADA (se não todos) são hereditários. Este facto é indicado por uma série de observações.

O autismo infantil é frequentemente combinado com doenças cromossómicas: foram descritos casos de autismo com anomalias no número de cromossomas e a combinação de AD com doenças genéticas (fenilcetonúria, esclerose tuberosa, neurofibromatose, etc.) é bastante comum. É atribuído um papel especial à síndrome de quebra do cromossoma X: de acordo com alguns investigadores, em média, um em cada 4-5 rapazes com autismo sofre da síndrome de quebra do cromossoma X (ver acima).

O papel dos factores genéticos no desenvolvimento do autismo é igualmente indicado pelos resultados dos estudos com gémeos. De acordo com estes resultados, existem diferenças significativas de concordância no autismo [159] (a probabilidade de uma doença ou caraterística ocorrer num membro de um par de gémeos dada a presença dessa doença ou caraterística no outro membro) para pares de gémeos monozigóticos (geneticamente idênticos) e dizigóticos (geneticamente diferentes). Para os gémeos monozigóticos, *a* taxa de concordância é de 90-93%, enquanto que para os gémeos dizigóticos é de 0-10%, o que indica um papel muito importante do fator hereditário. Ao mesmo tempo, a concordância em gémeos monozigóticos não atinge 100%, o que é considerado como uma indicação de um certo papel de factores exógenos e, possivelmente, da natureza politénica da herança. É importante notar que o estudo não foi realizado numa população de escolas especiais para crianças autistas, mas incluiu todos os gémeos da Suécia, Noruega, Dinamarca, Finlândia e Islândia.

O mecanismo de hereditariedade da doença não é claro, mas é óbvio que não é monogénico: numerosas tentativas de "encaixar" observações práticas no esquema de hereditariedade autossómica recessiva, recessiva ligada ao X não foram bem sucedidas. Um mecanismo multifatorial é considerado o mais provável (ou seja, o complexo genético transmite a predisposição para o desenvolvimento da patologia, mas só se realiza na presença de um fator exógeno ou endógeno não específico). Este ponto de vista é atraente porque é a melhor maneira de explicar a relação temporal e/ou substantiva com uma variedade de factores exógenos e o polimorfismo clínico excecionalmente grande da síndrome RDA. Esta última é especialmente interessante se aceitarmos a hipótese de V.P. Efroimson de que a manifestação clínica de um complexo poligénico pode ser causada pela presença de pelo menos um gene patológico, ou seja, não é necessariamente a presença de todo o complexo ou de uma certa parte dele. A mesma hipótese ajuda a explicar o número crescente de doentes com autismo, apesar de os próprios doentes não deixarem descendência.

Os mecanismos genéticos subtis da hereditariedade da ADR são pouco conhecidos. Alguns estudos demonstraram de forma convincente a associação das doenças artísticas com o gene c-Harvey-ra8 (HRAS) localizado no braço curto do cromossoma 11 (11p15.5) ou, mais precisamente, com a frequência do seu rácio de alelos BZ/BZ. Os autores chamam a atenção para o papel da proteína ras nos processos de crescimento das estruturas neurais, nos mecanismos de transmissão nervosa, no transporte intracelular e na citoarquitectónica do sistema nervoso central.

Uma série de outros artigos chama a atenção para uma possível ligação entre o autismo e a microduplicação do gene GABRB3, localizado no braço curto do 15° cromossoma (15p+) e que aparentemente actua através de alterações na estrutura da proteína de transporte da serotonina.

Assim, ambos os grupos de trabalhos permitem identificar os sistemas dependentes do trifosfato de guanina, o fator de crescimento nervoso, os sistemas colinérgicos e o sistema simpático como potenciais elos na patogénese da DA, embora, infelizmente, seja atualmente impossível caraterizar de forma mais completa e precisa o lugar e a importância destes sistemas na patogénese da DA. Ao mesmo tempo, os meios de influência farmacológica sobre estes sistemas (principalmente sobre o sistema simpático e as estruturas colinérgicas) são bem conhecidos e a sua utilização na prática clínica pode ser atribuída a meios patogénicos de tratamento com alguma prudência.

Além disso, uma análise cuidadosa dos efeitos dos agentes que actuam em determinados elos da cadeia patogénica pode, em princípio, fornecer novas informações sobre a patogénese do próprio autismo.

6.6.PERDA PERMANENTE DE AUDIÇÃO

A perda auditiva persistente inclui a ***surdez e a perda de audição***.

Na ***surdez***, devido a uma perturbação dos sistemas neurosensoriais (o órgão cortical e/ou o aparelho nervoso do analisador auditivo), a perceção da fala audível apenas pelo ouvido é impossível em qualquer circunstância, uma vez que não só o limiar de perceção auditiva está significativamente aumentado, como também a gama de frequências dos sons percepcionados é limitada (a 3,5-4 kHz ou menos). Dependendo da gravidade da lesão, alguns sons não-fonéticos, fonemas individuais, palavras familiares e até frases podem ser percepcionados nestas perturbações, mas a fala em geral é inacessível. A surdez total (quando não são percepcionados quaisquer sons) não representa mais do que 2-3% de todos os casos desta patologia.

Na perda auditiva, a perceção da fala é difícil, mas em condições especiais (amplificação sonora) é possível, uma vez que o encurtamento da escala de tons não afecta a gama de frequências da fala, embora o limiar da perceção auditiva seja aumentado em 30-80 dB.

É de notar que, enquanto em medicina se fala por vezes de "surdez temporária" ou de "perda temporária de audição", em pedagogia especial (correcional) não se trata de uma surdez transitória, mas sim de uma surdez persistente, inacessível ao tratamento médico. Se se desenvolvem na infância, têm inevitavelmente um impacto negativo no desenvolvimento da fala, na formação da personalidade e da psique como um todo. Surge uma condição que inclui não só a deficiência auditiva, mas também numerosos sintomas neurológicos e psicopatológicos (muitos dos quais podem ser corrigidos com um trabalho atempado e adequado).

a)

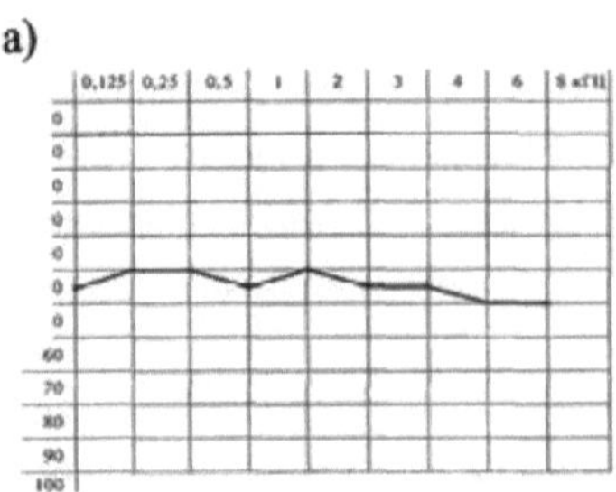

б)

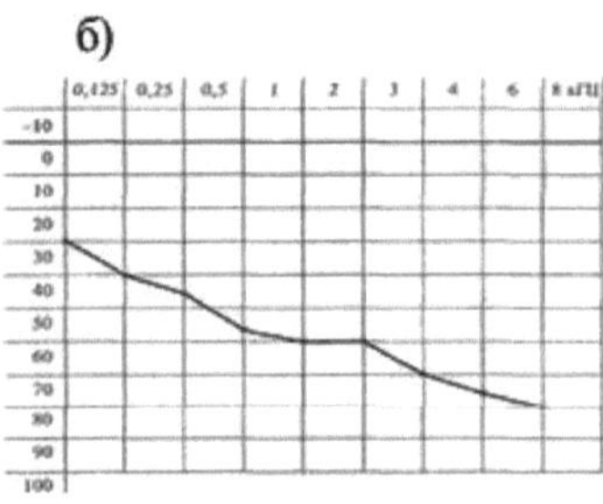

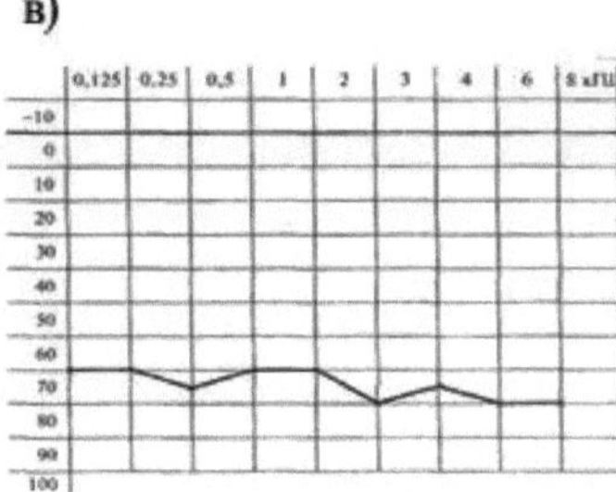

Gráfico 1. ***Perdas auditivas (dB).***

(a) Audiograma típico de uma perda auditiva monogénica autossómica recessiva.
b) Audiograma típico de uma perda auditiva monogénica autossómica dominante.
c) Audiograma típico de uma perda auditiva monogénica recessiva ligada ao X.

De acordo com os dados dos autores nacionais, cerca de 60% de todas as deficiências auditivas isoladas são causadas por factores genéticos. A hereditariedade é mais frequentemente monogénica, sendo o tipo autossómico recessivo herdado em cerca de 80% dos casos de deficiência auditiva neurossensorial, 19% - no tipo autossómico dominante e 1% - no tipo recessivo ligado ao X. Com um polimorfismo significativo do quadro audiométrico no primeiro dos casos mencionados, é típico um aumento uniforme do limiar de perceção auditiva em 45-50 dB (*a*) em toda a gama de frequências da fala, no segundo caso, o audiograma tem um carácter descendente (na parte de baixa frequência da gama da fala, o limiar de audição aumenta 30-35 dB *(b),* na área de alta frequência (3-5 kHz) - até 80 e mais dB) e no terceiro caso - uma diminuição uniforme para 70-80 e mais dB (*c*) em toda a escala de tons é típica (Diagrama-1. *Reduções auditivas, (dB)).*

Muitas doenças auditivas persistentes clinicamente semelhantes são geneticamente heterogéneas. Por exemplo, a otosclerose, que se caracteriza por uma perda de audição progressiva que se desenvolve numa idade jovem devido à limitação da mobilidade do estribo, acompanhada de zumbido e, por vezes, de vertigens, é herdada, na maioria dos casos, por um tipo autossómico dominante com penetrância incompleta, mas também foram descritos outros tipos de herança.

As numerosas formas sindromáticas da deficiência auditiva persistente são classificadas por B.V. Konigsmark e R.D. Gordin de acordo com a principal caraterística concomitante. Eles identificaram 8 grupos principais nos quais a deficiência auditiva persistente é combinada com outros defeitos, tais como

Exemplos de microtia

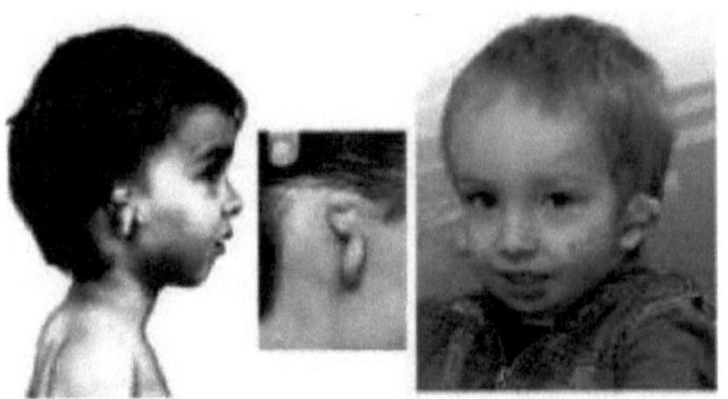

Figura 47. Síndrome de microtia com atresia do canal auditivo externo e surdez condutiva. Deformidade grave do pavilhão auricular.

1) anomalias do ouvido externo. Um exemplo deste grupo de doenças é a ***microtia com atresia do canal auditivo externo e perda auditiva condutiva*** (Fig. 47). A doença manifesta-se por várias deformações ou ausência do pavilhão auricular; por vezes, é encontrada atrésia do canal auditivo externo; a perda de audição é mais frequentemente condutiva, raramente neurossensorial; o tipo de hereditariedade é presumivelmente autossómico recessivo;

2) malformações e doenças dos órgãos visuais. Um exemplo é a ***síndrome de Usher, que*** ocorre em 2,5 por cento das pessoas surdas (surdez neurossensorial congénita e retinite pigmentosa). A perda auditiva neurossensorial congénita, a ausência de respostas vestibulares e a retinite pigmentosa lentamente progressiva com início na 1ª ou 2ª década de vida são típicas. Outros sintomas oculares incluem cataratas, degenerescência da retina e, por vezes, glaucoma. Num quarto dos casos - atraso mental, por vezes esquizofrenia. A doença é herdada de forma autossómica recessiva;

3) malformações esqueléticas e doenças do tecido conjuntivo. Entre este grupo de deficiências auditivas persistentes, podem distinguir-se duas doenças caraterísticas: a disostose craniofacial, ou ***síndroma de Crouzon***, e a disostose mandibulo-facial, ou ***síndroma de Treacher-Collins.***

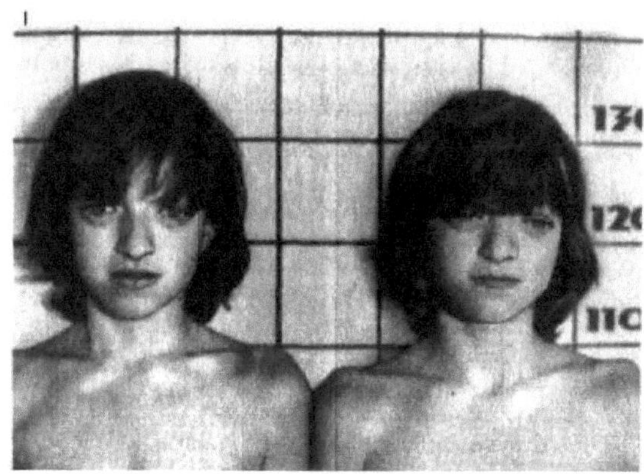

Figura 48. Disostose craniofacial de Croozon. Hipertelorismo, exoftalmia, estrabismo divergente, hipoplasia da maxila.

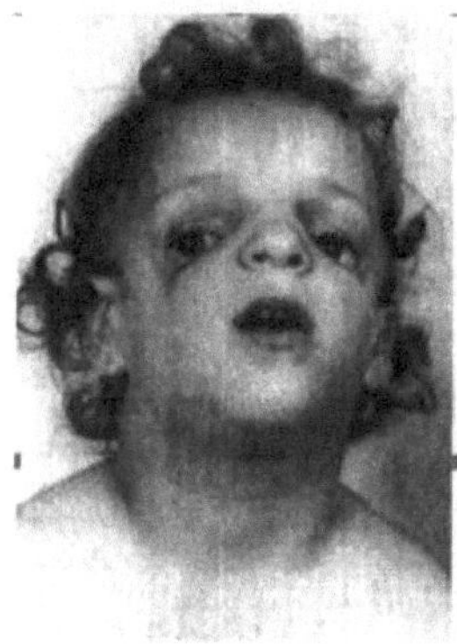

Figura 49. Síndrome de Titcher-Collins. Olhos antimongolóides, hipoplasia dos ossos zigomáticos e das órbitas, anomalia das orelhas.

As principais manifestações da síndrome de Crouzon são deformidades do crânio (braquicefalia, oxicefalia), exoftalmia, órbitas pequenas, hipoplasia da maxila (Fig. 48). Também se observa hipertelorismo, estrabismo divergente, nistagmo, nariz em bico, por vezes fenda do palato ou da úvula, atrésia bilateral do canal auditivo externo e vários graus de deficiência auditiva, intelectual e visual. O tipo de hereditariedade é autossómico dominante.

As principais manifestações clínicas da ***síndrome de Treacher-Collins*** são hipoplasia bilateral dos ossos zigomáticos e das órbitas, coloboma das pálpebras inferiores, corte antimongolóide das fendas oculares, ausência de pestanas na pálpebra inferior, anomalias das aurículas, surdez condutiva e hipoplasia da mandíbula (Fig. 49). O tipo de hereditariedade é autossómico dominante;

4) função renal anormal. Um exemplo é a ***nefrite hereditária com surdez,***

ou síndroma de Alport. A doença manifesta-se por várias disfunções renais (hematúria, proteinúria, etc.), evoluindo frequentemente para uma insuficiência renal. Em 50% dos casos, surgem perturbações neurosensoriais da audição, que começam nos primeiros anos de vida. Em 15% dos doentes são detectadas cataratas ou outras doenças.

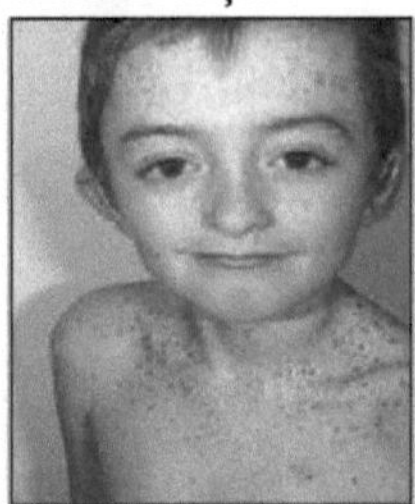

Anomalias oculares. A heterogeneidade genética da síndrome é assumida (6 formas com diferentes caraterísticas clínicas e diferentes tipos de hereditariedade - autossómica dominante, recessiva ligada ao X, autossómica recessiva).

A síndrome de Alport ocorre em 1% das crianças com perda auditiva congénita;

5) patologia endócrina. Este grupo de doenças inclui a combinação persistente de bócio com surdez neurossensorial. A doença é denominada ***síndrome de Pendred***, que ocorre em 10% dos doentes com surdez congénita. A doença caracteriza-se por surdez neurossensorial congénita. A partir dos 5-8 anos de idade, verifica-se um aumento da glândula tiroide devido ao desenvolvimento de bócio difuso. Em alguns casos, observa-se um atraso mental. A doença é herdada de forma autossómica recessiva;

6) patologia do sistema nervoso, como ataxia, hipogonadismo, atraso mental e surdez neurossensorial, denominada ***síndrome de Richards-Rundle.*** Os doentes caracterizam-se por um atraso no desenvolvimento motor, ataxia, subdesenvolvimento das caraterísticas sexuais secundárias, deformidades nos pés, deformidade da mão em forma de garra, cifoescoliose, atrofia muscular e atraso mental. A surdez tem um carácter progressivo. O tipo de hereditariedade da síndrome é autossómico recessivo;

7) patologia do sistema cardiovascular. Em 1,5% das crianças com surdez congénita, é detectada ***a síndrome de Gervell e Lange-Nielsen.***

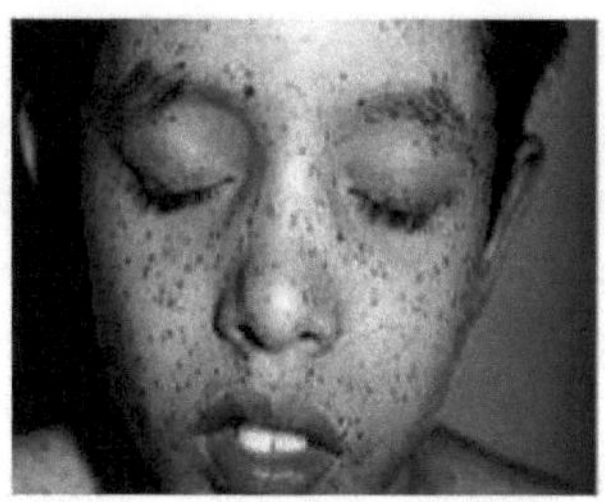

A síndrome caracteriza-se por surdez neurossensorial bilateral, ataques de perda de consciência associados a esforço físico ou sobre-excitação nervosa. O ECG mostra sinais de perturbações da condução cardíaca. Mais de metade dos doentes morre antes dos 14 anos de idade devido a arritmia cardíaca.

Figura 50. Síndrome do lentigo múltiplo.

Múltiplos elementos hiperpigmentados pequenos, planos e hiperpigmentados na pele.

É herdada de forma autossómica recessiva.

8) lesões cutâneas e distúrbios de pigmentação. Um exemplo da combinação de surdez neurossensorial e lesões cutâneas é a ***síndrome do lentigo múltiplo*** (Fig. 50). Para além destas caraterísticas, os doentes apresentam atraso de crescimento, hipertelorismo, anomalias genitais (criptorquidia, hipospádia, hipogonadismo) e estenose da artéria pulmonar. O tipo de hereditariedade é auto-somnodominante com elevada penetrância. Outro exemplo é a ***síndrome de Waardenburg, com*** uma incidência de um caso por 4000 recém-nascidos. As manifestações típicas da síndrome incluem albinismo parcial, fios de cabelo brancos, telecanto, ponte larga e saliente do nariz, sobrancelhas fundidas, heterocronia da íris e manchas de despigmentação na pele (Fig. 51-A). A hipoplasia do órgão cortical resulta em surdez neurossensorial ou perda auditiva grave. A síndrome de Waardenburg é herdada de forma autossómica dominante com penetrância incompleta.

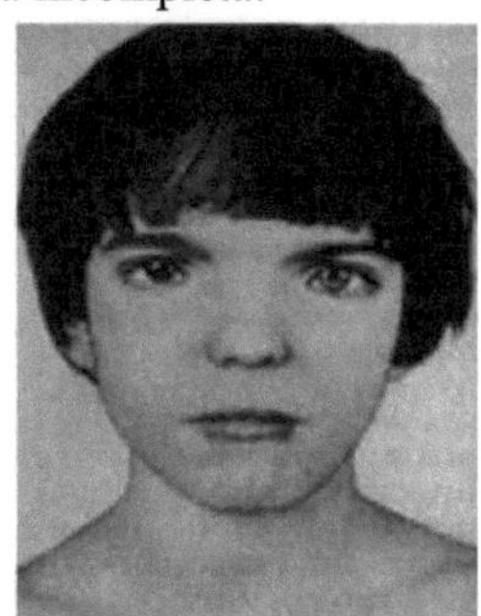

Figura 51-A. Síndrome de Waardenburg.

Telecanto, ponte nasal larga, heterocromia da íris, fio de cabelo branco.

6.7.DEFICIÊNCIA VISUAL PERMANENTE

A deficiência visual persistente inclui ***a cegueira e a baixa visão.***

Cegos (cegos) são pessoas com deficiências visuais em que as sensações visuais estão completamente ausentes ou em que há perceção de luz ou visão residual (até 0,04 no olho que vê melhor com correção por óculos), bem como pessoas com doenças progressivas e estreitamento do campo visual (até 10-15%) com acuidade visual até 0,08.

Na baixa visão, a acuidade visual no olho que vê melhor situa-se entre 0,5 e 0,2, corrigida com óculos normais. Para além da acuidade visual reduzida, as pessoas com deficiência visual podem ter perceção das cores, visão periférica e visão binocular.

O desenvolvimento precoce da cegueira ou da baixa visão provoca desvios na esfera motora, no desenvolvimento neuropsicológico. Muitos destes desvios podem ser corrigidos bastante bem.

Segundo autores nacionais, 84,5 por cento dos alunos das escolas para cegos e amblíopes têm perturbações congénitas e, mais frequentemente, hereditárias. Acredita-se que as deficiências visuais geneticamente determinadas representam 60 a 80 por cento de todos os casos desta patologia, sendo as formas autossómicas recessivas responsáveis por 80 a 90 por cento dos casos.

Muitas vezes, a patologia oftalmológica persistente é um componente de síndromes hereditárias (cerca de 16% dos casos de cegueira e baixa visão hereditárias). Por exemplo, na ***síndroma de Rieger***, encontram-se várias deficiências visuais e anomalias oculares.

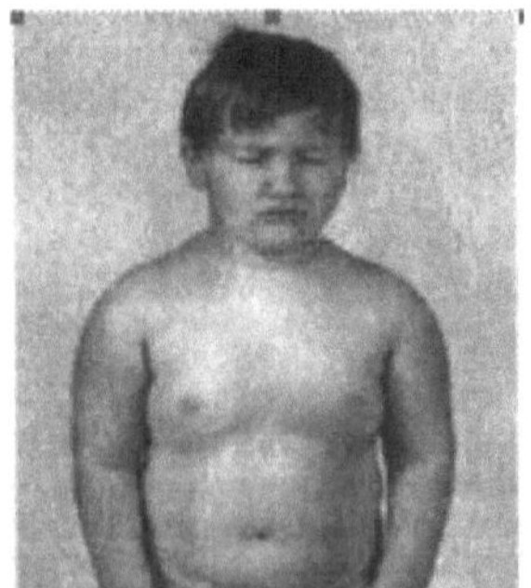

Figura 51-B. Síndrome de Alströn.

Baixa estatura, obesidade, hipoplasia escrotal, olhos fechados devido a fotofobia

As principais manifestações da síndrome são o azulamento da esclerótica, a aniridia, o glaucoma, a micro ou megalocórnea, várias perturbações da íris, a opacidade da córnea, a catarata e o estrabismo. A ponte nasal é larga, os olhos são bem definidos, o lábio inferior é virado e as aurículas são deformadas. A forma cónica dos dentes anteriores e a oligodontia também são caraterísticas. O tipo de hereditariedade é autossómico dominante.

Na ***síndrome de Alströn***, o nistagmo aparece no primeiro ano de vida e desenvolve-se inflamação da retina e fotofobia. Verifica-se um declínio progressivo da visão central e periférica, levando à cegueira por volta dos 7 anos de idade. Os doentes caracterizam-se por uma perda auditiva progressiva. A obesidade é registada desde a primeira infância (Fig. 51-B).

Após a puberdade, há sinais de diabetes mellitus insulino-independente e nefropatia que leva à insuficiência renal. O desenvolvimento sexual é exteriormente normal, mas a biopsia testicular revela aplasia das células germinativas e esclerose dos túbulos seminais. A inteligência é normalmente preservada. O tipo de hereditariedade é autossómico recessivo.

A principal manifestação clínica da ***síndrome de Lenz*** é geralmente a microftalmia ou anoftalmia unilateral (Fig. 52). Para além disso, são caraterísticas as anomalias das mãos (sindactilia, duplicação dos polegares, etc.), microcefalia moderada, aurículas deformadas, salientes e de baixa fixação. Doentes

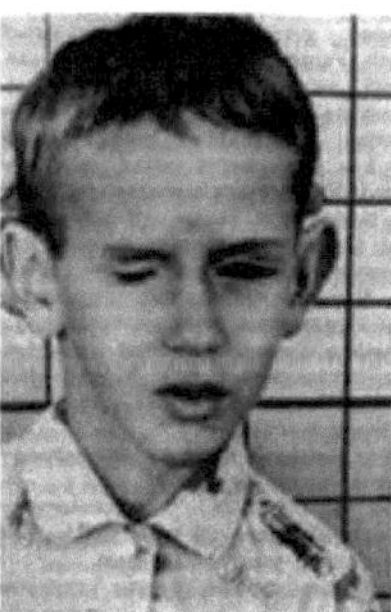

Figura 52: Síndrome de Lenz. Anoftalmia com auriculas salientes.

Físico asténico, com ombros e ancas estreitos. São frequentes as malformações cardíacas, gastrointestinais e renais.

Também são observadas perturbações da mordedura e adontia parcial. O atraso mental é insignificante. A síndrome de Lenz é de hereditariedade recessiva ligada ao X. Os portadores heterozigóticos podem ter manifestações ligeiras da doença (anomalias das mãos, face estreita, anomalias dentárias, etc.).

As cataratas congénitas são agrupadas com base na caraterística principal - a turvação do cristalino. O quadro clínico depende de a intensidade e a localização da opacidade no cristalino. Cerca de 25 por cento

A catarata congénita é uma catarata nuclear completa, que leva a uma diminuição da acuidade visual, por vezes significativa. A catarata em camadas conduz frequentemente a uma deficiência visual.

Representa até 40% de todos os casos, afecta normalmente ambos os olhos e desenvolve-se com uma progressão lenta. As cataratas congénitas com perda de visão são acompanhadas por estrabismo e nistagmo em 30% dos casos. Em 25% dos casos, as cataratas unilaterais e em 11% dos casos bilaterais estão associadas a microftalmia. As cataratas congénitas são herdadas de forma autossómica dominante, autossómica recessiva e recessiva ligada ao X. A deficiência visual também é observada nas síndromes de Usher, Alythort, Marfan, Crouzon e muitas outras síndromes acima descritas, bem como em várias doenças metabólicas hereditárias.

Questões de controlo e tarefas:

1. Que patologia é chamada hereditária?
2. Em que grupos podem ser divididas todas as doenças hereditárias?
3. Caracterização sucinta das doenças de origem genética?
4. Como é que surgem as doenças genéticas?
5. Que tipo de doença do metabolismo dos aminoácidos é hereditária?
6. Caracterizar sucintamente as manifestações clínicas das doenças do metabolismo dos aminoácidos?

TEST-6.

1. Qual dos sexos é chamado homogâmico (a) e qual é chamado heterogâmico (b). 1 - ter dois cromossomas X; 2 - ter cromossomas X e U; 3 - nos humanos é masculino; 4 - nas galinhas é masculino.

a)a-1,4 6-2,3. b) a-1,3 6-2,4. c) a-2,3 6-1,4. e) a-2,46-1,3.

2. Do casamento de um homem saudável com uma mulher saudável nasceram 6 filhos: dois com hemofilia, três com daltonismo e um com hemofilia e daltonismo. Identifique o genótipo do pai.

a) XU, ambos os genes são recessivos no cromossoma X;

б) XU, no cromossoma X ambos os genes são dominantes;

в) XU, no cromossoma X o gene dominante para a visão normal, no cromossoma U o gene dominante para a coagulação normal;

e) XU, existe um gene recessivo para a visão normal no cromossoma X e um gene recessivo para a coagulação normal no cromossoma U.

3. Explique porque é que o gene da hemofilia aparece sempre nos homens e raramente nas mulheres?

a) o gene é recessivo e está localizado no cromossoma X;

б) o gene é dominante e está localizado no cromossoma X;

в) o gene é recessivo e está localizado no cromossoma U;

e) o gene é dominante e está localizado no autossoma.

4. A hipertricose é determinada por um gene situado no cromossoma U, enquanto uma forma de ictiose é recessiva e está ligada ao cromossoma X. Numa família em que o homem tem hipertricose e a mulher é saudável, nasce uma criança com ictiose. Determine a probabilidade de nascerem filhos sem anomalias (em %).

(a) 75. 6)25. c) 50. e) 0.

5. Uma mulher com dentes de cor normal (a) e um homem com dentes escuros (A) têm 4 filhas com dentes escuros e 3 filhos com dentes brancos. Determine o padrão de hereditariedade da caraterística.

a) o gene está localizado no autossoma; b) o gene está ligado ao cromossoma U;

c) o gene é ligado ao X; e) o gene não é totalmente dominante.

DESAFIO-6.

1. A hipoplasia do esmalte é herdada como uma caraterística dominante ligada ao X. Numa família em que ambos os pais tinham esta anomalia, nasceu um filho com dentes normais.

Como serão o seu segundo filho e a sua segunda filha?

2. Nos seres humanos, o gene que causa uma das formas de daltonismo ou cegueira cromática está localizado no cromossoma X. O estado de doença é causado por um gene recessivo e o estado de saúde por um gene dominante. Uma rapariga com visão normal cujo pai tinha daltonismo casa com um homem normal cujo pai também tinha daltonismo.

Que tipo de visão podem ter os filhos deste casamento?

3. Nos seres humanos, a hemofilia clássica é herdada como uma caraterística recessiva ligada ao X. O albinismo é causado por um gene autossómico recessivo. Um casal normal para estas duas caraterísticas teve um filho com ambas as anomalias.

Qual é a probabilidade de o segundo filho desta família também apresentar as duas anomalias ao mesmo tempo?

4. Faça um registo simbólico dos cariótipos dos seguintes indivíduos:

1) uma rapariga com síndrome de Patau;

2) um rapaz com síndrome de Edwards;

3) um rapaz com síndrome de Down;

4) um rapaz com síndroma de Klinefelter;

5) uma rapariga com síndrome de Shereshevsky-Turner.

5. Transcreva os seguintes registos de cariótipos de indivíduos doentes:

1) 46, XX,lp+;
2) 46, Xy,14q-;
3) 46, XX,14p+;
4) 46, XX, del(l)(q21);
5) 45, Xy,t(14 q: 21q);
6) 46, XX,r(18).

CAPÍTULO VII

MÉTODOS DE INVESTIGAÇÃO EM GENÉTICA HUMANA

Até à data, foram registadas cerca de 4.500 doenças humanas hereditárias, a maioria das quais está associada a perturbações mentais. De acordo com a Organização Mundial de Saúde (OMS), graças à utilização de novos métodos de diagnóstico, são registadas em média três novas doenças hereditárias por ano, que são encontradas na prática de um médico de qualquer especialidade: terapeuta, cirurgião, neurologista, obstetra-ginecologista, endocrinologista, etc.

Mesmo dentro de cada especialidade, as doenças hereditárias são numerosas e diversificadas: existem mais de 300 doenças hereditárias em neurologia, mais de 250 em dermatologia e mais de 250 em oftalmologia. Além disso, a maior parte das doenças hereditárias são extremamente raras (1 por 100 000 ou menos), e o médico e o enfermeiro, na sua prática, têm poucos ou nenhuns doentes deste tipo. Não é possível que um médico tenha todos os conhecimentos necessários para diagnosticar doenças hereditárias raras, mesmo dentro da sua especialidade. Por conseguinte, o médico deve conhecer os princípios gerais do diagnóstico das doenças hereditárias. Estes permitir-lhe-ão suspeitar de uma doença hereditária num doente e efetuar um exame "orientado". As doenças que não têm absolutamente nada a ver com a hereditariedade praticamente não existem. A evolução de várias doenças (virais, bacterianas, micoses e até traumatismos) e a sua recuperação dependem, em maior ou menor grau, das caraterísticas hereditárias imunológicas, fisiológicas, comportamentais e mentais de uma pessoa.

A tarefa da genética médica é a deteção e prevenção de doenças hereditárias.

O estudo da hereditariedade e da variabilidade humana está associado a dificuldades, cujas principais razões são:

1) impossibilidade de cruzamentos direcionais para análises genéticas posteriores;
2) a impossibilidade de obter experimentalmente mutações;
3) puberdade tardia;
4) o pequeno número de descendentes em cada família;
5) lenta mudança geracional;
6) a impossibilidade de proporcionar as mesmas condições, rigorosamente controladas, para o desenvolvimento de descendentes de diferentes casamentos;
7) precisão insuficiente do registo de caraterísticas hereditárias e pedigree pequeno;

8) Cariótipo complexo (2p = 46) com um grande número de grupos de ligação.

Apesar de todas estas dificuldades, o progresso no conhecimento da genética humana nos últimos anos é muito grande. No estudo da hereditariedade e da variabilidade no ser humano, são utilizados os seguintes métodos: genealógico, gemelar, estático-populacional, métodos dermatoglíficos, bioquímicos, citogenéticos, de hibridação de células somáticas e de modelização.

7.1.MÉTODO GENEALÓGICO

O método genealógico é um método de estudo de genealogias através do qual se traça a distribuição de uma doença (caraterística) numa família ou num antepassado, indicando o tipo de parentesco entre os membros da genealogia. Em genética médica, o método é mais frequentemente designado por genealogia clínica, porque consiste no estudo das caraterísticas patológicas numa família através de técnicas de exame clínico. Em contraste com os métodos morfológicos, imunológicos, bioquímicos e outros métodos especiais, que por vezes requerem equipamento complexo e análises laboratoriais longas e meticulosas, o método genealógico clínico é relativamente simples e acessível a qualquer pessoal médico. Ao mesmo tempo, pode ser utilizado para obter muitas informações úteis que ajudarão a fazer o diagnóstico correto e, consequentemente, a prescrição do tratamento adequado e das medidas preventivas necessárias.

Um dos principais objectivos do método clínico e genealógico é:

1. Estabelecer a natureza hereditária da doença (traço) - isto requer um grande cuidado na recolha de informações sobre os familiares do doente, recordar a existência das já mencionadas fenocópias de doenças hereditárias. Por exemplo, a microcefalia em combinação com o atraso mental pode resultar de uma mutação monogénica recessiva rara. Ao mesmo tempo, certos medicamentos tomados pela mãe durante a gravidez ou os raios X do feto podem causar defeitos semelhantes e representar uma fenocópia de uma doença geneticamente determinada.
2. Determinação do tipo de hereditariedade da doença (traço) - autossómica recessiva, autossómica dominante, dominante ligada ao X ou recessiva.
3. Estimativa da penetrância genética.
4. Diagnóstico atempado de doenças hereditárias. Algumas doenças têm um quadro clínico típico e facilmente identificável. Relativamente comuns e, por conseguinte, facilmente diagnosticadas (por exemplo, hemofilia, polidactilia, daltonismo), outras doenças são raras e, para algumas, existem apenas descrições únicas na literatura mundial (por exemplo, é difícil diagnosticar as

principais formas de miopatia nas fases iniciais, distrofia miotónica, amiotrofia neural de Charcot-Marie).

O método genealógico é também muito utilizado no aconselhamento médico genético, nomeadamente para determinar o prognóstico da descendência em famílias onde existe ou se prevê que venha a existir um doente com patologia hereditária. Podem distinguir-se condicionalmente duas fases no método genealógico: a compilação de um pedigree e a análise genealógica.

Compilação do pedigree. Neste método, a recolha de informações sobre a família começa com o *probando*, o indivíduo que é objeto do estudo do médico. Os filhos do mesmo casal parental (irmãos) são designados por sibs. Se os irmãos tiverem apenas um progenitor em comum, são designados *por meios-irmãos.* É feita uma distinção entre meios-irmãos que partilham um meio-irmão (mãe comum) e meios-irmãos que partilham um meio-irmão (pai comum).

Normalmente, é recolhido um pedigree sobre um ou mais traços. Na maioria das vezes, o paciente ou conselheiro está preocupado com uma doença ou traço em particular. A informação é recolhida de acordo com um padrão específico:

1. Anamnese da doença atual do probando, do seu início, da sua evolução posterior, interrogatório sobre a vida anterior do doente;
2. Perguntar sobre os irmãos do probando (número de ordem de nascimento, estado de saúde, etc.);
3. Perguntar sobre os familiares mais próximos (em primeiro lugar, sobre os pais do probando). De seguida, inicia-se a inquirição dos familiares do lado materno. É mais conveniente registar a informação pela seguinte ordem: avó e avô maternos, os seus filhos por ordem de nascimento com indicação dos descendentes (netos). São recolhidas informações sobre nados-mortos, abortos espontâneos com indicação da causa e casamentos inférteis. A informação sobre os familiares do pai do doente é recolhida na mesma sequência.

Todas as informações sobre o probando devem ser recolhidas por ordem cronológica. É importante saber quais as doenças que a criança teve e a sua evolução. A avaliação de todos estes pontos facilita muitas vezes o diagnóstico.

Após a recolha de dados, é necessário proceder ao exame objetivo do probando e dos seus familiares, que consiste num exame detalhado com descrição das manifestações fenotípicas da doença. O exame clínico dos doentes com patologia hereditária tem grande resolução. É de particular importância porque, muitas vezes, o diagnóstico correto só pode ser estabelecido tendo em conta todas as caraterísticas da aparência.

No exame dos doentes (probandos), para além da deteção de malformações congénitas e da antropometria, deve prestar-se atenção às microanomalias do desenvolvimento, ou variantes morfogenéticas congénitas. São sinais não específicos de dismorfogénese embrionária.

Segue-se uma breve lista das principais dismorfias.

I. O exame da cabeça e da face pode revelar o seguinte:

1) Alterações no tamanho da cabeça: uma diminuição de 10% da faixa etária normal indica microcefalia, um aumento do tamanho da cabeça indica macrocefalia. A hidrocefalia, ou hidrocefalia cerebral, caracteriza-se não só por um aumento da cabeça, mas também por alterações faciais.

2) Anomalias das formas do crânio: abóbada craniana curta e larga, aumento do diâmetro transversal do crânio, achatamento da face - braquicefalia; crânio em torre - dolicocefalia; forma navicular da cabeça com testa e occipital salientes - escafocefalia; crânio triangular - trigonocefalia.

3) Cabelos: secos, esparsos, lanosos, com madeixas cinzentas acima da testa, pouco crescimento de pêlos na testa e na nuca.

4) Malformações oculares: ausência completa de um ou de ambos os globos oculares - anoftalmia; ausência da fenda ocular, das pálpebras - ptose; subdesenvolvimento do globo ocular - criptoftalmia; tamanho reduzido do olho - microftalmia; olho de boi - buftalmia. Deslocamento do globo ocular para a frente - exoftalmia; deslocamento do globo ocular para trás - enoftalmia; queda dos cantos dos olhos (secção do olho mongoloide), etc.

5) Nariz: ponte nasal em sela, ponte nasal larga e achatada, nariz curto, narinas abertas para a frente, asas nasais achatadas, nariz em bico.

6) Lábios e boca: ausência de maxilar - agnatía; maxilares superiores deslocados para a frente ou para trás - prognatía e retrognatía; anomalias semelhantes do maxilar inferior - progenia e microgenia; lábio superior fendido - queilose; aumento e redução da boca - macrostomia e microstomia, e da língua - macro e microglossia.

7) Dentes: hipoplasia do esmalte, forma irregular, má posição e excesso de dentes, ausência congénita de um ou mais dentes.

8) Céu: plano, alto, arqueado, gótico.

9) Aurículas: microtia, macrotia, deformadas, baixas, desviadas para trás, salientes, papilomas pré-auriculares.

10) Pescoço: curto ou comprido, linha de crescimento do pelo baixa, torcicolo, pregas das asas.

II. O exame do tronco revela ausência - atelia e presença de mamilos adicionais - politelia; desenvolvimento excessivo das glândulas mamárias nos homens - ginecomastia; hérnias da linha branca do abdómen, da região umbilical e da região inguino-mastoideia. Deformações do tórax e da coluna vertebral: escoliose, cifose, cifoescoliose.

III. Ao examinar os ***membros***, é dada atenção às alterações no seu comprimento como um todo e nas suas partes individuais: ausência de uma secção ou de todo o membro - focomelia; encurtamento do membro - braquimetria; encurtamento dos dedos - braquidactilia; curvatura dos dedos - clinodactilia; dedos longos - aracnodactilia; fusão das falanges dos dedos - sinfalangia; fusões ósseas - sindactilia.

IV. Um exame cuidadoso da pele e dos seus anexos - cabelo e unhas - revela: queratinização da pele - ictiose; alterações da pigmentação da pele - albinismo; manchas pigmentadas - nevos; aumento da secura da pele, aumento da transpiração - hiperidrose; aumento da pilosidade - hipertricose; ausência completa de cabelo, sobrancelhas, pestanas - atricose ou alopécia.

Representação gráfica do pedigree.

Para analisar e visualizar as informações recolhidas, é utilizada uma representação gráfica do pedigree. Para o efeito, são utilizados símbolos padrão (Fig. 53) e exemplos. No entanto, dependendo das tarefas, objectivos e peculiaridades do pedigree, o compilador pode usar as suas próprias designações com explicação obrigatória por baixo da figura. Para explicar os princípios de designação e elaboração de pedigrees, damos dois exemplos (Fig. 54,55). Como se pode ver nestas figuras, as gerações são designadas por algarismos romanos de cima para baixo. Normalmente são colocadas à esquerda do pedigree.

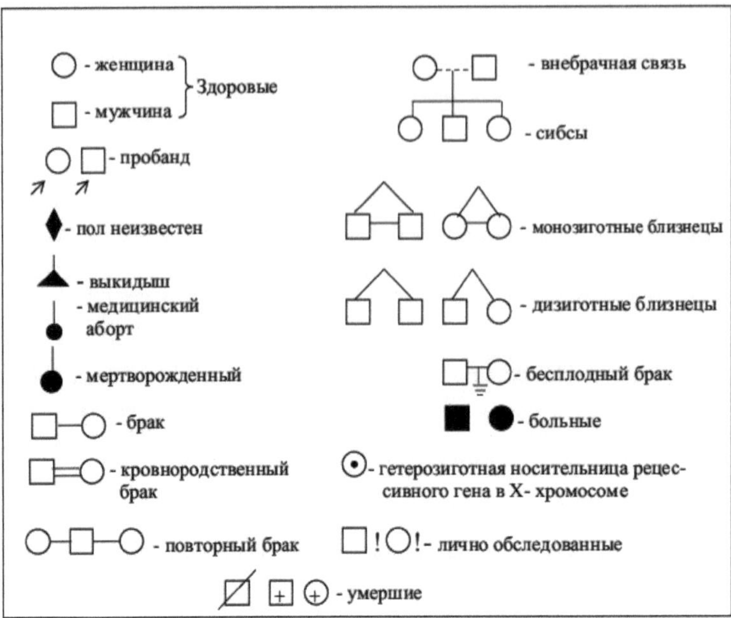

Figura 53. Símbolos utilizados na compilação de uma árvore genealógica.

A última geração de antepassados para a qual foi recolhida informação é designada por geração I. Os números árabes numeraram consecutivamente os descendentes de uma geração (toda a linha) da esquerda para a direita. Os irmãos e irmãs são ordenados na genealogia pela ordem de nascimento (do mais velho para o mais novo).

Assim, cada membro do pedigree tem a sua própria cifra, por exemplo, II - 3, II - 5.

Nos casos em que o cônjuge não foi investigado para a caraterística em questão e o seu pedigree não é fornecido, é aconselhável não o representar de todo. Todos os indivíduos da mesma geração devem ser dispostos estritamente numa fila, pelo que é preferível desenhar o pedigree em papel pautado. "Pendurar" caracteres entre filas de gerações é um erro grosseiro. Se a genealogia for muito extensa, então as diferentes gerações não são dispostas em filas horizontais, mas sim em filas concêntricas.

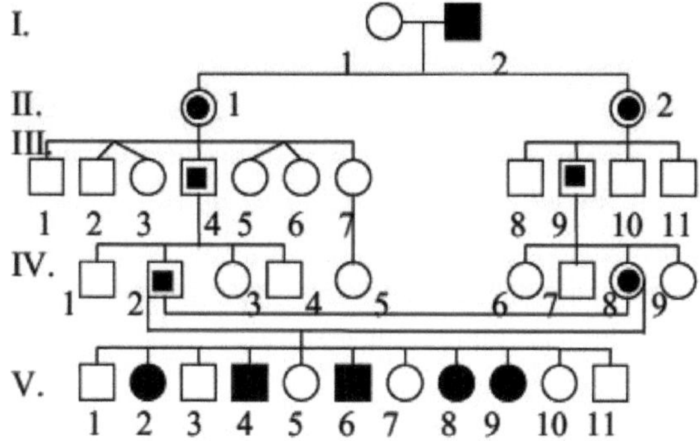

Figura 54 Pedigree com um tipo de hereditariedade autossómica recessiva da doença, distrofia muscular (progressiva de Erb).

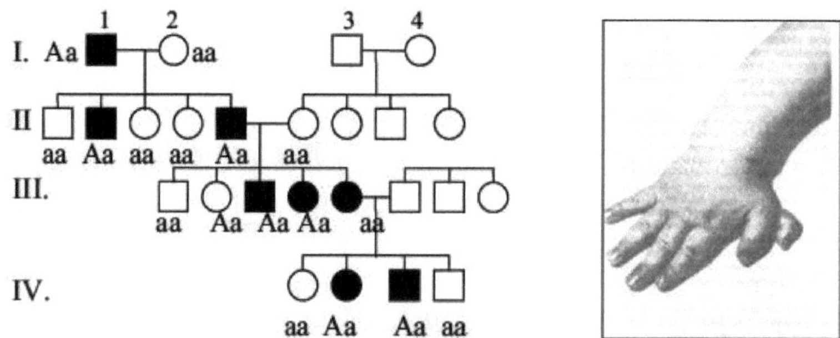

Figura 55. Pedigree com herança autossómica dominante do traço de polidactilia.

A representação gráfica do pedigree deve ser acompanhada de uma "legenda genealógica", que é um elemento obrigatório da descrição do pedigree e inclui:

1) Uma descrição do estado de saúde de um membro da linhagem, cuja informação é importante para compreender a natureza da hereditariedade de uma doença (caraterística) ou as particularidades da sua manifestação clínica;

2) A idade de início e a natureza da evolução da doença nos indivíduos afectados;

3) A causa da morte e a idade à data da morte do membro da linhagem;

4) descrição dos métodos de diagnóstico e identificação de doenças, lista de fontes de informação médica e outras.

Na aplicação do método genealógico, é importante observar na genealogia aqueles que foram examinados pessoalmente quanto à presença de uma caraterística (o que também pode ser equiparado à obtenção de informações de uma fonte objetiva, como uma história clínica) e aqueles que não foram examinados, cujas informações são obtidas a partir das respostas do probando ou dos familiares, bem como de questionários. É necessário esforçar-se por obter o material primário mais completo e objetivo possível, que constitui a base das análises estatísticas e genéticas e, consequentemente, a garantia da correção e da exatidão das conclusões daí resultantes.

Análise do pedigree. Depois de ter recolhido cuidadosamente os dados sobre o pedigree, esclarecido as informações necessárias sobre o doente e examinado os membros da família necessários, é possível começar a analisar o pedigree. Para o fazer, é necessário

1) para determinar se a caraterística ou doença é única na família ou se existem vários casos da patologia (familiar);
2) Identificar as pessoas suspeitas de terem a doença e planear o seu exame e diagnóstico;
3) Determinar o tipo de hereditariedade e se a doença é transmitida através da linha materna ou paterna;
4) identificar os indivíduos que necessitam de aconselhamento médico e genético, determinar o prognóstico clínico do probando e dos seus familiares doentes, tendo em conta as particularidades da doença e as suas caraterísticas genéticas;
5) Elaborar um plano de tratamento e de prevenção, tendo em conta as caraterísticas individuais e familiares da doença.

Ao analisar um pedigree, o médico pode encontrar doenças genéticas e cromossómicas, doenças em cujo desenvolvimento estão envolvidos factores genéticos e ambientais e doenças "desconhecidas". Consideremos os principais tipos de hereditariedade das doenças monogénicas.

7.1.1. TIPO DE HEREDITARIEDADE AUTOSSÓMICA DOMINANTE

Devido ao facto de os genes dominantes que determinam o desenvolvimento da doença serem normalmente letais no estado homozigótico, todos os casamentos entre familiares doentes e saudáveis são do tipo *Aa x aa*, em que A é o gene dominante que determina o desenvolvimento da doença hereditária e a é o gene recessivo.

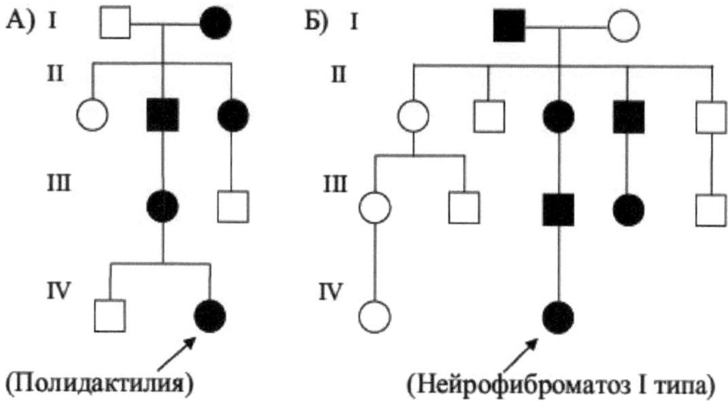

(Polidactilia) (Neurofibromatose tipo I)

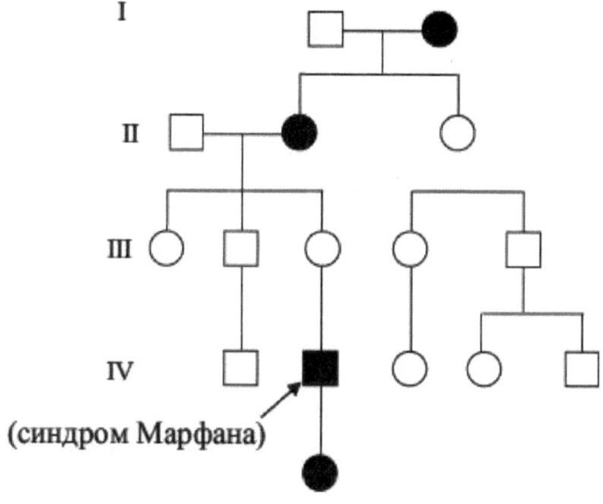

(Síndrome de Marfan)

Figura 56. Um exemplo de um pedigree:

A) Polidactilia do tipo autossómico dominante clássico.

B) Neurofibromatose tipo I com herança autossómica dominante de doença expressiva.

B) Síndrome de Marfan com um tipo de hereditariedade autossómica dominante da doença com penetrância incompleta.

O pedigree neste caso tem as seguintes caraterísticas:

1. Cada membro da família doente tem normalmente um progenitor doente.
2. A doença transmite-se de geração em geração; há doentes em todas as gerações.
3. Pais saudáveis terão filhos saudáveis.
4. Tanto os homens como as mulheres podem contrair a doença da mesma forma, uma vez que o gene está localizado no autossoma.

5. A probabilidade de ter um filho doente se um dos pais estiver doente é de 50%.

A figura 56 mostra o pedigree de uma família "afetada" pela polidactilia (no caso da polidactilia sobreaxial, o dedo extra está do lado do primeiro dedo. Neste caso, há uma bifurcação do dedo I com duplicação de todos ou parte dos seus elementos constituintes). A anomalia é observada em todas as gerações. Dos casamentos em que um dos cônjuges tem dedos assim e o outro tem dedos normais, nascem crianças com a anomalia. Este é um dos sinais de herança dominante. O segundo sinal que confirma a dominância do gene é o facto de, nos casamentos em que ambos os pais têm uma estrutura de mãos normal, não haver crianças com polidactilia. A anomalia está presente na mesma medida tanto no sexo masculino como no feminino. As caraterísticas acima referidas só são caraterísticas dos casos do tipo de hereditariedade autossómica dominante "clássica". No entanto, na prática, não é invulgar que os portadores do gene dominante permaneçam fenotipicamente saudáveis ou que a sua doença seja de natureza estéril. Isto pode ser explicado pelo facto de o gene da doença ter uma penetrância incompleta e de um dos familiares não aparecer (deslizamento de gerações), mas ter passado o gene ao seu filho. Por exemplo, a doença, a coreia de Huntington ou a síndrome de Marfan são herdadas com penetrância incompleta (Figura 56). Um gene dominante tem outra propriedade que torna difícil estabelecer uma herança autossómica dominante. Trata-se da expressividade diferencial (o conceito de expressividade é semelhante ao conceito de gravidade da doença). Quando a expressividade do gene é muito baixa, parece que a pessoa é saudável; quando a expressividade é alta, desenvolve-se uma forma grave da doença. Por exemplo, a doença neurofibromatose.

Até à data, foram descritas cerca de 3000 caraterísticas humanas autossómicas dominantes. As seguintes doenças monogénicas com herança autossómica dominante são as mais comuns na prática clínica.

SÍNDROME DE MARFAN

Trata-se de uma das formas hereditárias de patologia congénita generalizada do tecido conjuntivo, descrita pela primeira vez em 1886.

O fator etiológico da síndrome de Marfan é uma mutação no gene da fibrilina (localização no cromossoma 15 q). Os doentes com ***síndrome de Marfan*** têm uma aparência caraterística: caracterizam-se por uma estatura alta, um físico asténico e uma quantidade reduzida de gordura subcutânea (Fig. 57),

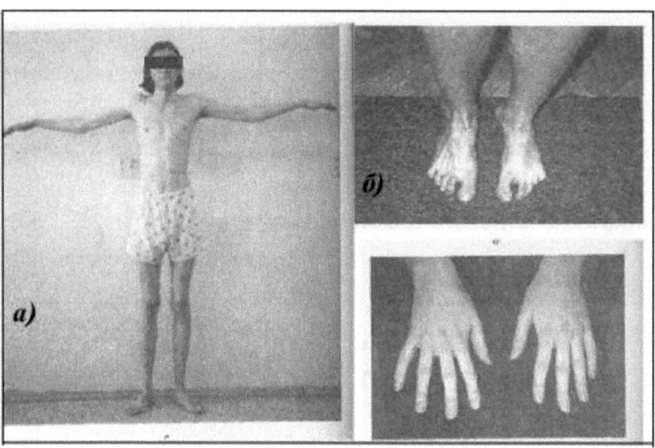

Figura 57. Síndrome de Marfan:
(a) Estatura alta, constituição asténica, envergadura dos braços superior à altura (altura 187 cm, envergadura dos braços 193 cm);
b) Varizes "em forma de sandália" da parte inferior da perna;
c) aracnodactilia (dedos longos).

Os membros são alongados principalmente à custa das partes distais, a extensão do braço excede o comprimento do corpo (normalmente estes parâmetros coincidem). Notam-se dedos longos e finos.

Observa-se frequentemente o "sintoma do polegar", em que o primeiro dedo longo da mão na posição transversal atinge o bordo ulnar da palma estreita. Quando o 1º e o 5º dedos cobrem o pulso da outra mão, sobrepõem-se necessariamente. Mais de metade dos doentes apresentam deformações no peito (em forma de funil, em forma de cunha), curvatura da coluna vertebral (cifose, escoliose), hipermobilidade das articulações, clinodactilia dos dedos mindinhos, fenda em forma de sandália. No que diz respeito ao sistema cardiovascular, os sinais mais patognomónicos são a dilatação da parte ascendente do arco aórtico com o desenvolvimento de aneurismas e o prolapso das válvulas cardíacas. No que respeita aos órgãos visuais, os mais caraterísticos são subluxações e deslocações do cristalino, descolamento da retina, miopia, heterocromia da íris. Metade dos doentes tem hérnias inguinais, umbilicais e femorais. Ocasionalmente, podem ser observados rins poliquísticos, perda de audição e surdez.

O desenvolvimento mental e intelectual dos doentes não difere da norma. O prognóstico da vida e da saúde é determinado principalmente pelo estado do sistema cardiovascular.

A esperança média de vida para a forma grave da síndrome de Marfan é de cerca de 27 anos, embora alguns doentes vivam até uma idade avançada.

NEUROFIBROMATOSE (DOENÇA DE RECKLINGHAUSEN)

São conhecidas sete formas nosológicas de ***neurofibromatose***, entre as quais a ***neurofibromatose periférica (tipo I)*** ocupa o primeiro lugar.

É uma das doenças monogénicas mais comuns. Atualmente, a sua genética e o seu quadro clínico têm sido estudados em pormenor. O gene desta doença foi totalmente descodificado, tendo sido encontradas mais de 100 mutações no mesmo, e está localizado no 17º cromossoma. Mais de metade dos casos da doença são o resultado de novas mutações.

Esta doença manifesta-se desde o nascimento ou na primeira década de vida pela formação de manchas do tipo "café com leite" na pele, que aumentam gradualmente em número e tamanho (ver Figura 45). Em regra, as manchas têm uma forma oval e localizam-se normalmente em zonas fechadas da pele - no peito, nas costas e no abdómen (cinco ou mais manchas com um diâmetro de 0,5 cm numa criança e seis ou mais manchas com um diâmetro de 1,5 cm num adulto sugerem o diagnóstico de neurofibromatose).

À medida que os doentes envelhecem, aparecem pequenos tumores (neurofibromas) na pele, que podem ir de alguns a várias centenas. Podem localizar-se em todo o lado, incluindo as membranas mucosas da boca e da língua. Foram descritos doentes com até 10.000 ou mais neurofibromas.

Os neurofibromas são nódulos moles que parecem cair na pele quando pressionados - o sintoma de "botão de campainha". Os nódulos subcutâneos localizam-se ao longo do trajeto dos troncos nervosos (esférulas arredondadas com 1-2 cm de diâmetro, móveis, não aderentes à pele). Para além disso, alguns doentes desenvolvem massas maciças difusas semelhantes a tumores. Quase todos os doentes apresentam alterações no sistema ósseo - cifose, escoliose, pseudoartroses, gigantismo local, anomalias craniofaciais não específicas. As sardas nas pregas axilares e inguinais, a hiperpigmentação irregular da pele da parte superior do tórax e do períneo são também sintomas frequentes desta doença. Em alguns casos, raramente na infância, os tumores podem tornar-se malignos.

As dificuldades de aprendizagem são observadas em 30% dos doentes. O atraso mental é superficial e não progressivo.

SÍNDROME DE HOLT-ORAMA (SÍNDROME MÃO-CORAÇÃO)

A síndrome de ***Holt-Oram*** é uma síndrome monogénica de malformações congénitas múltiplas. O quadro clínico é caracterizado por anomalias dos membros superiores e defeitos cardíacos congénitos. As malformações da mão variam desde hipo ou aplasia do 1º dedo, 1º dedo trifalângico da mão (Figura 58) até hipo e aplasia do rádio (mão em forma de taco radial). A mão esquerda é afetada mais frequentemente do que não.

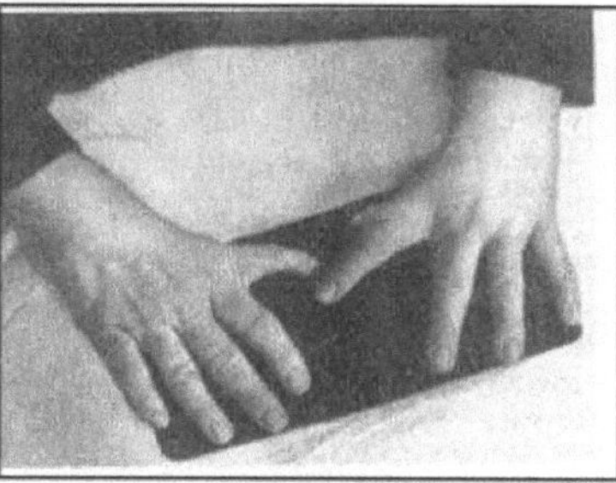

Figura 58. Síndrome de Holt-Oram.

São frequentemente observadas outras alterações esqueléticas: hipoplasia das omoplatas e das clavículas, escoliose, deformação em forma de funil do esterno, clinodactilia, sindactilia, hipoplasia dos ossos da mão e do pulso. Os defeitos cardíacos congénitos não são específicos e manifestam-se como defeitos do septo interatrial e interventricular, abertura do canal aórtico, coartação da aorta, tetrada de Fallo, estenose da artéria pulmonar, prolapso da válvula mitral e outros.

Os familiares dos doentes devem ser cuidadosamente examinados e examinados devido à expressão variável da síndrome e à probabilidade de detetar manifestações mínimas do gene patológico. O diagnóstico é efectuado com base nos dados clínicos e genealógicos e no exame paraclínico. O prognóstico de vida depende da gravidade da lesão cardíaca.

7.1.2. HEREDITARIEDADE AUTOSSÓMICA RECESSIVA

A principal caraterística de um gene recessivo é o facto de manifestar o seu efeito apenas no estado homozigótico. Portanto, no estado heterozigótico, pode existir em muitas gerações sem se manifestar fenotipicamente.

Como resultado, o primeiro doente com uma doença recessiva aparece muitas gerações após a ocorrência da mutação, uma vez que uma criança doente só pode nascer se ambos os pais forem portadores do gene da doença recessiva.

Existem três variantes deste tipo de casamentos:

1) ***aahaa*** - todas as crianças são doentes (por exemplo, do casamento de dois albinos, todas as crianças serão albinas);

2) ***Aa x aa*** - 50% das crianças serão doentes (Aa), 50% serão fenotipicamente saudáveis (Aa) mas serão portadoras do gene mutante;

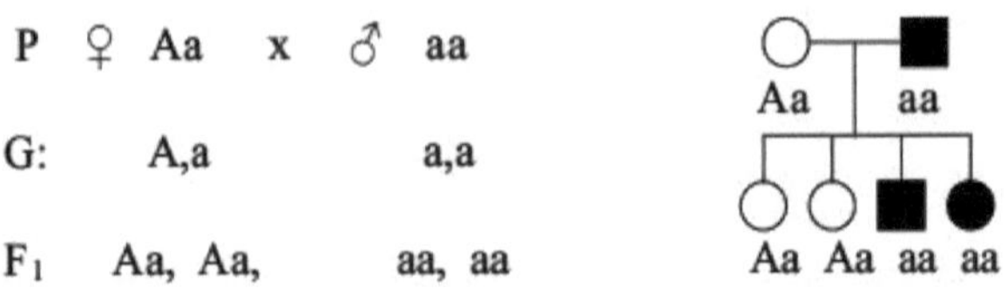

3) ***Aa x Aa*** - 25% das crianças serão doentes (Aa), 75% serão fenotipicamente saudáveis (AA e Aa), mas 50% delas (Aa) serão portadoras do gene patológico.

A hereditariedade autossómica recessiva tem as seguintes caraterísticas caraterísticas distintivas:

1. As crianças doentes nascem de pais saudáveis. O tipo mais comum de casamento é entre portadores heterozigóticos (Aa x Aa), em que ambos os pais são fenotipicamente saudáveis mas podem ter filhos com um genótipo homozigótico.
2. Os filhos saudáveis nascem de um progenitor doente. Quando uma pessoa doente com uma doença recessiva se casa com uma pessoa saudável (AA x aa), todos os filhos serão saudáveis.
3. Sibs (irmãos, irmãs), e não pais - filhos, como no tipo de herança dominante.
4. O pedigree mostra uma maior percentagem de casamentos consanguíneos (ver Figura 54).
5. Todos os pais de crianças doentes são portadores heterozigóticos do gene patológico.
6. Homens e mulheres têm a mesma probabilidade de contrair a doença.
7. Em portadores heterozigóticos, a proporção de crianças doentes e saudáveis é de 1:3. A probabilidade de dar à luz uma criança doente é de 25% para cada criança subsequente.

Na hereditariedade autossómica recessiva, tal como na hereditariedade autossómica dominante, são possíveis diferentes graus de expressão e taxas de penetrância.

MUCOVISCIDOSE
(CISTOFIBROSE PANCREÁTICA)

A doença é causada por uma lesão generalizada das glândulas exócrinas. A incidência de ***fibrose quística*** em recém-nascidos nas populações europeias é de 1:2500. Ao mesmo tempo, a doença é rara nas populações orientais e nas populações negras africanas (1:100000). O gene da fibrose quística está localizado no cromossoma 7. Foram encontradas cerca de 1000 mutações neste gene, das quais cerca de 300 causam manifestações clínicas. O gene determina a síntese de uma proteína denominada regulador da condutância transmembranar da fibrose quística.

A patogénese da doença deve-se ao facto de, na ausência de síntese do produto genético primário (regulador transmembranar), o transporte de cloreto nas células epiteliais ser prejudicado. Isto leva a uma excreção excessiva de cloreto, o que resulta na hipersecreção de muco espesso nas células da parte exócrina do pâncreas, no epitélio brônquico e na membrana mucosa do trato gastrointestinal. Os canais de exaustão do pâncreas estão bloqueados, o muco não é excretado, formam-se quistos. As enzimas pancreáticas não entram no lúmen intestinal.

A hiperprodução de muco na árvore brônquica leva ao bloqueio dos pequenos brônquios e à subsequente aderência da infeção. Processos semelhantes desenvolvem-se nos seios do nariz e nos túbulos dos testículos.

Verifica-se um aumento da concentração de iões de sódio e cloro no fluido sudoríparo, que é o principal teste laboratorial de diagnóstico.

Distinguem-se as seguintes formas clínicas da doença: mista (pulmonar-intestinal 65-75% de todos os doentes); predominantemente pulmonar (15-20%); predominantemente intestinal (5-10%); íleo meconial (não mais de 1%); formas estéreis e abortivas (uma pequena proporção). Na prática, as formas mistas da doença são as mais comuns.

Os primeiros sintomas da doença surgem no primeiro ano de vida, geralmente no contexto de uma infeção viral respiratória aguda, e caracterizam-se por uma tosse compulsiva tipo ataque, obstrução e inflamação dos pulmões. O processo infecioso-inflamatório crónico recorrente é complicado por bronquite obstrutiva purulenta, pneumonia, que ocorre várias vezes por ano. As alterações secundárias incluem bronquiectasias, enfisema, 185
pneumosclerose, doença cardíaca pulmonar. Paralelamente, os doentes apresentam sintomas do trato gastrointestinal. As perturbações digestivas manifestam-se por um aumento de peso reduzido, inchaço abdominal, fezes malcheirosas e abundantes com uma mistura de gordura. Nas crianças, o apetite é preservado.

Posteriormente, o fígado é envolvido no processo patológico (infiltração gordurosa, hepatite colestática, cirrose).

O íleo meconial é uma forma congénita da doença, que se manifesta no primeiro dia após o nascimento pela ausência de descarga de mecónio e pela clínica de obstrução intestinal completa. O desenvolvimento intelectual das crianças não é afetado. O prognóstico de vida em todas as formas de fibrose quística, exceto nas formas típicas, é desfavorável.

Atualmente, os doentes com formas mistas raramente vivem mais de 20 anos.

7.1.3. X - TIPO DE HERANÇA LIGADA

Os genes localizados no cromossoma *X*, tal como na herança autossómica, podem ser dominantes e recessivos. A principal caraterística do tipo de herança *ligada ao X* é a ausência de transmissão do gene correspondente de pai para filho, uma vez que os homens, sendo *hemizigotos* (com apenas um cromossoma *X)*, transmitem o seu cromossoma X *apenas às* suas filhas.

Se um gene dominante estiver localizado no cromossoma *X*, este tipo de herança é designado por herança dominante ligada.

Caracteriza-se pelas seguintes caraterísticas:

1. Se um pai está doente, todas as suas filhas estarão doentes e todos os seus filhos estarão saudáveis.
2. As crianças só ficam doentes se um dos pais estiver doente.
3. Com pais saudáveis, todas as crianças serão saudáveis.
4. A doença pode ser rastreada até todas as gerações.
5. Se a mãe estiver doente, a probabilidade de ter um filho doente é igual, 50%, independentemente do sexo.
6. Tanto os homens como as mulheres adoecem, mas, em geral, há duas vezes mais mulheres doentes na família do que homens doentes.

A análise do pedigree mostrado na (Fig. 59) mostra que a caraterística da coloração castanha do esmalte dos dentes é herdada por tipo dominante. Isto é evidenciado pelo facto de que as crianças com dentes castanhos nascem de casamentos em que um dos pais é doente e o outro é saudável (Figura 59-1).

Se a mãe for heterozigótica e herdar a doença e o pai for saudável, a probabilidade de ter filhos doentes é de 50%, independentemente do sexo (Figura 59-2).

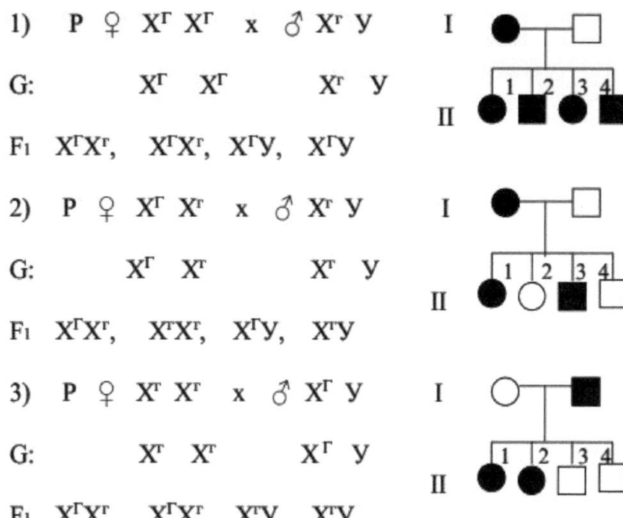

Figura 59. Pedigree de uma família com coloração castanha do esmalte dentário.

Se a mãe tem dentes brancos e o pai tem dentes castanhos, então apenas os machos dessa geração terão a coloração normal do esmalte e todas as fêmeas herdarão o defeito da coloração do esmalte (Figura 59-3).

Quando um gene recessivo está localizado no cromossoma *X,* o tipo de hereditariedade é designado por recessivo ligado em U.

Este tipo caracteriza-se pelo seguinte:

1. A doença afecta predominantemente os homens.
2. A doença é observada em parentes maternos masculinos do probando.
3. Um filho nunca herda a doença do pai.
4. Se o probando for uma mulher, o seu pai está necessariamente doente e todos os seus filhos também estão doentes.
5. Do casamento de homens doentes com mulheres saudáveis, todos os filhos serão saudáveis, mas as filhas podem ter filhos doentes.
6. Um casamento entre um homem saudável e uma mulher heterozigótica tem 50% de hipóteses de produzir uma criança doente para os rapazes e 0% para as raparigas.

O pedigree apresentado na Figura 60 mostra que apenas os machos têm a doença. Este facto sugere que o gene da doença está ligado ao sexo. Regra geral, as crianças doentes nascem de pais saudáveis. Ao mesmo tempo, os filhos de casamentos de homens doentes com mulheres saudáveis são saudáveis, independentemente do sexo.

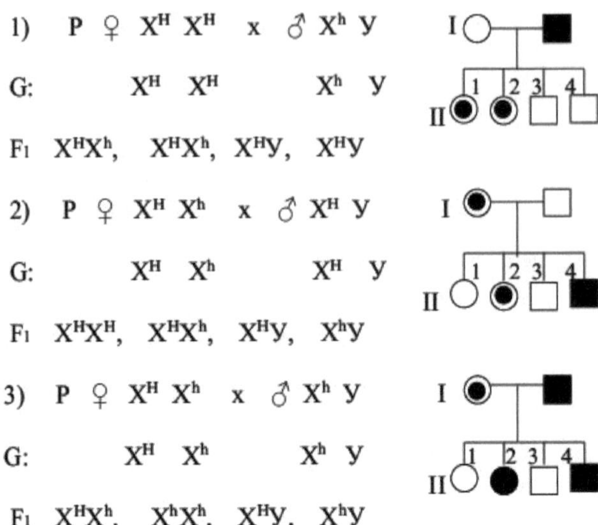

Figura 60. Pedigree de uma família com hemofilia.

Isto é possível quando o gene recessivo da doença está localizado no cromossoma *X.* Nos homens, o cromossoma *X é* apenas um e o gene recessivo não pode ser suprimido. As mulheres, por outro lado, têm dois cromossomas .V.

Por conseguinte, se uma mulher herdar este cromossoma *X com o* gene da doença do seu pai, o gene normativo dominante do outro cromossoma *X* da sua mãe irá "suprimir" o gene da doença.

DISTROFIA MUSCULAR PSEUDO-HIPERTRÓFICA DE DUCHENNE

É uma das formas mais frequentes de doenças neuromusculares hereditárias. Foi descrita pela primeira vez em 1868. Distrofias musculares caracterizada por alterações degenerativas nos músculos estriados transversais sem patologia motoneuronal periférica primária. A sua incidência é de 1:3000-1:5000 rapazes.

A doença é causada por uma perturbação na síntese da proteína distrofina. O gene da distrofina está localizado no braço curto do cromossoma X e foi clonado e sequenciado. É o gene mais longo estudado.

A principal sintomatologia da doença consiste no aumento progressivo das alterações distróficas musculares com imobilização gradual do doente. Em crianças com menos de três anos de idade, é bastante difícil diagnosticar a doença. Sabe-se que estas crianças apresentam um certo atraso no desenvolvimento motor no primeiro ano de vida - começam a sentar-se e a andar mais tarde.

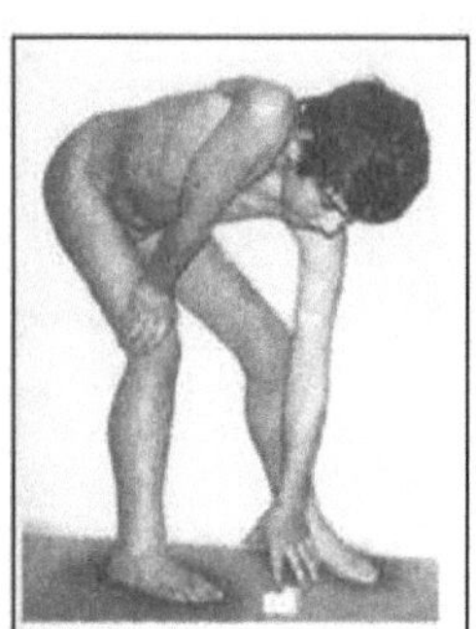 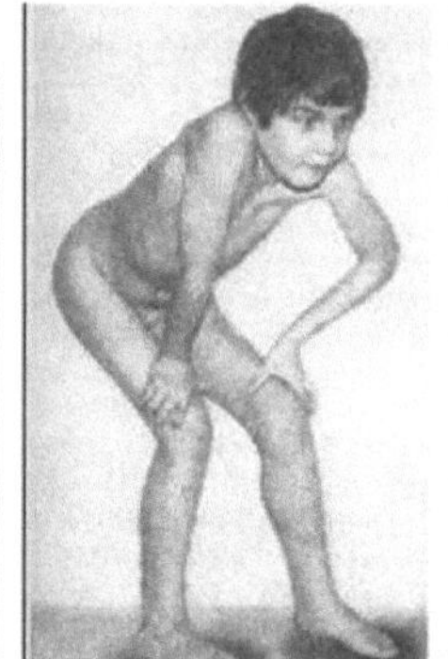

Figura 61. Distrofia muscular de Duchenne.

Nunca correr ou saltar.

O quadro clássico da doença surge em crianças dos três aos cinco anos de idade. Um dos primeiros sinais é um espessamento dos músculos da barriga da perna e um aumento gradual do seu volume devido ao crescimento do tecido conjuntivo e adiposo. Já numa fase inicial da doença, as crianças têm dificuldade em levantar-se do chão, de "cócoras". A partir de uma posição dobrada para a frente, a criança levanta-se "sozinha" (Fig. 61). A atrofia dos músculos da coxa e da cintura pélvica é frequentemente mascarada por um tecido adiposo subcutâneo bem desenvolvido. Gradualmente, o processo toma uma direção ascendente e estende-se à cintura escapular, aos músculos das costas e depois aos braços proximais. Na fase terminal, a fraqueza muscular

pode alastrar-se aos músculos da face, do pescoço e da faringe.

Na fase avançada da doença, surgem sintomas caraterísticos como um andar "à pato", lordose lombar pronunciada, omoplatas em forma de asa. As primeiras contracções musculares são típicas. Também se podem desenvolver pseudo-hipertrofias nos músculos glúteos e deltóides da língua e do abdómen. Muitas vezes, o músculo cardíaco é afetado, são detectados distúrbios do ritmo cardíaco, bordos cardíacos dilatados e alterações no ECG. A insuficiência cardíaca aguda é a causa mais comum de morte. Cerca de 50% das crianças apresentam uma diminuição da inteligência - desde condições limítrofes a uma debilidade acentuada. Os doentes morrem, regra geral, na terceira década de vida e, por volta dos 14-15 anos de idade, estão normalmente imóveis.

7.2.MÉTODO TWIN

Os gémeos nascem em cerca de 1% das vezes, pelo que constituem cerca de

2% de todos os recém-nascidos. Os gémeos são de dois tipos. *Os gémeos dizigóticos*, ou *idênticos,* nascem de dois óvulos diferentes fecundados simultaneamente por espermatozóides diferentes.

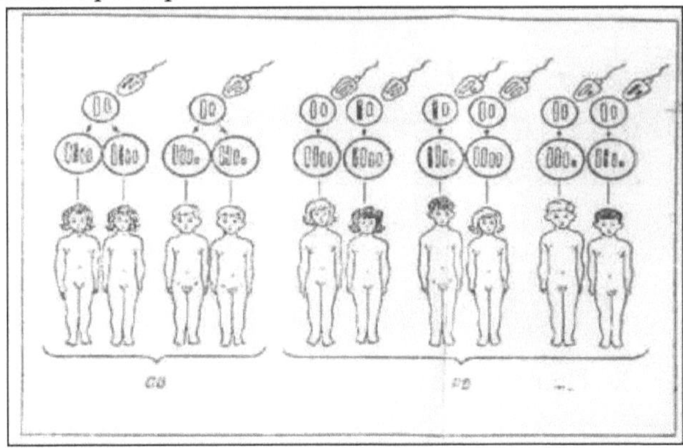

Figura 62. Gémeos monozigóticos e dizigóticos.

Assim, a principal razão para o nascimento de gémeos dizigóticos é a ovulação simultânea, nas suas mães, de dois óvulos. Os gémeos dizigóticos podem ser do mesmo sexo ou de sexos diferentes, e a sua proporção é a seguinte 1($+$) : 2($+^) : 1($+$). Os gémeos idênticos não são geneticamente mais semelhantes do que os irmãos normais. A frequência de nascimento de gémeos idênticos depende da idade da mãe, do seu genótipo e de factores ambientais.

Por vezes, um óvulo fertilizado dá origem não a um, mas a dois (ou mais) embriões. Deles nascem *os gémeos monozigóticos ou idênticos.* São sempre do mesmo sexo: rapazes ou raparigas, em proporções aproximadamente iguais (Figura 62). A semelhança entre os gémeos monozigóticos é muito elevada porque partilham o mesmo genótipo. Os gémeos idênticos são interessantes para estudar a interação entre o genótipo e os factores ambientais, uma vez que as diferenças entre eles se devem principalmente à influência das condições de desenvolvimento, ou seja, do ambiente externo. A proporção de gémeos idênticos nos seres humanos é de cerca de 35-38% do número total de gémeos.

Determinar o tipo de gémeos nem sempre é fácil. É possível excluir com exatidão a monozigotia, mas é muito mais difícil e nem sempre possível prová-la. Para o efeito, são utilizados sinais como o grupo sanguíneo, várias proteínas séricas e enzimas. Uma técnica fiável, embora difícil de aplicar, para resolver esta questão é o enxerto de pele. Nos gémeos monozigóticos, os enxertos de pele recíprocos são concluídos com êxito, enquanto nos gémeos dizigóticos os enxertos de pele são rejeitados.

Em 1876, o investigador inglês F. Galton propôs a utilização do método de análise de gémeos para distinguir a influência da hereditariedade e do ambiente no desenvolvimento de várias caraterísticas nos seres humanos.

A essência deste método consiste em duas variantes de comparações: comparação de pares de gémeos idênticos com gémeos idênticos do mesmo sexo, bem como comparação de pares de gémeos idênticos criados juntos e separados. Se a caraterística em estudo aparece em ambos os gémeos, chama-se *concordância*, se apenas num deles, chama-se *discordância.*

Por exemplo, de acordo com o tipo de sangue, um casal é considerado concordante se ambos os parceiros tiverem o mesmo tipo de sangue, mas se o tipo de sangue dos parceiros for diferente, o casal é discordante. Para provar o papel da hereditariedade no desenvolvimento de uma caraterística, basta comparar a proporção (percentagem) de pares concordantes em grupos de gémeos mono e dizigóticos.

Vejamos o exemplo da diabetes mellitus. Se um dos gémeos monozigóticos tiver diabetes, o segundo parceiro contrai a doença em 65% dos casos (em 65% dos casos são concordantes). Se um dos gémeos dizigóticos tiver diabetes, o segundo parceiro tem diabetes apenas em 18% das vezes. A grande concordância no grupo de parceiros geneticamente idênticos dos pares monozigóticos prova que a predisposição hereditária desempenha um papel importante na etiologia da diabetes. São utilizadas várias fórmulas para quantificar o papel da hereditariedade e do ambiente. As mais frequentemente utilizadas são os coeficientes de hereditariedade (H) e de influência ambiental (E), calculados de acordo com a fórmula de Holzinger:

$$H = \frac{C_{mz} - C_{dz}}{100 - C_{dz}} \cdot 100 \; ; \quad E = 100 - H,$$

$_{mzdz}$em que *C é a* percentagem de pares concordantes no grupo de gémeos monozigóticos e *C é a* mesma no grupo de gémeos dizigóticos. No exemplo acima de diabetes mellitus, a proporção de causa hereditária da caraterística é:

$$H = \frac{65 - 18}{100 - 18} \cdot 100 = 57\%,$$

e a influência do ambiente $E = 100 - 57 = 43\%$.

Resultados

Os cálculos que utilizam as fórmulas de Holzinger confirmam que a diabetes se deve tanto a factores genéticos como a condições ambientais.

Vamos utilizar a fórmula de Holzinger em mais dois exemplos. Suponhamos que uma caraterística (tipo de sangue) é inteiramente determinada pelo genótipo e não depende de influências ambientais. $_{mz}$Neste caso, num grupo de gémeos monozigóticos, a concordância dos parceiros é completa devido à identidade dos seus genótipos *(C* = 100%), enquanto a concordância num grupo de gémeos dizigóticos, determinada por uma combinação aleatória dos genes dos pais, será incompleta, por exemplo: $_{dz}$40% (*C* = 40%). Substituindo estes valores na fórmula de Holzinger, obtém-se

$$H = \frac{100-40}{100-40} \cdot 100 = 100\%; \; E = 0\%.$$

Um resultado diferente é obtido para uma caraterística cujo desenvolvimento não depende do genótipo e é completamente determinado pela influência do ambiente (é o caso de algumas doenças infecciosas). Neste caso, a percentagem de pares concordantes em grupos de gémeos mono e dizigóticos é a mesma, por exemplo, 90% em ambos os grupos. Substituindo estes valores de concordância na fórmula de Holzinger, obtemos H=0%, *E*= 100%. Consequentemente, o coeficiente de herdabilidade para diferentes traços é diferente; varia de 100% para traços completamente determinados por factores genéticos a 0% para traços inteiramente dependentes de influências ambientais. Na maioria dos casos, o desenvolvimento dos traços é determinado pela influência conjunta do genótipo e das condições ambientais, pelo que o coeficiente de hereditariedade é inferior a 100% e superior a 0%, sendo tanto maior quanto mais forte for a influência do fator genético.

O coeficiente de hereditariedade também pode ser calculado para caraterísticas quantitativas em que os parceiros de um par diferem um do outro não pela alternativa "concordantes-discordantes", mas pela expressão da caraterística. Nestes casos, o coeficiente de hereditariedade é calculado utilizando uma fórmula de Holzinger ligeiramente modificada:

$$H = \frac{r_{mz} - r_{dz}}{1 - r_{dz}} \cdot 100 \; ; \qquad E = 100 - H,$$

r_{mz} r_{dz} em que *é o* coeficiente de correlação intraclasse no grupo de gémeos monozigóticos e *é o* mesmo no grupo de gémeos dizigóticos.

O dispositivo matemático da análise de gémeos foi consideravelmente alargado nos últimos anos, o que permite, em certos casos, obter informações suplementares sobre a importância relativa do genótipo e do ambiente na ontogénese das caraterísticas do organismo.

Assim, os traços caracterizados por um elevado nível de concordância são, em grande parte ou predominantemente, determinados por factores genéticos e são pouco confirmados pela influência das condições ambientais. Os traços caracterizados por uma elevada discordância, pelo contrário, são principalmente determinados pela influência do ambiente.

Não se deve pensar que os gémeos monozigóticos devem ser sempre absolutamente semelhantes entre si em termos de caraterísticas qualitativas. As diferenças podem ser causadas por mutações nas células somáticas e por variações na expressão dos genes em todas as fases do desenvolvimento, incluindo as mais precoces. Um exemplo é a descrição de irmãs monozigóticas com um cariótipo normal, uma das quais tinha hemofilia e a outra era portadora heterozigótica do gene da hemofilia sem evidência da doença. A discordância entre as irmãs deveu-se provavelmente ao facto de a inativação precoce do desenvolvimento do *cromossoma X* ser diferente nas duas irmãs.

A utilização do método dos gémeos confirma a importante conclusão de que qualquer caraterística do organismo humano é o resultado da ação dos genes e das condições ambientais.

7.3.MÉTODOS CITOGENÉTICOS

O estudo da estrutura e função dos cromossomas levou ao isolamento de uma secção independente da ciência - *a citogenética.* O início do desenvolvimento da citogenética humana pode ser considerado como sendo a década de 50-60, quando pela primeira vez apareceram publicações de trabalhos em que era possível obter imagens convincentes da morfologia de todos os cromossomas humanos e determinar corretamente o seu número diploide.

A essência dos métodos citogenéticos, com toda a variedade de fases individuais, está na análise microscópica dos cromossomas, permitindo detetar alterações numéricas e estruturais no conjunto cromossómico (cariótipo), as chamadas mutações cromossómicas e genómicas.

As técnicas citogenéticas estão amplamente integradas na medicina. Verificou-se que as malformações múltiplas nos recém-nascidos se devem frequentemente a anomalias cromossómicas. Uma proporção significativa de mutações cromossómicas e genómicas foi detectada em embriões nados-mortos e abortados espontaneamente. A citogenética dos tumores malignos humanos também começou a desenvolver-se. Assim, a citogenética está agora firmemente inserida na prática da saúde pública. Os métodos de investigação citogenética podem ser condicionalmente subdivididos em *diretos e indirectos.*

Os métodos diretos são métodos de obtenção de preparações de células em divisão sem cultura. Este método permite a análise cromossómica de células tumorais, mas é sobretudo utilizado para estudos da medula óssea. [0]A medula óssea é obtida por punção esternal, colocada em meio nutriente, adiciona-se colchicina (que interrompe a divisão celular na fase metafásica da mitose), as células são incubadas durante cerca de 2-3 h a 37 C e, em seguida, são preparadas preparações cromossómicas.

Os métodos indirectos consistem na preparação de preparações cromossómicas a partir de células cultivadas em meios nutritivos artificiais. As preparações cromossómicas podem ser preparadas a partir de todos os tecidos e suspensões celulares que contenham células em divisão. Nos seres humanos, na maioria dos casos, são utilizadas preparações a partir de células da medula óssea, de culturas de sangue de curta duração ou de culturas de fibroblastos de longa duração.

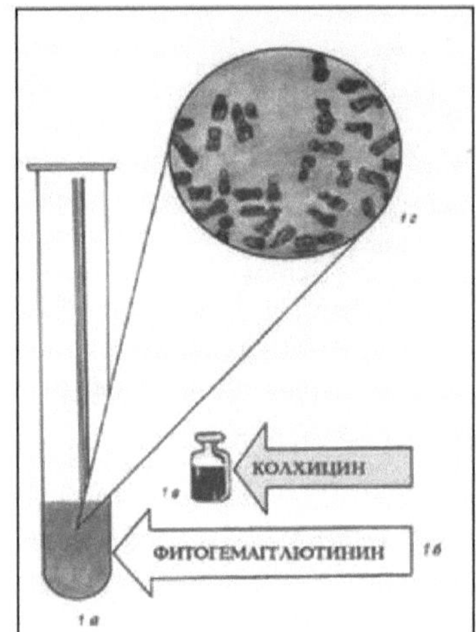

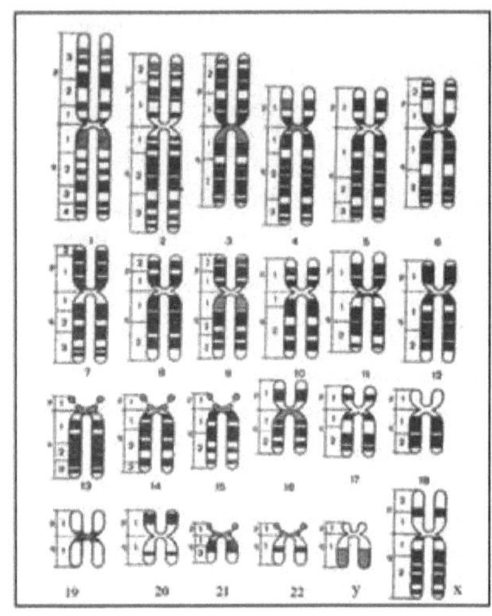

Figura 63. Coloração de cromossomas humanos por coloração diferencial com corante Giemsa e representação esquemática dos loci cromossómicos.

O método de cultura de células sanguíneas é o mais fácil e mais acessível. A punção da medula óssea ou a biópsia da pele para a cultura de fibroblastos é tecnicamente mais difícil e também um procedimento muito desagradável. Os métodos indirectos envolvem a cultura de células. Não existem células em divisão no sangue de pessoas saudáveis (ou doentes, mas não com leucemia). No entanto, a mitose destas células pode ser estimulada artificialmente. Para o efeito, é utilizado sangue obtido numa quantidade de 1,0 ml. O sangue é colocado em meio nutriente com a adição do mitogénio FHA (fitohemaglutinina), que estimula a divisão mitótica dos linfócitos. ^{0}Em seguida, a cultura é colocada num termóstato e cultivada durante 48-72 h a 37 C. A colchicina é administrada 2 h antes do final da cultura (Fig. 63).

A cultura de fibroblastos é obtida a partir de material de biopsia da pele. Este é esmagado e cultivado em meio de cultura, de modo a que os pedaços se fixem na superfície do recipiente de cultura. Após 10 dias, as células começam a crescer nesta superfície, após 21 dias a suspensão é preparada e as preparações são efectuadas.

Um ponto muito importante para a análise dos cromossomas é a sua coloração. A coloração sólida ou uniforme dos cromossomas é designada por coloração *de rotina.* Na coloração de rotina utilizam-se corantes simples: Gimza ou acetoorseina a 2% ou acetocarmina a 2%. Estes corantes coram os cromossomas na sua totalidade, de forma uniforme e intensa. Para alguns fins de diagnóstico (por exemplo, para a deteção de anomalias numéricas dos cromossomas), este método é bastante suficiente. Para obter uma imagem mais detalhada da estrutura cromossómica e para identificar cromossomas individuais ou os seus segmentos, são utilizados diferentes métodos de coloração diferencial.

Os métodos citogenéticos encontraram imediatamente aplicação prática no diagnóstico de doenças cromossómicas. Por exemplo, um casal casado há 3 anos veio para aconselhamento sobre infertilidade. A mulher foi observada na clínica de mulheres durante três anos e recebeu tratamento intensivo para a infertilidade. O marido não foi examinado. Quando o marido foi examinado por um geneticista, suspeitou-se de síndroma de Klinefelter. Um estudo citogenético do cariótipo confirmou o diagnóstico do médico. O seu conjunto de cromossomas é 47, XXU. Esta patologia cromossómica foi a causa da infertilidade.

Uma adição relativamente recente ao arsenal da citogenética laboratorial são os métodos de alta resolução - o *método citogenético molecular de hibridação in situ,* em particular o método de hibridação *in situ por* fluorescência ou *FISH.*

O método ***FISH*** baseia-se no tratamento de preparações cromossómicas com uma sonda de ADN específica, que é ligada ao cromossoma em estudo e, após tratamento com compostos especiais e corantes fluorescentes, a preparação é examinada utilizando um microscópio fluorescente. Para comparar o poder de resolução do método, fornecemos as seguintes informações. ^{6}Na coloração cromossómica de rotina, a mais pequena secção quebrada de um cromossoma sob a forma de uma deleção ou duplicação, que pode ser distinguida num microscópio de luz comum, contém 30-10 nucleótidos.

^{6}A utilização de métodos de coloração diferencial aumenta esta possibilidade para (7-10)-10 nucleótidos. ^{6}Ao analisar os cromossomas na fase inicial da metáfase ou da prófase, é possível distinguir microrranjos de (1-3)-10 nucleótidos. O nível seguinte de resolução é fornecido apenas pelo método citogenético molecular. Uma resolução tão elevada do método permite aplicar diretamente o método FISH ou as suas variantes numa gama suficientemente ampla: desde a determinação da localização de genes até à decifração de rearranjos cromossómicos complexos.

Assim, os métodos citogenéticos tornaram-se procedimentos praticamente indispensáveis em vários domínios da ciência e da prática clínica. Para além do diagnóstico de doenças, os métodos citogenéticos são amplamente utilizados na medicina preventiva.

7.4. TESTES DERMATOGLÍFICOS

Os cientistas americanos C. Cummis e C. Midlo, no início do século, falaram sobre a possível utilização de ***dermatoglifos*** para identificar as caraterísticas genéticas do corpo humano e a sua predisposição para várias doenças.

O nome "*dermatoglifia*" (do grego *derma* - pele, *gliphica* - gravar)" foi proposto por eles e introduzido na ciência. O estudo dos padrões da pele começou na antiguidade. Malpighi (1686) e Purkinje (1823), nas suas obras sobre anatomia, apresentaram tipos de padrões da pele. O estudo dos padrões da pele é um dos métodos mais cómodos e acessíveis para revelar as caraterísticas genéticas do organismo humano.

Acredita-se que os traços dermatoglíficos são mais estáveis ao longo do tempo e indicam de forma mais fiável a persistência de traços populacionais antigos.

Desde o final dos anos 50 deste século, a investigação no domínio da dermatoglifia tem sido amplamente desenvolvida. O método da dermatoglifia é amplamente utilizado na investigação médica para identificar a predisposição para as doenças, a natureza da sua evolução e as suas causas. A utilização de testes dermatoglíficos em crianças em idade pré-escolar permitiu identificar entre elas um grupo de risco acrescido de doenças broncopulmonares e, em certa medida, prever as caraterísticas da sua evolução. A medicina oriental acredita que a forma, o tamanho das mãos e dos dedos, bem como a configuração das linhas principais, podem servir de chave para determinar o estado geral de saúde dos doentes, bem como o seu estado psicológico e estabelecer o diagnóstico da doença.

Até à data, foram descritas 36 caraterísticas consistentes, um conjunto das quais pode ser utilizado para tirar conclusões sobre a presença de uma determinada patologia congénita, algumas das quais são resumidas a seguir:

Caraterísticas do padrão dermatoglífico em várias doenças

Doença	Caraterísticas dermatoglíficas	Autor, ano
Esquizofrenia	Em mulheres e homens, a contagem total de cristas	**Michelsar,**

	(TCC) está diminuída, o ângulo atd está aumentado e a frequência relativa de tipos de padrões individuais nos dedos está alterada. Nas mulheres, a frequência de laços cartoriais no hipotenor está diminuída e a frequência de displasias está aumentada na mão esquerda. Nos homens, a frequência de padrões na terceira almofada interdigital e a frequência de pregas transversais na mão direita aumenta, e observam-se displasias.	**1977**
Oligofrenia Oligofrenia	A contagem total de pentes da OGS (mãos direita+esquerda) é igual a 154,3±3,3 e 144,5±4,4 pentes nos oligofrénicos femininos e masculinos, 141,5±3,9 e 149,7±5,2 pentes nos controlos, 171,5±6,5 e 139,5±8,8 pentes no grupo de imbecis e idiotas. Contagem de padrões na oligofrenia em loops e whorls nos homens 13,45±0,11 e 20,35±0,13, nas mulheres 13,15±0,20 e 19,50±0,21 cristas, nos controlos nos homens 13,50±0,20 e 20,00±0,304, nos controlos nas mulheres 13,00±0,22 e 18,05±0,25. Verificou-se um aumento da contagem de cristas nos oligofrénicos do sexo masculino e uma diminuição nos oligofrénicos do sexo feminino.	**Ritzner et al, 1972 Ritzner et al, 1972**
Síndrome de Down	As linhas palmares principais terminam em regiões com valores numéricos mais elevados, o raio t axial é mais elevado, o ângulo atd é maior, a frequência do padrão no hipotenor é mais elevada na direção ulnar principal, na direção ulnar	**Trepakov, 1989**
	padrões deslocados nas pontas dos dedos, e nas falanges médias dos dedos abaixo do normal, o dedo mindinho é encurtado.	
Doença cardíaca isquémica	1. Aumento do número de anéis ulnares (mais de metade). 2. Ausência de cachos. 3. Terminação da linha A no 5º campo. 4. Aumento do padrão dos espaços interdigitais III e IV. 5. Aumento do padrão do hipotenor. 6. proximal localização do trirradio axial G. 7. Presença de trirradios axiais adicionais e posição t e t".	**Chistikin, 1995**
Neuroses	Os doentes têm uma contagem total de cristas (TCC) mais baixa, uma maior frequência de padrões hipotenor, as mulheres com TCC>164 e os homens >170 são menos propensos à neurose do que os indivíduos com TCC baixa (111 e 118 cristas) e média (112-163) para as mulheres e média (119-169) para os homens.	**Michelsar, 1977**

O objeto de estudo dos dermatologistas é a pele estriada, que está presente apenas nas superfícies palmares das mãos e nas superfícies plantares dos pés. O método de estudo dermatoglífico baseia-se na anatomia, embriogénese e genética dos padrões da pele (Fig. 64).

Figura 64. Dactiloscopia.

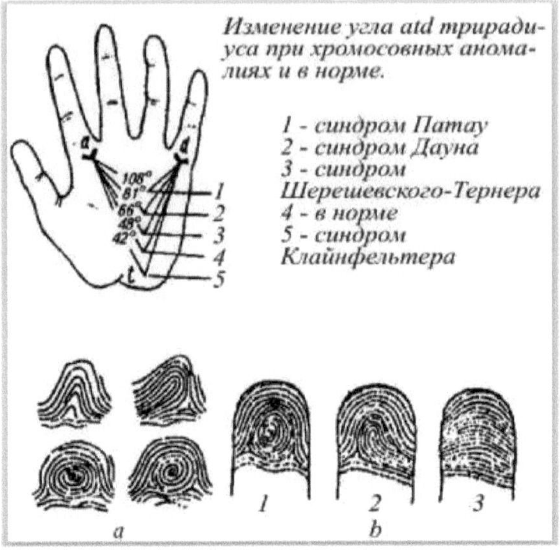

Como é sabido, a pele humana é constituída por duas camadas principais: a *epiderme* externa e a *pele* propriamente dita *(derme).* A pele da superfície palmar das mãos, dos dedos e da superfície plantar do pé humano tem caraterísticas morfológicas diferentes das outras estruturas de cobertura. A camada papilar é bem desenvolvida na derme destas áreas da pele. Ao chegar à superfície, as papilas formam elevações em forma de vieiras denominadas linhas papilares. A epiderme, que cobre as filas de papilas da derme, forma um relevo superficial peculiar. Cada papila ocupa um lugar permanente na derme, o que predetermina o carácter do relevo das linhas papilares. Estão dispostas principalmente em filas de papilas, que podem formar diferentes padrões: *arcos (arch) - A, laços (loop) - L* e *espirais (whorl) - W.* As linhas papilares estão separadas umas das outras por depressões (sulcos) com 1,2 a 0,4 μm de largura. Para além da fina gravação papilar, a superfície dos dedos das palmas das mãos e dos pés está repleta de pregas de flexão mais profundas ou sulcos de flexão (flexão do polegar, distal e proximal).

É de salientar que a pele de vieira se forma no período fetal, entre a 12ª semana e o 6º mês de desenvolvimento intrauterino. De acordo com a orientação do padrão de anéis na superfície da almofada do dedo, os padrões distinguem-se como ulnar e radial (a curva do polegar é ulnar, o oposto é radial). O tipo e a orientação não se alteram com a idade. Um índice quantitativo de dermatoglifos como a contagem de cristas também não se altera. A contagem de cristas é uma caraterística estável, que não se altera com a idade, dos dermatoglifos dos dedos. Largura da crista - a largura da crista e do sulco, tal como o tamanho do fragmento do padrão central, altera-se com a idade. No entanto, tanto a largura da crista como o tamanho do fragmento central do padrão são estruturas morfogenéticas primárias da pele recortada.

É caraterístico que, em cada raça de pessoa, os padrões nos dedos tenham um desenho específico de padrões. Os russos, ucranianos e bielorrussos têm padrões muito semelhantes nos dedos e falam de uma origem comum. Mas cada pessoa tem um padrão individual e não se parece com os outros.

7.5.MÉTODOS BIOQUÍMICOS

Os indicadores ***bioquímicos*** reflectem a essência da doença hereditária com mais precisão do que os sintomas clínicos. O diagnóstico bioquímico avalia o fenótipo do organismo a nível molecular, e a doença hereditária é, em última análise, o fenótipo. Por conseguinte, os métodos bioquímicos têm um papel preponderante no diagnóstico de muitas doenças monogénicas. No entanto, a dificuldade de diagnóstico reside no facto de centenas de doenças hereditárias poderem ser semelhantes em alguns indicadores bioquímicos da urina ou do sangue (por exemplo, acidose, proteinúria, etc.). É muito moroso e dispendioso determinar muitos metabolitos para cada doente. O conhecimento das caraterísticas gerais das alterações metabólicas em diferentes doenças hereditárias permitiu a construção de um novo esquema de exame inicial baseado no quadro clínico da doença, na informação genealógica e no plano de análise bioquímica. Esta abordagem permite o rastreio baseado na exclusão gradual de determinadas classes de doenças (métodos de seleção).

O diagnóstico bioquímico das doenças hereditárias utiliza tanto métodos bioquímicos clássicos (eletroforese, cromatografia, espetroscopia) como tecnologias modernas de alta precisão, como a cromatografia líquida, a espetrometria de massa, a espetrometria de ressonância magnética e o bombardeamento rápido de neutrões. O exame bioquímico do doente permite a identificação de eventuais metabolitos específicos da doença hereditária suspeita para a qual o doente foi encaminhado. Cada exame deve começar com um plano baseado em informações clínicas e genéticas sobre o doente e a sua família. Os "objectos" do diagnóstico bioquímico são os fluidos biológicos: urina, suor, plasma e soro sanguíneos, glóbulos vermelhos, leucócitos, culturas de fibroblastos, linfócitos.

Em quase todos os casos, o diagnóstico bioquímico começa com uma abordagem *de rastreio*, na qual se distinguem dois níveis: primário e esclarecedor. O nível primário de diagnóstico consiste em excluir indivíduos saudáveis de um exame posterior. Distinguem-se dois tipos de diagnóstico bioquímico primário: *massivo e seletivo*. Na primeira fase, são utilizados a urina e o sangue.

Existem ***programas de rastreio em massa para o*** diagnóstico de fenilcetonúria, hipotiroidismo congénito, hiperplasia adrenal congénita, fibrose quística e galactosemia em recém-nascidos. O material biológico para o diagnóstico é o sangue. As gotas secas de sangue capilar de recém-nascidos em papel cromatográfico ou de filtro são enviadas das maternidades para o laboratório. O material deve chegar ao laboratório no prazo de dois a três dias após a recolha da amostra.

Para diagnosticar a fenilcetonúria, é colhido sangue de recém-nascidos na maternidade, entre o 3º e o 5º dia após o nascimento. Se a colheita de sangue for efectuada mais cedo, é possível obter resultados falsos. No laboratório, a quantidade de fenilalanina é determinada pelos seguintes métodos: teste microbiológico de Guthrie, fluorometria, cromatografia de camada fina e outros. A experiência tem demonstrado que os casos falhados não são erros nos testes laboratoriais, mas sim o resultado de negligência no trabalho das enfermeiras aquando da colheita de sangue nas maternidades. No caso de um resultado positivo para a fenilcetonúria, é efectuado um diagnóstico bioquímico esclarecedor através da determinação quantitativa da fenilalanina no sangue.

O hipotiroidismo congénito (diminuição da função da tiroide) também é realizado após o terceiro dia de vida do recém-nascido, se não há diminuição dos níveis plasmáticos de tiroxina e se o conteúdo de hormonas da tiroide da glândula pituitária está aumentado. Na prática, são utilizados dois métodos de diagnóstico de seleção: o diagnóstico de dodose *ou o* diagnóstico *imunoenzimático*. Estes métodos são aproximadamente os mesmos, mas o método de imunoensaio enzimático é preferível, embora seja mais caro.

Os programas de rastreio para o diagnóstico em massa de doenças hereditárias não se destinam apenas aos recém-nascidos. Podem ser organizados para detetar doenças que são comuns em determinadas populações ou populações. Por exemplo, os judeus têm uma elevada incidência da doença de Tay-Sachs.

Nos EUA, foi criado um programa bioquímico de rastreio para detetar a heterozigotia para esta doença, seguido de aconselhamento médico e genético a essas famílias. A talassemia, uma doença grave do sangue, ocorre com elevada frequência em Itália. As autoridades sanitárias destes países organizaram um rastreio bioquímico da população para identificar os portadores latentes de talassemia (heterozigotos).

Os programas de diagnóstico seletivo implicam o controlo de anomalias bioquímicas do metabolismo (urina, sangue) em doentes nos quais se suspeite de doenças genéticas hereditárias. De facto, estes programas deveriam funcionar em todos os grandes hospitais. As indicações para a sua utilização são bastante amplas. Os programas selectivos podem utilizar reacções qualitativas simples (por exemplo, teste do cloreto de ferro para a fenilcetonúria) ou métodos mais precisos que detectem grandes grupos de anomalias. Por exemplo, a cromatografia em camada fina da urina e do sangue pode ser utilizada para diagnosticar perturbações hereditárias do metabolismo dos aminoácidos, lípidos e hidratos de carbono.

A cromatografia gasosa é utilizada para detetar doenças hereditárias do metabolismo dos ácidos orgânicos. A eletroforese da hemoglobina é utilizada para diagnosticar todo o grupo de hemoglobinopatias. Nas condições modernas, muitas fases do diagnóstico bioquímico são efectuadas por aparelhos automáticos (analisadores de aminas).

Um exemplo de um programa de rastreio seletivo de doenças metabólicas hereditárias com curso agudo e resultado letal precoce é o programa desenvolvido por N.V. Zhukova no Centro de Investigação Médica e Genética da Academia Russa de Ciências Médicas. Este programa permite detetar 140 doenças metabólicas hereditárias em crianças.

As indicações para a utilização de métodos de diagnóstico bioquímico em recém-nascidos são sintomas como convulsões, coma, vómitos, hipotonia, iterícia, odor específico da urina e do suor, acidose, perturbação do equilíbrio ácido-base, paragem do crescimento. Nas crianças, os métodos bioquímicos são utilizados em todos os casos de suspeita de doenças metabólicas hereditárias (atraso no desenvolvimento físico e mental, perda de funções adquiridas, quadro clínico específico de uma doença hereditária).

7.6.MÉTODO ESTATÍSTICO POPULACIONAL

A genética das populações estuda a estrutura genética das populações, o seu património genético, os factores e as regularidades que determinam a sua preservação e a sua mudança durante a sucessão de gerações. Em genética médica, o método populacional é utilizado para estudar: doenças hereditárias, padrões da sua distribuição, ocorrência de genótipos e genes patológicos em populações de diferentes locais, países e cidades. O estudo das peculiaridades da distribuição das doenças hereditárias em relação à estrutura da população também permite prever a prevalência dessas doenças nas gerações seguintes. Conhecendo a frequência de uma caraterística ou doença, é possível estabelecer a estrutura genética e o património genético de uma população para essa caraterística. A estrutura da população é caracterizada pela frequência de genótipos que controlam variações alternativas de um traço, enquanto o pool genético é caracterizado pela frequência de alelos de um determinado locus. Neste contexto, é necessário, antes de mais, familiarizarmo-nos com o conceito de "frequência" e com as formas da sua expressão.

A frequência de um determinado genótipo numa população é o número relativo de indivíduos que possuem esse genótipo. A frequência pode ser expressa como uma percentagem do número total de indivíduos na população, que é considerado como 100%. Mais frequentemente, em genética populacional, o número total de indivíduos é considerado como um. Neste caso, a frequência de um determinado genótipo é expressa em fracções de uma unidade.

Se não for possível estudar toda a população, examina-se uma parte da população e a frequência é expressa em percentagem da população.

Por exemplo, o grupo sanguíneo do sistema MN é constituído por três genótipos: ^{MMNNMN}L L , L L E L L . $^{MMN\ N}$O genótipo L L manifesta-se pela presença do antigénio M e o genótipo L L manifesta-se pela presença do antigénio N. ^{MN}O genótipo L L manifesta-se pela presença de ambos os antigénios - (M,N) devido à codominância dos alelos. Suponhamos que, ao determinar o grupo sanguíneo MN na população, se verifica que, das 4200 pessoas examinadas, 1218 têm apenas o antigénio M, 882 têm apenas o antigénio N e 2100 têm ambos os antigénios. É necessário determinar a frequência dos três antigénios na população.

^{MM}Para resolver o problema, consideremos o número total de pessoas examinadas (4200) como 100% e calculemos, da forma habitual, qual a percentagem de pessoas com o genótipo L L .

$$\frac{1218}{4200}\cdot 100 = 29\%.$$

^{MM}Assim, a frequência do genótipo L L é de 29%.

A frequência dos outros dois genótipos pode ser calculada da mesma forma. ^{NNMN}Para o genótipo L L é de 21%; a L L - 50%. Expressando as frequências dos mesmos genótipos em fracções de um, obtemos 0,29; 0,21 e 0,5, respetivamente.

Outras formas de expressar a frequência (principalmente para doenças raras) são utilizadas na genética populacional. Suponha que são detectados 7 recém-nascidos com fenilcetonúria num total de 69862 recém-nascidos nas maternidades de uma cidade. A doença é causada por um gene recessivo (a), e os doentes são homozigóticos para este gene (aa). É necessário determinar a frequência do genótipo (aa) entre os recém-nascidos.

Registando a frequência utilizando o método habitual, obtemos:

$\frac{7}{69862} = 0.0001$. Este método de registo mostra que, com uma dada frequência, numa população há uma criança doente por cada 10.000 recém-nascidos. O mesmo pode ser escrito de uma forma mais abreviada: $^{4}1*$ 10- .

A composição da população depende:

1) das gerações anteriores. Por exemplo, se na geração dos pais o alelo (A) estava muito difundido e o alelo (a) era raro, então na geração dos descendentes o genótipo (AA) prevalecerá sobre os genótipos (Aa e aa).

2) da mutação que afecta a geração. Por exemplo, se, como resultado de mutações na geração dos pais, o alelo (A) sofrer uma mutação para o alelo (a) com uma frequência mais elevada do que (a) para (A), esta chamada pressão mutacional deverá influenciar a proporção de genótipos na população descendente, aumentando a frequência do alelo (a).

3) da seleção natural. Por exemplo, muitos genes mutantes reduzem a viabilidade humana. Os indivíduos com um gene mutante morrem frequentemente cedo, não deixando descendência.

4) do tipo de casamentos. É feita uma distinção entre panmixia, ou casamento aleatório, e seleção não aleatória de casais, em que são preferidos parceiros com o mesmo genótipo ou genótipo oposto. O tipo de casamento deve ser estabelecido em relação a uma caraterística hereditária específica. Por exemplo, nas populações, a seleção de casais por grupos sanguíneos é independente do genótipo (panmixia), e por altura - dependendo do genótipo: as pessoas de estatura alta têm mais probabilidades de casar com pessoas altas, e as pessoas raquíticas - com pessoas raquíticas

No entanto, a maioria dos traços hereditários não é afetada por essa seleção e a panmixia ocorre de forma bastante generalizada. A panmixia na sociedade humana é também limitada pelo facto de as populações de algumas localidades e cidades consistirem em grupos relativamente isolados, nos quais os casamentos ocorrem predominantemente dentro do grupo. Esses grupos são chamados isolados. Nas populações humanas, os isolados são devidos a divisões nacionais, religiosas, raciais, de classe e outras divisões da sociedade.

A regularidade básica que permite estudar a estrutura genética das populações foi estabelecida em 1908, de forma independente, pelo matemático inglês G. Hardy e pelo médico alemão W. Weinberg. A lei de Hardy-Weinberg estabelece que, em populações sob condição de panmixia e na ausência de pressões mutacionais e de seleção, se estabelece um equilíbrio de frequências genotípicas, que se mantém de geração em geração. Do ponto de vista da análise genética de populações, é particularmente importante o facto de a lei de Hardy-Weinberg estabelecer uma relação matemática entre as frequências genéticas e genotípicas. Esta dependência baseia-se num cálculo matemático simples.

Observemos o comportamento numa população de dois alelos (A e a) com frequências arbitrárias (p e q). Um cruzamento numa tal população pode ser escrito da seguinte forma: *(pA + qa)\ x <$(pA + qa).* As frequências dos três genótipos possíveis obtidos neste cruzamento são expressas pela equação: *(pA + qa)♀ x ♂(pA + qa).*

A a AA Aa aa

As letras da linha inferior indicam alelos e genótipos, e as frequências correspondentes estão localizadas acima delas na primeira linha. Na sua forma mais simples, a lei é descrita pela fórmula:

$$p^2AA + 2pqAa + q^2aa = 1.$$

Deve notar-se que a lei de Hardy-Weinberg, tal como outras regularidades genéticas baseadas no princípio mendeliano da combinação aleatória, é matematicamente cumprida com precisão em populações de dimensão infinitamente grande. Na prática, isto significa que as populações com dimensões inferiores a um determinado valor mínimo não cumprem os requisitos da lei de Hardy-Weinberg.

Um método de cálculo semelhante pode ser utilizado para o sistema trialélico, por exemplo, para estudar a estrutura genética da população de acordo com o sistema de grupos sanguíneos ABO. ^{AB}Neste caso, os genótipos são determinados pelos alelos I , I e 1°. Denotando as suas frequências pelos símbolos p, q y, obtém-se uma expressão da estrutura genética da população:

$$p^2I^AI^A + q^2\ I^BI^B + r^2\ I^O I^O + 2\ pr\ I^AI^B + 2qr\ I^AI^O + 2qr\ I^BI^O = 1.$$

Esta expressão quantifica as frequências de todos os genótipos homozigóticos e heterozigóticos no sistema de grupos sanguíneos ABO.

Questões de controlo e tarefas:

1. Que métodos são utilizados para estudar a genética humana?
2. O que é o método genealógico clínico?
3. Que questões podem ser abordadas através do método genealógico clínico?
4. Quais são os principais tipos de herança que conheces?
5. Enumere os critérios para o tipo de hereditariedade autossómica dominante e dê exemplos de doenças?
6. Enumere os critérios para o tipo de hereditariedade autossómica recessiva e dê exemplos de doenças?

7. Caracterizar as diferenças entre os tipos de hereditariedade dominante ligada ao X e recessiva ligada ao X?
8. Qual é a diferença entre os métodos diretos e não diretos de testes citogenéticos?
9. Que materiais biológicos podem ser utilizados para obter preparações de cromossomas?
10. Quais são os principais métodos de coloração dos cromossomas?

TESTE-7.

1. Qual é a causa da doença mucopolissacaridose?
a) perturbações do metabolismo dos aminoácidos;
б) perturbação do metabolismo dos hidratos de carbono;
в) perturbações do metabolismo dos lípidos;
e) doenças cromossómicas.

2. Identificar o cariótipo da Síndrome do Grito do Gato?
a) 46, XX del(5p);
б) 46, XX, 18q;
(c) 45,HU, t(14q;21q);
e) 46,XX,del(18q).

3. Identificar as doenças relacionadas com as trissomias autossómicas?
a) Down, Klinefelter;
б) Shereshevsky-Turner, Patau;
(c) Down, Patau, Edwards;
e) Edwards, trissomia do cromossoma X.

4. Que doentes têm estatura alta, físico eunucoide e ginecomastia?
a) Síndrome de Klinefelter;
б) Síndrome de Marfan;
(c) Síndrome de Down;
e) Síndrome de Patau.

5. Em que síndrome se observam aurículas baixas, fendas oculares estreitas e uma mandíbula curta?
a) Síndrome de Patau;
б) Síndrome de Edwards;
(c) Síndrome de Down;
e) síndroma do "catcall".

DESAFIO-7.

1. Na selva sul-americana existe uma população aborígene de 127 pessoas (incluindo crianças). A frequência do tipo de sangue M é de 64%.
Podemos calcular as frequências dos grupos sanguíneos N e MN nesta população?

2. A doença de Tay-Sachs, causada por um gene autossómico recessivo, é incurável; as pessoas com a doença morrem na infância. Numa grande população, a incidência de crianças afectadas é de 1:5000.

Será que a concentração do gene anómalo e a incidência desta doença se vão alterar na geração seguinte desta população?

3. A luxação congénita da anca é herdada de forma dominante, com uma penetrância genética média de 25%. A incidência é de 6:10.000.

Determine o número de indivíduos homozigóticos para o gene recessivo.

4) Identificar o tipo de herança.

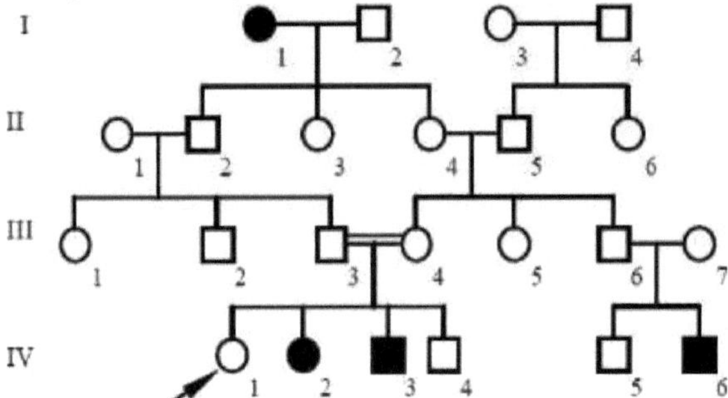

5. A concordância de gémeos monozigóticos no peso corporal é de 80% e a de gémeos dizigóticos é de 30%. Qual é a proporção de factores hereditários e ambientais na formação da caraterística?

CAPÍTULO VIII

PREVENÇÃO DA PATOLOGIA HEREDITÁRIA

8.1. TIPOS DE PREVENÇÃO DE DOENÇAS HEREDITÁRIAS

O pensamento profundo expresso por Leo Tolstoy no início do romance "Anna Karenina" - "Todas as famílias felizes são semelhantes umas às outras, todas as famílias infelizes são infelizes à sua maneira" - pode ser plenamente aplicado às famílias com crianças saudáveis e doentes. De facto, cada família com um filho que sofre de uma doença hereditária é infeliz à sua maneira: doença grave de longa duração, morte precoce, subdesenvolvimento mental, etc. Todas as pessoas desejam ter uma descendência saudável. A deterioração do ambiente a nível mundial e no Uzbequistão em particular agrava a questão de dar à luz crianças saudáveis. Toda a patologia hereditária é determinada pela "carga" genética, que surge por duas razões.

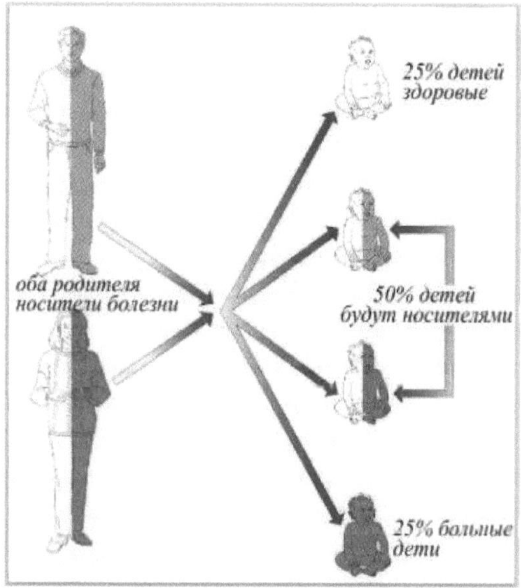

Figura 65. Transmissão de um gene patológico a descendentes de pais doentes.

1. Segregação - transmissão de um gene anormal aos descendentes de pais doentes ou portadores do gene anormal (Figura 65).
2. Mutação recente - uma alteração no aparelho hereditário que ocorre nas células germinativas de pais saudáveis. Como resultado, um gâmeta com uma nova mutação dá origem ao desenvolvimento de uma criança doente, embora os pais não tivessem essa mutação.

As consequências médicas da "carga" de patologia hereditária nos seres humanos manifestam-se através do aumento da mortalidade, da redução da esperança de vida, do aumento do número de doentes com doenças hereditárias e do aumento dos cuidados médicos.

Apesar dos progressos significativos realizados na compreensão da etiologia e da patogénese de muitas doenças hereditárias e congénitas, os resultados obtidos no tratamento destas doenças ainda não são muito impressionantes. É por isso que a prevenção das doenças hereditárias deve ocupar um lugar decisivo no trabalho do pessoal médico e na organização dos cuidados de saúde.

A prevenção é um conjunto de medidas destinadas a evitar a ocorrência e o desenvolvimento de doenças hereditárias e congénitas. Existem vários tipos de prevenção de patologias hereditárias.

A prevenção primária é um conjunto de medidas destinadas a evitar a conceção de uma criança doente. É realizada através do planeamento da gravidez e da melhoria do ambiente humano. O planeamento inclui três posições principais:

1. Idade reprodutiva óptima, que para as mulheres se situa entre os 21 e os 35 anos (gravidezes mais precoces ou mais tardias aumentam a probabilidade de ter um filho com patologia congénita).
2. Recusa de engravidar em casos de alto risco de patologia hereditária e congénita (na ausência de métodos fiáveis de diagnóstico pré-natal, tratamento, adaptação e reabilitação dos pacientes).
3. Falha na procriação em casamentos com parentes de sangue e entre dois portadores heterozigóticos do gene patológico (ver Figura 66).

A prevenção secundária é a melhoria do ambiente humano, com o objetivo principal de evitar o aparecimento de novas mutações. É levada a cabo através de um controlo rigoroso do teor de agentes mutagénicos e teratogénicos no ambiente humano. As condições ambientais que causam doenças são múltiplas. Incluem a falta de nutrientes essenciais e a nutrição excessiva, substâncias tóxicas e micróbios patogénicos, influências psicogénicas e outras. Todas estas condições tornam-se extremas e patogénicas se perturbarem a homeostasia humana.

A prevenção terciária é efectuada através da interrupção da gravidez em caso de elevada probabilidade de doença no feto ou de diagnóstico pré-natal. O diagnóstico pré-natal é efectuado através de vários métodos de investigação no primeiro e segundo trimestres de gravidez, ou seja, nos períodos em que ainda é possível interromper a gravidez em caso de deteção de patologia. A interrupção só pode ser efectuada com o consentimento da mulher e dentro dos prazos previstos. A base para a remoção do embrião é a doença hereditária. A interrupção da gravidez não é claramente a melhor solução, mas é atualmente a única adequada para os defeitos genéticos mais graves e fatais.

O quarto tipo de prevenção das doenças hereditárias tem como objetivo evitar o desenvolvimento da doença na criança nascida ou as suas manifestações graves. Esta forma de prevenção pode ser designada por ***normocópia,*** ou seja, o desenvolvimento de uma criança saudável com um genótipo patológico. Esta prevenção de algumas formas de patologia hereditária pode coincidir com medidas terapêuticas no sentido médico geral.

A prevenção do desenvolvimento de uma doença hereditária envolve uma série de medidas de tratamento que podem ser efectuadas no útero ou após o nascimento. Por exemplo, para algumas doenças hereditárias como a incompatibilidade Rh, algumas acidúrias, galactosemia, é possível o tratamento intrauterino.

Atualmente, as consultas médicas e genéticas (através de métodos de diagnóstico pré-natal e de rastreio neonatal) desenvolvem actividades destinadas a prevenir o desenvolvimento de doenças hereditárias na população.

8.2.ACONSELHAMENTO GENÉTICO

O aconselhamento médico e genético é um tipo de assistência médica especializada e só pode ser efectuado por um médico especializado em genética médica.

A rede de salas de aconselhamento em genética médica é criada com base nos princípios de cuidados de saúde caraterísticos do país, tendo em conta o nível de desenvolvimento da medicina em geral e o grau de formação do pessoal médico em genética clínica. Na maioria dos países estrangeiros, o aconselhamento é efectuado de acordo com um sistema de três fases:

1. O prognóstico da saúde da descendência nos casos mais simples é determinado pelos médicos de família.
2. Os casos mais complexos são tratados pelo geneticista do centro médico.
3. O aconselhamento que requer a utilização de métodos e cálculos genéticos complexos é efectuado em centros especiais de aconselhamento genético. Atualmente, existem cerca de 1.000 instituições em todo o mundo que prestam aconselhamento médico e genético em quantidades variáveis. No nosso país, os centros de aconselhamento funcionam como parte integrante do atual sistema de cuidados médicos para a população.

Os primeiros gabinetes de genética médica , que tratavam de

Em 1971, o académico J.H. Khamidov e o professor A.T. Okilov organizaram um projeto sobre a previsão da saúde dos descendentes com patologia hereditária no Instituto Médico de Tashkent. Muitos cientistas uzbeques contribuíram para o desenvolvimento da genética no Uzbequistão. Nos últimos anos, os laboratórios dos institutos de investigação têm vindo a desenvolver problemas de genética médica. As primeiras cadeiras de genética médica foram criadas nas faculdades de medicina dos institutos médicos. O Ministério da Saúde do Usbequistão emitiu ordens com o objetivo de melhorar a prevenção, o diagnóstico e o tratamento das doenças hereditárias.

O principal objetivo do aconselhamento genético é evitar o nascimento de uma criança doente. Isto aplica-se, em particular, a malformações e doenças graves, geneticamente determinadas e dificilmente tratáveis, que resultam em incapacidade física ou mental. De acordo com este objetivo, na atual fase de desenvolvimento dos cuidados de saúde, o aconselhamento médico e genético deve desempenhar as seguintes funções

1. Determinação do prognóstico de saúde para a futura descendência em famílias onde existiu, existe ou se prevê que venha a existir um doente com uma patologia hereditária;
2. Explicar o significado do risco genético aos pais de uma forma acessível e ajudá-los a tomar decisões sobre a maternidade;
3. Ajudar os médicos a fazer o diagnóstico de uma doença hereditária quando são necessárias técnicas especiais de teste genético;
4. Vigilância de dispensários e identificação de um grupo de alto risco entre os familiares de um indivíduo com uma doença hereditária;
5. Promoção do conhecimento médico e genético entre médicos, enfermeiros e o público.

De acordo com estes objectivos, as seguintes situações são motivo de encaminhamento para aconselhamento:

- atraso (perturbações) do desenvolvimento físico ou mental;
- malformações congénitas dos órgãos internos e externos;
- cor ou odor específico da urina e odor corporal;
- doenças infecciosas frequentes;
- alterações na pele, cabelo, unhas, atrofias;
- anomalias do esqueleto;
- patologia dos órgãos visuais, cataratas, atrofia ocular;
- aumento do fígado e do baço.

Para além dos sinais acima referidos, é necessário suspeitar de patologia hereditária e encaminhar a família para uma consulta médica e genética: em caso de casos semelhantes da doença em familiares; na presença de abortos espontâneos, nados-mortos, crianças com malformações; em caso de morte súbita, pais de mulheres com mais de 35 anos, homens com mais de 45 anos; em caso de infertilidade primária.

Na presença de qualquer uma destas condições, é extremamente importante consultar um geneticista, que ajudará a excluir ou a confirmar uma doença hereditária e a determinar as recomendações necessárias (ver Anexos nº 4). Há questões éticas envolvidas no aconselhamento, como a interferência na privacidade da família ou outras questões, pelo que os profissionais de saúde, o pessoal paramédico, devem ser muito cuidadosos na interpretação de quaisquer dados.

8.3. DIAGNÓSTICO PRÉ-NATAL

O diagnóstico ***pré-natal*** é a deteção pré-natal de anomalias congénitas ou hereditárias no feto. Atualmente, o diagnóstico pré-natal é realizado através de vários métodos de investigação no primeiro e segundo trimestres de gravidez, ou seja, nos períodos em que ainda é possível interromper a gravidez em caso de deteção de patologia. Atualmente, é possível diagnosticar quase todos os síndromes cromossómicos e cerca de 100 doenças hereditárias em que o defeito bioquímico foi estabelecido de forma fiável.

Utilização do diagnóstico pré-natal: métodos não invasivos e invasivos.

Métodos não invasivos de diagnóstico pré-natal.

A ultrassonografia (ecografia) baseia-se na capacidade da onda de ultra-sons de se refletir na superfície da interface entre dois meios de densidades diferentes, o que permite obter a sua imagem no ecrã de um tubo de feixe de electrões. Este estudo é efectuado nas fases iniciais e posteriores da gravidez, pelo menos duas vezes (12 a 14 semanas e 20 a 21 semanas de gravidez), quando se conhece o tamanho exato do feto, o termo da gravidez, bem como algumas condições patológicas (gravidez não desenvolvida, derrapagem de bolhas, poliúria, etc.). A ecografia diagnostica malformações dos membros, defeitos do tubo neural, defeitos da parede abdominal anterior, hidro e microcefalia, defeitos cardíacos, anomalias renais.

Os métodos bioquímicos incluem a determinação da alfa-fetoproteína, da gonadotrofina coriónica e dos níveis de estradiol não ligado no soro de mulheres grávidas. O período ideal de investigação é entre as 17 e as 20 semanas de gravidez. Com a ajuda de análises bioquímicas ao sangue, são diagnosticados: gravidez múltipla, morte fetal intra-uterina, doenças cromossómicas do feto, etc.

Métodos invasivos de diagnóstico pré-natal. Os métodos invasivos incluem: amniocentese, biopsia do córion e cordocentese, placentocentese e fetoscopia.

A amniocentese é realizada após um exame ecográfico preliminar, que é utilizado para determinar a localização exacta da placenta, a idade gestacional e algumas malformações fetais e uterinas. A amniocentese é um procedimento para obtenção de líquido amniótico (15ml) através da punção do saco amniótico pela parede abdominal anterior ou pela vagina entre as 16 e as 20 semanas de gravidez (Figura 66). Após a 20ª semana, o número de células "viáveis" diminui significativamente. O líquido e as células obtidas podem ser examinados citogenética ou bioquimicamente, dependendo da suspeita de patologia fetal. Durante a amniocentese podem ocorrer complicações (aborto prematuro - 1%, infeção da cavidade uterina - 0,5%).

A biopsia coriónica (biopsia das vilosidades coriónicas) é realizada às 7-11 semanas de gestação (Figura 67). É necessária uma inspeção visual (ultra-sons) para colher as vilosidades. As vilosidades são colhidas com uma pinça de biópsia, utilizando um cateter de plástico. As células das vilosidades crescem rapidamente nesta fase da gravidez. As células das vilosidades coriónicas têm a mesma informação genética que as células fetais. Podem ser analisadas através de métodos citogenéticos e bioquímicos.

A cordocentese - colheita de sangue da veia umbilical do feto - é efectuada entre as 15 e as 22 semanas de gravidez; alguns especialistas realizam este procedimento mais cedo. A cultura de leucócitos permite efetuar análises citogenéticas. Além disso, é possível efetuar o diagnóstico genético bioquímico e molecular de doenças hereditárias sem cultura, utilizando amostras de sangue.

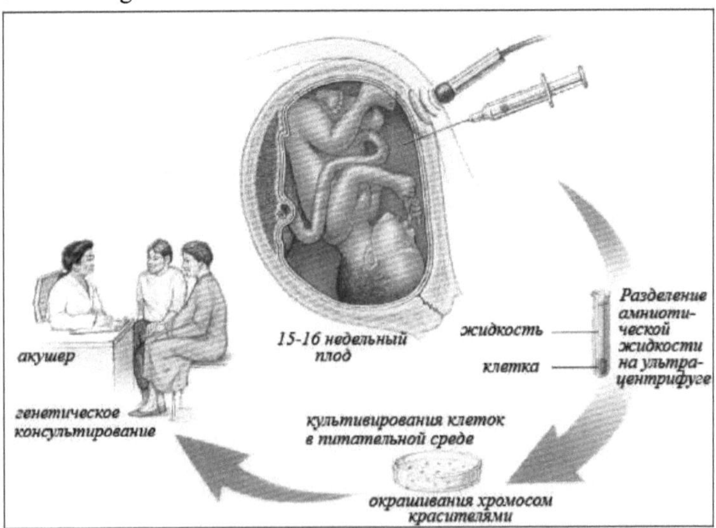

Figura 66. Estudos fetais utilizando ultrassom e amniocentese para diagnóstico pré-natal.

A fetoscopia é um método de observação visual do feto na cavidade uterina através de uma sonda elástica equipada com um sistema ótico. Este método é utilizado para o diagnóstico de malformações congénitas visíveis, para a obtenção de biópsias da pele do feto e de sangue dos vasos umbilicais, o que permite o diagnóstico de imunodeficiências como as hemoglobinopatias e as enzimopatias. É de salientar, no entanto, que o poder de resolução da fetoscopia não é muito elevado, uma vez que apenas são diagnosticadas as malformações que se encontram diretamente no campo de visão do investigador.

O diagnóstico pré-natal de doenças hereditárias e malformações congénitas está indicado nos seguintes casos:

- a idade da mulher é superior a 35 anos;
- a presença de rearranjos cromossómicos estruturais (especialmente translocações e inversões) num dos progenitores;
- Portador heterozigótico em ambos os progenitores para doenças autossómicas recessivas ou apenas na mãe para genes ligados ao X;
- A presença de uma doença dominante nos pais;
- indicação de antecedentes de possíveis efeitos teratogénicos (radiações, medicamentos e infecções durante a gravidez, etc.).

Assim, os futuros avanços no diagnóstico pré-natal estarão relacionados não só com a melhoria dos seus fundamentos metodológicos e com o alargamento das indicações para a sua realização, mas também com a sensibilização do público para as suas possibilidades cada vez maiores.

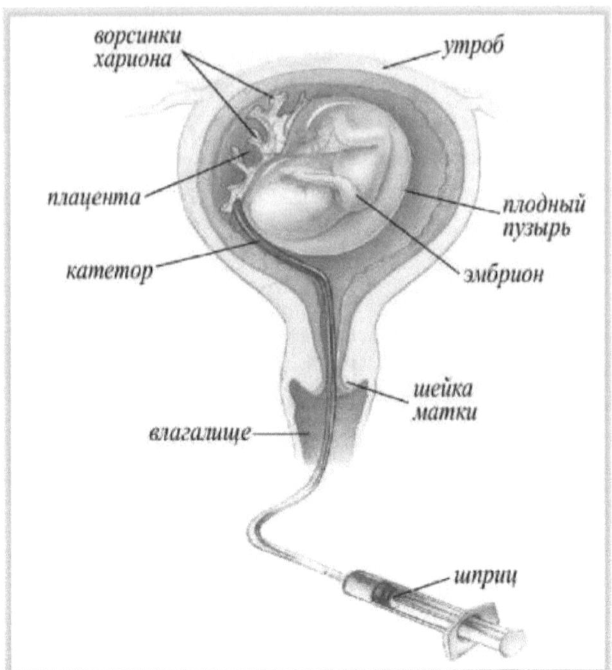

Figura 67. Exame fetal por biopsia das vilosidades coriónicas.

8.4.DOENÇAS HEREDITÁRIAS

O tratamento de doentes com patologias hereditárias era, até há pouco tempo, considerado impossível, mas atualmente, após a criação de uma série de métodos de tratamento específicos e, em muitos casos, altamente eficazes, muitas doenças hereditárias são tratadas com sucesso. A taxa de sucesso de um tratamento atempado é por vezes surpreendente. Embora atualmente a luta contra a patologia hereditária seja da competência de instituições científicas especializadas, pensa-se que não está longe o momento em que os doentes, após o diagnóstico e o início do tratamento patogénico, ficarão sob a supervisão de médicos de clínicas e policlínicas normais. Para tal, é necessário que o médico prático e o pessoal de enfermagem conheçam os métodos básicos de tratamento da patologia hereditária, tanto os existentes como os que estão a ser desenvolvidos (ver Anexo 5).

São utilizados vários tratamentos no tratamento de doenças hereditárias e de doenças com predisposição hereditária:

1. Terapia de substituição.
2. Terapia com vitaminas.
3. Terapia nutricional.
4. Tratamento cirúrgico, etc.

Terapia de substituição. O significado da terapia de substituição para erros metabólicos hereditários é simples: a introdução no organismo de substratos bioquímicos em falta ou insuficientes. Um exemplo clássico de terapia de substituição é o tratamento da diabetes mellitus. A utilização de insulina reduziu drasticamente não só a mortalidade causada por esta doença, mas também a incapacidade dos doentes.

A terapia de substituição é também utilizada com sucesso noutras doenças endócrinas - preparações de iodo e tiroidina para defeitos hereditários na síntese das hormonas da tiroide, bem conhecidos dos clínicos como síndrome androgenital. O tratamento da hemofilia por transfusão de sangue de dador e administração de globulina anti-hemofílica baseia-se no mesmo princípio. O tratamento da doença de Parkinson revelou-se muito eficaz. A administração dos aminoácidos necessários aos doentes alivia significativamente os sintomas da doença e, em especial, reduz a rigidez muscular.

No entanto, a terapia de substituição das doenças metabólicas hereditárias é dificultada pelo facto de muitas anomalias enzimáticas estarem localizadas em células do sistema nervoso central, do fígado, etc. O fornecimento de determinados substratos enzimáticos a estes órgãos-alvo é difícil, uma vez que a sua introdução no organismo desenvolve as correspondentes reacções imunopatológicas. Como resultado, ocorre a inativação ou a destruição completa da enzima. Atualmente, estão a ser desenvolvidos novos métodos para evitar este fenómeno.

Terapia vitamínica. Trata-se do tratamento de determinadas doenças metabólicas hereditárias através da administração de vitaminas, muito semelhante à terapia de substituição. No entanto, na terapia de substituição, são administradas doses normais de substratos bioquímicos, ao passo que na terapia vitamínica são administradas doses dez vezes superiores. Por exemplo, a doença "urina com cheiro a xarope de ácer" é herdada pelo tipo autossómico recessivo. Nesta doença, o ácido isovaleriano e outros produtos metabólicos dos cetoácidos são excretados do organismo em grandes quantidades, o que confere à urina um odor específico. A sintomatologia consiste em rigidez muscular, síndroma convulsivo e perturbações do sistema nervoso. ₁Uma forma da doença é tratada com sucesso com doses excessivas de vitamina B desde os primeiros dias de vida da criança. Os resultados do tratamento precoce com doses elevadas de vitamina B1 são muito encorajadores.

Dietoterapia (nutrição terapêutica). Em muitas doenças metabólicas hereditárias é o único método de tratamento patogénico e muito bem sucedido e, em alguns casos, um método de prevenção. Este último facto é tanto mais importante quanto apenas algumas doenças metabólicas hereditárias (por exemplo, a deficiência intestinal de lactose) se desenvolvem em adultos. Normalmente, a doença manifesta-se nas primeiras horas (fibrose quística, galactosemia) ou nas primeiras semanas (fenilcetonúria) da vida da criança e conduz mais ou menos rapidamente a consequências infelizes, até à morte.

A simplicidade da medida terapêutica de base - a eliminação de um determinado fator da alimentação - continua a ser extremamente tentadora. No entanto, embora em nenhuma outra doença a terapia nutricional seja um método de tratamento eficaz, requer uma adesão estrita a um certo número de condições e uma compreensão clara da complexidade da obtenção do resultado desejado.

Tratamento cirúrgico. Este tipo de tratamento ocupa um lugar importante no tratamento de doentes com patologia hereditária. Muitas vezes, a necessidade de correção cirúrgica surge imediatamente após o nascimento (estenose e atresia do esófago, atresia do ânus, etc.).

O transplante de órgãos e tecidos como método de tratamento de doenças hereditárias é atualmente muito utilizado na prática médica.

A cirurgia plástica é amplamente utilizada no tratamento de várias anomalias de desenvolvimento em crianças e adultos.

Os métodos considerados de tratamento das doenças hereditárias, em virtude da etiologia estabelecida ou das ligações patogénicas, podem ser considerados específicos. No entanto, para a maioria absoluta das patologias hereditárias, ainda não dispomos de métodos de terapia específicos. Isto aplica-se, por exemplo, às síndromes cromossómicas, embora os seus factores etiológicos sejam bem conhecidos, ou a doenças com predisposição hereditária como a aterosclerose e a hipertensão, embora alguns mecanismos de desenvolvimento destas doenças estejam mais ou menos estudados.

O tratamento de ambas acaba por ser mais sintomático do que específico. A fatalidade das doenças hereditárias existe apenas enquanto as suas causas e patogénese não forem compreendidas.

8.5.FARMACOGENÉTICA

É bem conhecido da prática médica que, quando tratados com o mesmo medicamento, alguns doentes apresentam hipersensibilidade ao mesmo. As razões da reação aos medicamentos podem ser não só o estado fisiológico do corpo, a idade, o sexo, mas também as caraterísticas genéticas. O papel da hereditariedade nas reacções do organismo aos medicamentos é estudado por uma secção especial da genética - *a farmacogenética.* Uma das tarefas da farmocogenética é estudar as causas das reacções atípicas aos medicamentos,

em particular, identificar as perturbações dos mecanismos enzimáticos do metabolismo, o seu condicionamento por factores genéticos e a distribuição destes factores na população.
É igualmente necessário averiguar se os factores genéticos estão envolvidos na diversidade das reacções do organismo aos medicamentos. Foi estabelecido que a singularidade do genótipo do organismo pode causar diferenças entre indivíduos na natureza e na taxa de metabolismo dos medicamentos. Isto manifesta-se não por patologia clínica, mas por um efeito terapêutico peculiar e pela gravidade dos efeitos secundários.
Um médico ou enfermeiro pode deparar-se com este problema muitas vezes na sua prática. Por exemplo, a hipersensibilidade de um indivíduo a um medicamento, como acontece nos casos de sobredosagem, apesar de lhe ter sido prescrita uma dose adequada à sua idade e ao seu sexo. A presença de tolerância total do doente ao medicamento, mesmo que a dose seja aumentada. O desenvolvimento de reacções paradoxais ao medicamento, incluindo tipos de complicações muito diferentes do que seria de esperar com base nos mecanismos de ação do medicamento.
Vejamos alguns exemplos:
1. No início da década de 1950, um novo medicamento eficaz, a isoniazida, começou a ser utilizado para o tratamento da tuberculose. Foram observados efeitos tóxicos nalguns doentes quando se utilizavam doses padrão. A razão para este fenómeno foi o facto de os efeitos tóxicos da isoniazida serem de natureza hereditária. Existe uma acumulação familiar destes casos de "sobredosagem" das doses habituais e a excreção da isoniazida do organismo nestes doentes é lenta. Isto depende da enzima que remove a isoniazida do organismo (N-acetiltransferase). Se a enzima for normal, o fármaco é excretado do organismo em 2 horas; se a enzima for anormal, também é excretado lentamente (após 6 horas). Em caso de ingestão regular do fármaco no organismo, a sua excreção reduzida leva à acumulação (acumulação) do fármaco no organismo e à sua acumulação até uma dose tóxica.
2. Nalgumas famílias, para além dos indivíduos saudáveis, existem membros da família que são resistentes aos medicamentos anticoagulantes. Isto deve-se a uma forma mutante geneticamente determinada do metabolismo da vitamina K envolvida na coagulação do sangue. Nalguns doentes com sinais evidentes de raquitismo, a utilização de vitamina D em doses normais não conduz a um efeito terapêutico. Esta doença hereditária é designada *raquitismo resistente à vitamina D ou hipofosfatemia.* O elo fundamental da doença é uma diminuição da reabsorção de fosfato nos túbulos renais.

3. Considerámos alguns dos defeitos metabólicos hereditários mais estudados que são detectados apenas quando o organismo entra em contacto com o medicamento correspondente. No entanto, um grande grupo de doenças hereditárias é acompanhado por reacções atípicas aos medicamentos. Um desses defeitos metabólicos hereditários é a resistência pronunciada de alguns indivíduos à ação do ácido cianídrico e dos seus sais. Por exemplo, podem administrar uma dose de cianeto de potássio quarenta vezes mais letal sem consequências graves.

Na história, há um caso que recebeu uma interpretação quase mística. Um dos colaboradores mais próximos do Imperador Nicolau II, Grigory Rasputin, tentou envenenar-se com cianeto de potássio numa dose que se sabia ser superior à letal. No entanto, depois de comer a comida envenenada, Rasputin não apresentava sinais de envenenamento. Em termos de farmacogenética, este caso único de resistência ao veneno mais forte pode ser explicado pelo facto de Rasputin ser um mutante no gene que determina as variantes da hemoglobina.

4. A gota é herdada de um tipo autossómico dominante com penetrância incompleta e manifesta-se por uma síntese acelerada de ácido úrico com uma diminuição simultânea da sua excreção pelos rins. A acumulação de urato nos tecidos leva a reacções inflamatórias nas articulações e à formação de cálculos renais.

O açúcar elevado no sangue (diabetes mellitus) é frequentemente herdado como uma caraterística autossómica recessiva. A sintomatologia desta doença é bem conhecida. No entanto, há uma variedade de formas de diabetes mellitus. Por exemplo, dependente de insulina e independente de insulina.

No caso de uma tendência hereditária, mas latente, para a gota e a diabetes, alguns diuréticos (medicamentos: clortiazite, furosemida) podem provocar os primeiros sinais clínicos das doenças ou intensificar fortemente o seu desenvolvimento.

Assim, os estudos farmacogenéticos permitiram descrever uma série de defeitos metabólicos que afectam a sensibilidade do organismo aos medicamentos. A necessidade de diagnosticar as anomalias hereditárias do metabolismo dos medicamentos é mais do que evidente, uma vez que permitirá evitar muitas complicações ou casos de tratamento ineficaz. Com base no conhecimento do genoma humano, foram atualmente desenvolvidos métodos de alta resolução para reconhecer mutações nos genes que permitem o metabolismo dos medicamentos. Consequentemente, as estratégias de tratamento de medicamentos no novo milénio incluirão a determinação do genótipo dos doentes antes de iniciarem a terapêutica.

Questões de controlo e tarefas:

1. Dar uma definição do termo prevenção.
2. Que tipos de prevenção conhece?
3. O que é o aconselhamento genético médico?
4. Quais são os objectivos do aconselhamento médico e genético?
5. Enumerar os princípios de encaminhamento para aconselhamento médico e genético.
6. Enumere os sinais com base nos quais se pode suspeitar de uma patologia hereditária.
7. O que é o diagnóstico pré-natal?
8. Indicar as indicações para o diagnóstico pré-natal.
9. Enumerar os métodos de diagnóstico não invasivos e invasivos.
10. Que tratamentos conhece para as doenças hereditárias?

TEST-8.

1. Definir o cariótipo da síndrome de Down?

(a)46,XX+21;
b) 47,XU+21;
(c) 47,HU+18;
e) 47, XX+13.

2. Em que síndrome se observam aurículas baixas, fendas oculares estreitas e uma mandíbula curta?

a) Síndrome de Patau;
б) Síndrome de Edwards;
в) Síndrome de Down;
e) síndroma do "catcall".

3. Que tipo de herança é o Daltonismo?

a) autossómica dominante;
б) autossómica recessiva;
в) Ligado ao X dominante;
e) recessivo ligado ao X.

4. Onde estão localizados os genes alélicos?

a) em cromossomas diferentes (não-homólogos);
б) num só cromossoma;
(c) Em loci idênticos de cromossomas homólogos;
e) em diferentes loci de cromossomas não-homólogos.

5. Selecionar a definição mais completa de cruzamento analítico.

a) cruzamentos para clarificar o genótipo e o fenótipo;
б) cruzamento de um organismo com um fenótipo dominante e genótipo desconhecido com um organismo que tem um fenótipo recessivo;

(c) Cruzamento de organismos fenotipicamente semelhantes;

e) cruzamento com um organismo de genótipo desconhecido.

DESAFIO-8:

1. Identificar o tipo de herança.

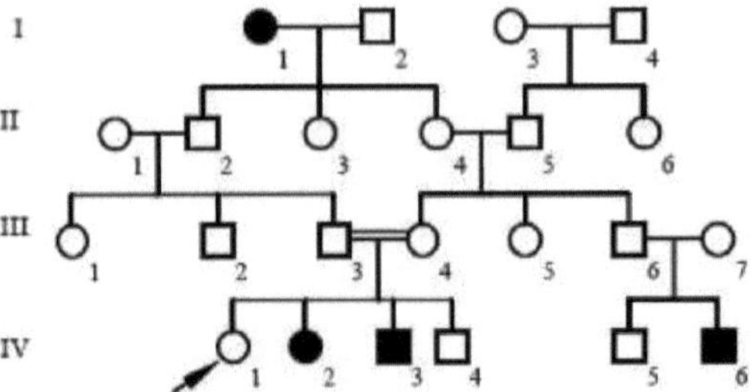

2) Identificar o tipo de herança.

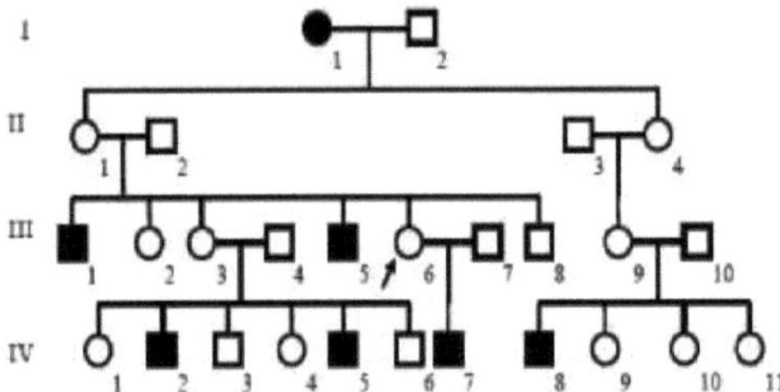

3) Identificar o tipo de herança.

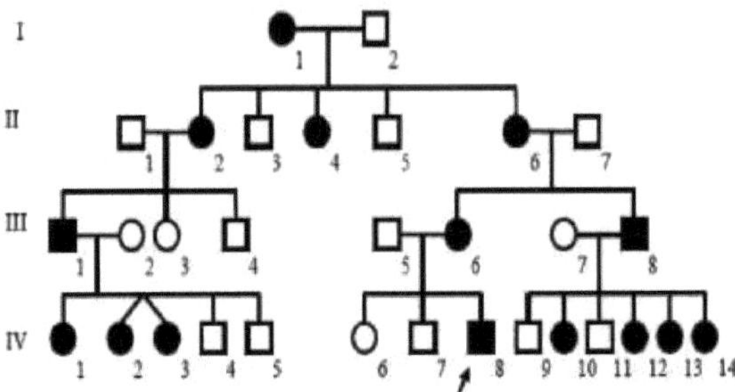

4. Um homem e o seu filho têm hemofilia. A mulher do homem está grávida. Receando que o seu filho nascesse hemofílico, dirigiu-se a uma clínica de genética médica para determinar o sexo do feto e para interromper a gravidez caso se verificasse que o feto era do sexo masculino. Depois de falarem com ela, os médicos recomendaram-lhe que interrompesse imediatamente a gravidez sem amniocentese. Esta recomendação é correta?

5. Quais dos seguintes sintomas são sinais de diagnóstico da síndrome de

Marfan:

а) atraso mental, aumento do fígado e do baço, distrofia generalizada, cataratas;

б) microcefalia, microftalmia, fenda labial e palatina bilateral, sindactilia dos dedos dos pés, defeitos do septo cardíaco, atraso mental;

в) subluxação do cristalino, defeitos cardíacos, estatura alta, dedos longos e finos, depressão do esterno em forma de funil;

г) escleróticas azuis, surdez congénita, ossos frágeis;

д) rosto achatado, testa pouco inclinada, manchas claras na íris, língua grossa e saliente na boca, aurículas deformadas e pouco definidas, defeito do septo atrial, atraso mental?

Apêndice 1.

Mapas de cromossomas humanos

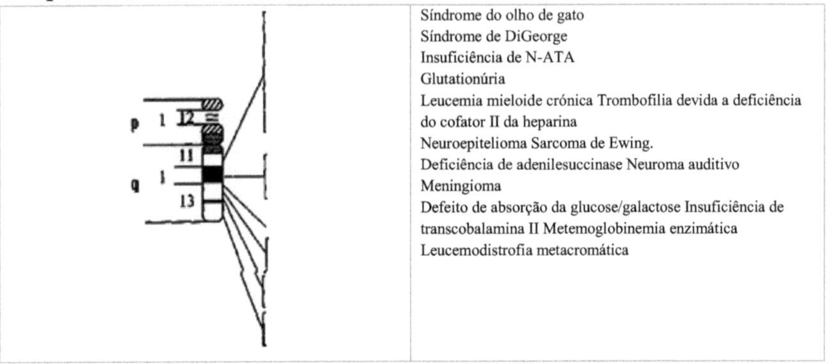

Mapa do 22° cromossoma humano

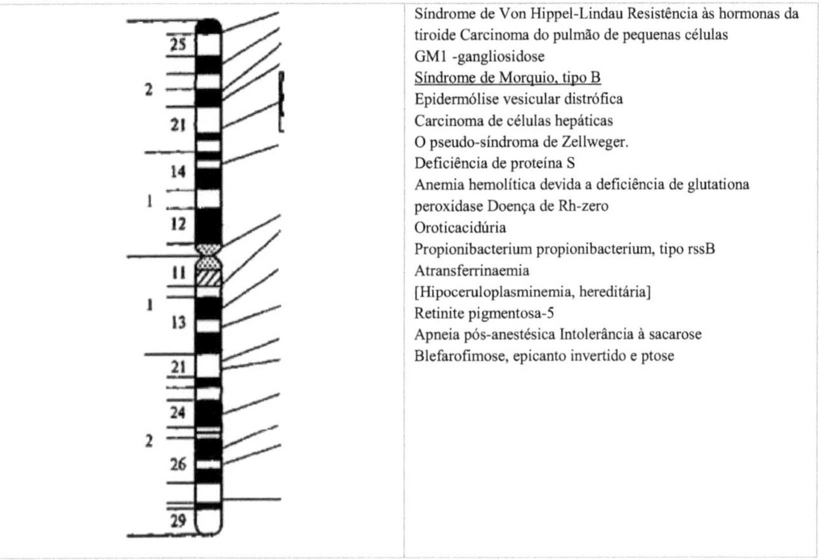

Mapa do cromossoma humano 3

Classificação clínica das doenças hereditárias

Índice de diagnóstico de síndromes	№	Doenças	Manifestação clínica
(a) Doenças causadas por perturbações metabólicas.	1.	Albinismo.	Esta doença tem por base um defeito hereditário. do metabolismo da melanina , resultando numa redução ou ausência de pigmento na pele, membranas mucosas, cabelo e olhos. Distinguem-se três formas clínicas: ocular (hereditária recessiva ligada ao X), cutânea, cutânea ocular (hereditária autossómica recessiva).
	2.	Galactosemia.	Os sintomas podem aparecer logo que o bebé começa a receber leite : vómitos, diminuição da perda de peso , iterícia, hepatomegalia progressiva, ascite, dispepsia, cataratas, demência. Na forma grave, ocorre a morte. Na forma ligeira, os sintomas são menos graves.
	3.	Glicogénese.	Grupo hereditário enzimopatias caracterizadas pela acumulação excessiva de glicogénio no sistema de glicogénio diferentes órgãos e tecidos devido à perturbação dos seus processos de decomposição e síntese. Foram estudados onze tipos. Não foi desenvolvido um tratamento específico para as doenças deste grupo.
	4.	Síndrome de Marfan.	Ver tópico 7.1.1.
	5.	Progeria.	Manifesta-se desde o nascimento ou no início da vida por atraso de crescimento e peso insuficiente, e por
) Doenças do sistema músculo-esquelético.	6. 1. 2.	Atopias (doenças alérgicas). Síndrome de Achard. Deslocações congénitas	alterações cutâneas. A pele é fina, brilhante, seca (diminuição da transpiração), bem esticada. Nos braços e nas pernas, a pele está

		da anca.	solta, enrugada. Na parte inferior do abdómen e na parte superior da coxa, a pele é espessada, áspera, lembrando a esclerodermia . As veias são visíveis devido à ausência de camada de gordura subcutânea. Estrutura normal, cabeça grande, micrognatia, nariz em forma de bico , orelhas. são estimulados. Esperança de vida de 7 a 27 anos. Manifestações clínicas , condicionado reação pervertida do organismo a certos estímulos ambientais: asma brônquica, febre dos fenos , rinite vasomotora , diátese exsudativa, etc. Disseminação familiar é conhecida há muito tempo, mas a patogénese e os mecanismos genéticos não foram estabelecidos. Está a manifestar-se aracnodactilia, oblíqua. maxilar inferior pequeno, mobilidade limitada. as articulações dos braços e das pernas. O crânio largo, a braquicefalia pronunciada e a mandíbula pequena distinguem esta síndrome da doença de Marfan. Existem três graus de deformidade em termos de gravidade: displasia, subluxação e luxação da anca. A displasia é o grau mais ligeiro da doença manifestada por uma infração ossificação dos tecidos Nas subluxações, a cabeça do fémur está parcialmente fora da cavidade da anca. A luxação da anca é o grau mais grave em que a cabeça do fémur está fora da cavidade da

			anca.
	3.	Gota.	oco. Geneticamente. formas determinísticas são herdados por dominância autossómica com um elevado grau de A predominância do envolvimento da articulação do lado esquerdo é predominante no sexo feminino. Caracteriza-se por dores e alterações nas articulações . configuração, limitação mobilidade. As pequenas articulações são mais frequentemente afectadas. Não se registam alterações inflamatórias nas articulações. Doença progride , levando a anquilose, ataques de cálculos renais são comuns. da doença. Os níveis séricos de ácido úrico estão elevados, os quais sais depositam-se nas articulações.
c)Doenças do sistema endócrino.	1.	Síndrome de Bardet-Biedl ou Lawrence-Moon.	Os principais sinais clínicos são a obesidade e a degeneração. retiniana, genital. hipoplasia, polidactilia, atraso mental. Para além das caraterísticas principais, podem estar presentes acrocefalia, sindactilia, nanismo ou gigantismo, atresia anal, surdez, etc. Nos doentes adultos, há sinais de deficiência disfuncional da glândula pituitária. Mulheres subdesenvolvimento das glândulas mamárias, ginecomastia nos homens, etc.
	2.	Síndrome de Klinefelter.	Ver tópico 5.8.
	3.	Síndrome de Shereshevsky-Turner.	Ver tópico 5.8.

	4.	Síndrome de Pendred (bócio com surdez).	Caracteriza-se por um aumento da glândula tiroide , como em normalmente eutiroideus. A surdez ou perda de audição com diminuição da perceção de tons altos está frequentemente associada a
			perturbações vestibulares. O síndroma baseia-se numa diminuição da iodação da tirosina.
d) Doenças cardíacas e vasculares.	1.	Síndrome de Holt-Orumm.	Ver tópico 7.1.1.
	2.	Síndrome de Wolff-Hirschhorn.	Caracteriza-se por hipotrofia grave, atraso de desenvolvimento. desenvolvimento físico e mental; microcefalia, hipertelorismo, pequeno, orelhas baixas, fenda labial e palatina, convulsões. A assimetria do crânio e defeitos cerebrais foram descritos em alguns doentes , hemangiomas nas sobrancelhas, epicanto, olhos antimongolóides, micrognatia. Displasia. articulações e defeitos cardíacos congénitos. A doença é causada por uma deleção do braço curto do 4º cromossoma.
	3.	Mucopolissacaridoses.	Ver tópico 5.4.2.
	4.	Hemofilia.	Ver Tema 3.2 Caracterizado pela espontaneidade hemorragias pós-traumáticas, localizadas mais frequentemente nas grandes articulações dos membros, com desenvolvimento posterior anquiloses e deformações das articulações. Por vezes, ocorrem hemorragias a nível gastrointestinal. trato intestinal, rins, cavidade nasal.
	5.	Talassemia (doença de Cooley).	Existem três tipos: a talassemia pequena, a grande (anemia de Cooley) e a intermédia .

			Anemia hemolítica hereditária familiar é comum nas populações ao longo da costa mediterrânica. Síndrome da talassemia causada por uma diminuição hereditária determinística da síntese de globina. Por conseguinte, distinguem-se a - T e p-T.
			A primeira forma é muito menos comum, mas na a - T a síntese dos três tipos de hemoglobina está comprometida , (HbA, HbF e HbA2). Na p-T, apenas a síntese de HbA está comprometida. Ver tópico 3.2.
e) Doenças dos olhos, da pele, das unhas, do cabelo e das mucosas.	1.	Doença de Ayres.	Manifesta-se por uma inflamação da zona vermelha do lábio, normalmente o lábio inferior. Queilite de natureza actínica. Baseia-se num aumento da sensibilidade à luz solar Tipo de herança autossómica dominante.
	2.	Albinismo.	Ver tópico 5.4.1.
	3.	Hipotricose (Síndrome de Wean).	Caracteriza-se por uma doença congénita ausência de pêlos pubescentes, desenvolvimento tardio de pêlos cerdosos e compridos e queda precoce de pêlos até à alopetição completa.
	4.	Hipertricose.	Crescimento excessivo de pêlos em todas as partes do corpo, exceto nas palmas das mãos, plantas dos pés e membranas mucosas. A hipertricose é notada desde o nascimento e torna-se mais grave mais tarde na vida, podendo diminuir na puberdade.
	5.	Vitiligo.	Manifestada pela formação redondo e martelado manchas despigmentadas , A doença é mais comum em

			mulheres entre os 8 meses e os 20 anos de idade. As mulheres com idades compreendidas entre os 8 meses e os 20 anos são mais frequentemente afectadas. A patogénese do vitiligo é pouco conhecida.
(e) Doenças do sistema neuromuscular.	1.	Leucodistrofia.	Grupo hereditário doenças do sistema nervoso caracterizadas por uma degradação progressiva matéria branca do tecido cerebral devido a defeitos enzimáticos.
			envolvidos no catabolismo lipídico e na síntese da mielina.
	2.	Esquizofrenia (Doença de Blyler). Ptose. Albinismo.	Manifesta-se pelo aumento da alterações da personalidade sob a forma de rutura da sua unidade, perda de ligação com a realidade , infracções específicas do pensamento. Devido à natureza do curso, existem diversas variantes: neurótica, afectiva, alucinatória , delirante, catatónico. O papel dos factores hereditários é evidente. Acredita-se geralmente que a esquizofrenia é determinada por uma série de factores, alguns dos quais são herdados monogenicamente, outros poligenicamente. A ptose é mais frequentemente causada por subdesenvolvimento ou ausência do músculo que eleva a pálpebra superior, menos frequentemente está associada a aplasia dos núcleos laterais emparelhados do nervo oculomotor ou das suas fibras. A ptose pode ser bilateral e bilateral, plena e incompleto Incompleto
	3.		Na ptose bilateral, a cabeça do
g) Doenças do ouvido,	1.		doente está inclinada para trás (pose

			do observador de estrelas), as pregas cutâneas na testa são pronunciadas.
			Ver tópico 5.4.1.
garganta, nariz e anomalias faciais.	2.	Síndrome de Catcall ou (síndrome de Lejeune).	Ver tópico 5.7.

exemplos de registo do cariótipo

FENÓTIPO	CARIÓTIPO
Um homem normal.	46, HU.
Uma mulher normal	46,XX
Homem com síndrome de Down, trissomia simples do cromossoma 21	47, HU, +21
Um homem normal portador da translocação Robertson. (por exemplo, pai de uma criança com uma forma de translocação da síndrome de Down)	45, HU, t(14q; 21q)
Uma rapariga com síndrome de Patau, trissomia simples do cromossoma 13.	47, XX,+13
Um rapaz com síndrome de Edwards, trissomia simples do cromossoma 18.	47, KHU, +18.
Uma menina com síndrome do "choro do gato" (deleção do braço curto cromossoma 5)	46, XX, 5p ou 46, XX del(5p)
Uma rapariga com malformações (deleção do braço longo cromossoma 18)	46, XX, 18q ou 46, XX, del (18q)
Um homem com mieloleucemia crónica	46, XU, t(9q34; 22qll)*
Síndrome de Turner (monossomia do cromossoma X).	45,X
Mulher normal (mosaicismo do número de cromossomas X)	46, XX/47, XXX
Um homem com síndrome de Klinefelter	47 XXU.
Rapariga normal (inversão pericêntrica do cromossoma 7)	46, XX, inv(7) (p14q25)
Um homem normal com polissemia U	47, HUU.
Uma rapariga com malformação genital (isocromossoma no braço longo do cromossoma X)	46, X, i(Xq)

* No cariótipo encontra-se um pequeno cromossoma marcador 22, o chamado "cromossoma Filadélfia", marcado com (Ph).

As regras de registo dos cariótipos:

1. O número total de cromossomas (por exemplo, 45, 46, 47, etc.) é indicado no início;
2. Em seguida, a composição dos cromossomas sexuais (por exemplo, XX, XU, XO, XXU, etc.);
3. Um autossoma adicionado é indicado por um sinal (+) ou a perda de um cromossoma inteiro é indicada por um sinal (-), por exemplo, 21+, 21-;
4. A espádua curta é designada pelas letras latinas "p" e a espádua longa por "q";
5. A translocação é denotada pela letra "1" com a descodificação entre parênteses (por exemplo, 1(14+21)-portador de uma translocação equilibrada 14/21: 1(14+21)-portador da translocação equilibrada 14/21);
6. O mosaicismo é indicado por um sinal de fração (por exemplo: 45,X/46,XX - mosaicismo na síndrome de Shereshevsky-Terner).

Breve caraterização de algumas doenças hereditárias monogénicas

Doença	Critério mínimo de	Tipo de	Os pedidos mais

	diagnóstico	**herança**	**frequentes**
Síndrome de Aarski	Hipertelorismo, braquidactilia, cutânea. sindactilia, baixa estatura, escroto descaído.	BP ou X-z. P	Endocrinologista
Síndrome de aglossia-adactilia (síndrome de Hanhart)	Microgenia, micro ou aglossia, redução. defeitos nos membros	AD	Cirurgião
Síndrome adrenogenital	Virilização progressiva, genitália dupla, desenvolvimento somático acelerado	AP	Endocrinologista
Acrocephalosin-dactylia.	Acrocefalia, vários graus de sindactilia	AD	Neurocirurgião, cirurgião
Albinismo ocular-cutâneo tirosinazonegativo	Despigmentação da pele, cabelo, olhos, fotofobia, nistagmo	AP	Oftalmologista
Síndrome de Alport (nefrite hereditária com surdez)	Perda de audição, hematúria e proteinúria	AD, X- cc. P	Neurologista, otorrinolaringologista
Ataxia-telangiectasia (síndrome de Luibar)	Ataxia, telangiectasia, infecções respiratórias superiores recorrentes vias, diminuição dos níveis de IgA	AP	Neurologista
Síndrome de Bardet-Biedl	Obesidade, hipogonadismo, atraso mental, polidactilia	AP	Endocrinologista, neuropsicólogo, oftalmologista
Síndrome de Beckwith-Wiedemann	Onfalocele, macroglossia, macrossomia	AD	Cirurgião
Síndrome de Williams (síndrome da cara de duende).	Rosto invulgar, estenose aórtica supravalvular, atraso mental , hipercalcémia	AD	Psiconeurologista, cirurgião cardíaco.
A idiotia amaurótica de Tay-Sachs.	Atraso psicomotor, muscular. hipotensão, cegueira, morte prematura.	AP	Neurologista pediátrico
Hymophilia A	Hemorragias, hemartroses, deficiência de fator VIII	H-Sc. P	Hematologista
doença	**Critério mínimo de diagnóstico**	**Tipo de herança**	**Os pedidos mais frequentes**

Síndrome de Marfan	Crescimento elevado , aracnodactilia, subluxação do cristalino , aneurisma da aorta	AD	Cirurgião cardíaco oftalmologista
Síndrome de Larsen	Deslocações congénitas múltiplas , rosto invulgar, anomalias esqueléticas.	ADi AR	Ortopedista
Distrofia muscular de Duchenne	Fraqueza muscular , pseudo-hipertrofia dos músculos da barriga da perna, evolução progressiva	H-Sc. P	Neurologista
Neurofibromatose (doença de Recklin-Gausen).	manchas de pigmentação , neurofibromas múltiplos, glioma do nervo ótico	AD	Neurologista, dermatologista
Osteogénese imperfeita	Aumento da fragilidade ossos, escleras azuis, otosclerose.	ADi AR	Cirurgião, otorrinolaringologista
Síndrome de Russell-Silver	Rosto atrofiado e peculiar , assimetria esquelética, disfunção sexual. desenvolvimentos	AD	Endocrinologista
Síndrome de Rubinstein-Teiby	progressivo atraso mental , falanges ungueais largas dos primeiros dedos das mãos e dos pés, rosto caraterístico	AD	Psiconeurologista
Síndrome de Usher	Surdez neurossensorial congénita, retinite pigmentosa	AP	Cirurgião, otorrinolaringologista, oftalmologista

Nota: AD - tipo de hereditariedade autossómica dominante;
A AR é um tipo de hereditariedade autossómica recessiva;
Cromossoma X. P - recessivo ligado ao cromossoma X.

Caraterísticas das doenças hereditárias detectadas através do rastreio neonatal

Doença	**Defeito (mais frequente)**	**Manifestação clínica**	**Correção**
Fenilcetonúria	Deficiência de fenilaleno ninidroxilase.	Obstipação, lesões cutâneas eczematosas, atraso psicomotor, microcefalia, atraso mental	Restrição de alimentos que contêm fenilalanina na dieta da criança
Galactosemia	Deficiência de	Atraso físico e mental,	Uma dieta

	galactose -1 fosfaturidiltrans-ferase	vómitos, lesões hepáticas, cataratas, atraso mental, morte precoce	completamente desprovida de galactose
Hipotiroidismo congénito	Perturbação da biossíntese das hormonas da tiroide	Pele seca, obstipação, perturbações neurológicas, bócio, mixedema, demência	Terapia de substituição da hormona tiroideia
Síndrome adrenogenital	Insuficiência 21-hidroxilases	Existem vários variantes clínicas. Na forma viril frequente, há uma puberdade precoce nos rapazes e uma muscularização nas raparigas Órgãos genitais externos. Com uma dieta de redução de sal, colapso.	Atribuição medicamentos glucocorticosteróides, mineralocorticóides
Fibrose cística	Anomalia de uma proteína que é um regulador transmembranar da condutância de cloreto nas células	Tosse, bronquite recorrente , sinusite, pneumonia, fezes abundantes , patologia pancreática	Mucolíticos, enzimas pacreáticas, antibioticoterapia programa de exercícios respiratórios

Aberração cromossómica (ou anomalia cromossómica): 1) designação generalizada para qualquer um dos tipos de mutações cromossómicas - deleções, translocações, inversões, duplicações; 2) mutações genómicas (aneuploidias, trissomias, etc.).

A **agenesia** (aplasia) é a ausência congénita completa de um órgão ou de parte de um órgão.

A **acrocefalia** (oxicefalia) é uma forma anormalmente alta ou cónica do crânio.

Um alelo é uma de duas ou mais formas alternativas de um gene, cada uma caracterizada por uma sequência única de nucleótidos.

A **alopécia** (calvície, calvície) é uma queda de cabelo permanente ou temporária, total ou parcial.

A **alfa-fetoproteína** (AFP) é uma proteína embrionária que se encontra no sangue do feto de um recém-nascido, na mulher grávida e no líquido amniótico.

A **amniocentese** é uma punção do saco amniótico para obter líquido amniótico.

A **anáfase** é a fase de divisão mitótica e meiótica do núcleo.

A **aneuploidia** é **um** conjunto alterado de cromossomas em que um ou mais cromossomas do conjunto normal estão em falta ou representados por cópias extra.

A **anotia** é a aplasia das aurículas.

A **anoftalmia** é a ausência de um ou de ambos os globos oculares.

O **anticódão** é um grupo de três bases complementares ao códão no ARNi. Ocupa uma posição fixa na molécula de ARNt.

Secção ocular antimongolóide - os cantos externos das fendas oculares estão rebaixados.

Aracnodactilia - dedos invulgarmente longos e finos.

A **atresia** é a ausência completa de um canal ou abertura natural.

Um autossoma é qualquer cromossoma não sexual. Os seres humanos têm 22 pares de autossomas.

Herança **autossómica dominante - um** tipo de herança em que um único alelo mutante localizado num autossoma é suficiente para a manifestação de uma doença (ou caraterística).

Biópsia do córion - procedimento efectuado às 7-11 semanas de gravidez para obter células para diagnóstico pré-natal. **Blefarofimose** - encurtamento horizontal das pálpebras, ou seja, estreitamento das fendas oculares.

A **braquidactilia** é um encurtamento dos dedos.

A braquicefalia é um aumento do tamanho transversal da cabeça com uma diminuição relativa do tamanho longitudinal.

O vitiligo é uma despigmentação focal.

Doenças congénitas - doenças presentes à nascença.

Um **gâmeta** é uma célula sexual madura.

Os hemangiomas (angiomas) são neoplasias vasculares benignas congénitas.

A hemizigosidade é o estado de um organismo em que um gene está representado num único cromossoma.

Um gene é uma sequência de nucleótidos no ADN que determina uma função específica num organismo ou assegura a transcrição de outro gene.

A engenharia genética é um conjunto de técnicas, métodos e tecnologias para a obtenção de ARN e ADN recombinantes, o isolamento de genes de organismos (células), a manipulação de genes e a sua introdução noutros organismos.

A terapia genética consiste na introdução de material genético (ADN ou ARN) numa célula cuja função é alterada (ou na função de um organismo).

Genoma - a informação genética total contida nos genes de um organismo, ou a composição genética de uma célula. O termo "genoma" é por vezes utilizado para designar o conjunto haploide de cromossomas.

Genótipo: 1) toda a informação genética de um organismo;
2) caraterização genética de um organismo num ou mais loci em estudo.

O património genético é o conjunto de genes de uma espécie ou população.

Heterozigoto - uma célula (ou organismo) que contém dois alelos diferentes num locus de cromossomas homólogos.

Um organismo heterozigótico é um organismo que tem duas formas diferentes de um determinado gene (alelos diferentes) em cromossomas homólogos.

A heterocromatina é uma região de um cromossoma (por vezes um cromossoma inteiro) que tem uma estrutura densa e compacta na interfase e não é transcrita em ARN.

A heterocromia da íris é uma coloração desigual de diferentes partes da íris.

Híbrido - indivíduo resultante do cruzamento de formas parentais geneticamente diferentes.

A hibridação **in situ é a** hibridação entre o ADN celular desnaturado numa lâmina e o ARN ou ADN de cadeia simples marcado com isótopos radioactivos ou compostos imunofluorescentes.

Hiperidrose - aumento da transpiração como manifestação de uma função excessiva das glândulas sudoríparas.

Hipertelorismo - aumento da distância entre os bordos internos das órbitas

oculares.
O hipertelorismo dos mamilos é um aumento da distância entre os mamilos.
A hipertricose é a presença de pêlos grossos, compridos e pigmentados em zonas onde normalmente se localizariam pêlos penugentos.
A hipospádia é uma fenda uretral inferior com deslocamento da abertura externa da válvula uretral.
Hipotelorismo - distância reduzida entre os bordos internos das órbitas oculares.
O hirsutismo é a queda excessiva de cabelo de tipo masculino nas raparigas.
A hereditariedade **golandrica é uma** hereditariedade ligada ao cromossoma U.
Escleróticas azuis (blue) - a coloração azul das escleróticas deve-se à translucidez da vasculatura através da esclerótica em afinamento.
Homozigoto - uma célula (ou organismo) que contém dois alelos idênticos num determinado locus de cromossomas homólogos.
Um organismo homozigótico é um organismo que tem duas cópias idênticas de um determinado gene em cromossomas homólogos.
Os cromossomas homólogos são cromossomas idênticos em termos do conjunto de genes que os constituem.
Grupo de ligação - todos os genes localizados num cromossoma.
Impressão digital de genes - deteção de variações no número e comprimento das repetições em tandem do ADN.
Deleção: 1) um tipo de mutação cromossómica em que se perde uma secção de um cromossoma; 2) um tipo de mutação genética em que se perde uma secção de uma molécula de ADN.
A distiquíase é uma fila dupla de pestanas.
Dolicocéfalo - predominância das dimensões longitudinais da cabeça sobre as dimensões transversais da cabeça.
Dominante - uma caraterística ou alelo correspondente que é expresso em heterozigotos.
A deriva genética é uma alteração nas frequências genéticas numa série de gerações devido a acontecimentos aleatórios resultantes de uma amostragem limitada de gâmetas.

Duplicação: 1) um tipo de mutação cromossómica em que uma secção de um cromossoma é duplicada; 2) um tipo de mutação genética em que uma secção de ADN é duplicada.

Sonda genética - um pequeno fragmento de ADN ou ARN de estrutura ou função conhecida, marcado com um composto radioativo ou fluorescente.

Variabilidade - diferenças entre indivíduos pertencentes à mesma espécie.

Um isocromossoma é um cromossoma monocêntrico aberrante com dois braços geneticamente idênticos.

O imprinting genómico (genético ou cromossómico) é um mecanismo pelo qual a atividade de genes homólogos (ou secções de cromossomas) num indivíduo difere em função do sexo dos pais.

A consanguinidade é o acasalamento de indivíduos que são parentes.

Os casamentos **consanguíneos são** casamentos entre parentes do 2º grau de consanguinidade ou superior.

Inversão: 1) um tipo de mutação cromossómica em que a sequência de genes numa secção dos cromossomas é invertida; 2) um tipo de mutação genética em que a sequência de bases numa determinada secção do ADN é invertida.

A inserção é um tipo de mutação genética em que há uma inserção de um pedaço de ADN na estrutura do gene.

A interfase é o período do ciclo de vida de uma célula entre o fim de uma mitose e o início da seguinte.

Intrão - um segmento de ADN num gene que não contém informações sobre a estrutura do produto proteico do gene.

Ictiose - pele "escamosa", presença de escamas densas e acinzentadas na pele, semelhantes a escamas de peixe.

O cariótipo é o conjunto de cromossomas de uma célula ou de um organismo.

A clonagem de genes consiste na produção de milhões de cópias idênticas de uma determinada secção de ADN, utilizando para o efeito microrganismos.

A clinodactilia é uma curvatura lateral ou medial do dedo.

Os alelos codominantes são alelos que se expressam cada um em heterozigoto (por exemplo, tipo sanguíneo AB).

Um códon é uma palavra (em sentido figurado) na linguagem do código genético. Essencialmente, um códon são três bases adjacentes que garantem a inclusão de um resíduo de aminoácido numa cadeia polipeptídica, ou sinalizam o início ou o fim da transcrição.

Colinearidade - correspondência entre a sequência de aminoácidos de uma cadeia polipeptídica e a ordem dos códons que a codificam no ARNi.

Um composto é um organismo que é heterozigótico para dois alelos

mutantes do mesmo locus.
Um **coloboma** é a ausência ou, geralmente, um defeito setorial de uma estrutura, mais frequentemente do olho, como um coloboma da íris, um coloboma do cristalino.
A concordância é a identidade de uma caraterística em gémeos.
A cordocentese é um procedimento para retirar sangue da veia umbilical do feto.
O coeficiente de consanguinidade é a probabilidade de um indivíduo ter dois alelos num determinado locus provenientes do mesmo antepassado.
Crossingover - o processo de troca de genes ou de partes homólogas de cromossomas homólogos durante a meiose, que proporciona novas combinações de genes.
Letal - uma mutação que causa a morte de uma célula ou de um indivíduo antes de atingir a idade reprodutiva.
As doenças lisossómicas são um grupo de doenças hereditárias caracterizadas por uma deficiência hereditária na produção de enzimas lisossómicas.
Os lipomas são massas tumorais subcutâneas.
Os lipossomas são partículas esféricas derivadas artificialmente de uma camada bimolecular de lípidos.
Um **locus** é um local num cromossoma ocupado por um gene.
A macroglossia é uma língua alargada.
Macrossomia (gigantismo) - tamanho do corpo excessivamente aumentado, quando os indicadores de altura e peso excedem significativamente as normas de idade e sexo.
Macrostomia - uma fenda bucal excessivamente larga.
Macrotia - aurículas aumentadas.
Macrocefalia - aumento do tamanho do crânio.
Um marcador é um alelo (ou caraterística) cuja herança é detetável na descendência.
Meiose - duas divisões consecutivas (1ª e 2ª) do núcleo de uma célula germinal (sexual) num ciclo de replicação, resultando em células haplóides.
Mendelização - herança de um determinado traço (doença) de acordo com as leis de H. Mendel.
A metafase é a fase da mitose durante a qual os cromossomas espiralados estão dispostos no plano equatorial da célula.
Microgenia - tamanho reduzido da mandíbula.
Micrognatia - tamanho reduzido do maxilar superior.
A microcefalia é o tamanho reduzido do cérebro e do crânio cerebral.

Microftalmia - tamanho reduzido do globo ocular.

O mixoplasma é o estado da matéria intracelular após a fusão dos conteúdos do núcleo (carioplasma) e do citoplasma.

As mutações **missense** são mutações genéticas que alteram o significado de um codão e, consequentemente, levam à substituição de um aminoácido por outro que não pode cumprir a função do original na proteína (formalmente, qualquer substituição de aminoácidos numa proteína é o resultado de uma mutação missense).

A mitose é a divisão indireta de uma célula que resulta na aquisição de informação genética idêntica pelas células filhas.

As mitocôndrias são os organelos da célula onde ocorre a síntese de ATP.

A herança **mitocondrial é a** herança de caraterísticas transmitidas através do ADN mitocondrial.

Alelos múltiplos - a presença de mais de dois alelos do mesmo locus numa população (ou espécie).

Um mosaico é um indivíduo que tem células com diferentes conjuntos de cromossomas.

O mosaicismo é a presença num indivíduo de células com duas ou mais variantes de conjuntos de cromossomas.

Secção ocular mongoloide - cantos interiores das fendas oculares rebaixados.

A monossomia é a ausência de um único cromossoma no cariótipo.

Morganida é a distância entre dois genes com uma frequência de cruzamento de 1% entre eles.

Variantes morfogenéticas congénitas (sinónimo: microanomalias do desenvolvimento, sinais ou estigmas de disembriogénese) - anomalias do desenvolvimento que ultrapassam as variações normais, mas não perturbam as funções do organismo.

As doenças multifactoriais (DMF) são doenças que se desenvolvem em resultado da interação de determinadas combinações de alelos de diferentes loci e de factores ambientais específicos.

Mutagénico - um agente físico, químico ou biológico que aumenta a frequência das mutações.

A mutagénese é o processo de provocar mutações.

Mutante - um organismo portador de um alelo mutante.

As mutações de frameshift são deleções ou inserções (inserções) de secções da molécula de ADN cujos tamanhos não são múltiplos de três bases.

Mutação - uma alteração nas estruturas hereditárias (ADN, gene, cromossoma, genoma).

A "capa de viúva" é um crescimento de pêlos em forma de cunha na testa.
A doença hereditária é uma doença cujo fator etiológico é um gene, uma mutação cromossómica ou genómica.
A hereditariedade é uma parte da variabilidade fenotípica total devida a factores genéticos.
As mutações **nonsense** são mutações genéticas que resultam na formação de um códon de terminação em vez de um códon de sentido.
A norma de resposta é a gama de variabilidade fenotípica para o mesmo genótipo em diferentes condições ambientais.
Um portador é um indivíduo que tem uma cópia do gene que causa a doença recessiva e uma cópia do alelo normal.
A oligodactilia é a ausência de um ou mais dedos.
Um oligossonda é um pequeno trecho de ADN, cuja hibridação revela substituições de um único par de bases.
Os oncogenes são genes que codificam proteínas que podem causar a transformação maligna das células.
A panmixia é a seleção aleatória de indivíduos acasalados dentro de uma **população** inteira.
A penetrância é a frequência de manifestação de um fenótipo (caraterística ou doença) determinada por um alelo dominante ou recessivo, mas num estado homozigótico.
As doenças **peroxissomais** são doenças metabólicas hereditárias causadas por uma biogénese ou função deficiente dos peroxissomas.
Pleiotropia é a influência de um único gene no desenvolvimento de dois ou mais traços fenotípicos.
A fossa pilonidal é um canal revestido por epitélio escamoso multicamadas que se abre na prega interjagódica do cóccix.
As caraterísticas poligénicas são caraterísticas causadas por muitos genes, cada um dos quais tem apenas a maior influência no grau de expressão de uma determinada caraterística.
Polidactilia - aumento do número de dedos nas mãos ou nos pés.
O polimorfismo é a presença de vários fenótipos distintamente diferentes numa única população.
O polimorfismo de comprimento de fragmentos de restrição (RFLP) é a presença de regiões de ADN de comprimentos diferentes após o tratamento do ADN com uma determinada restrictionase.
Um poliploide é uma célula (tecido ou organismo) que tem três ou mais conjuntos de cromossomas.
Cromossomas sexuais - cromossomas que determinam o sexo de um

indivíduo (nos seres humanos, os cromossomas Xi U).

Uma população é um grupo de indivíduos da mesma espécie que se cruzam livremente e que existem num determinado espaço e tempo.

As fístulas pré-auriculares são passagens com terminação cega, cuja abertura externa está localizada na base da parte ascendente da curvatura auricular, anterior à cóclea ou ao lóbulo.

A predisposição genética é uma combinação de alelos de diferentes loci que predispõem ao aparecimento mais precoce de doenças sob a influência de factores ambientais e à sua evolução mais grave.

Diagnóstico **pré-natal** - diagnóstico de doenças hereditárias ou outras perturbações durante o desenvolvimento intrauterino.

O probando é a pessoa com quem se inicia a recolha de ascendência.

Prognatismo - protrusão do maxilar inferior para a frente em relação ao maxilar superior.

A progeria é o envelhecimento prematuro do corpo.

Prognatismo - protrusão do maxilar superior para a frente em relação ao maxilar inferior.

Programas de rastreio - (ver rastreio).

A prófase é a primeira fase da mitose.

O pterígio é uma prega de pele em forma de asa.

A ptose é a queda das pálpebras.

A recombinação é a formação de novas combinações de genes durante a meiose, como resultado da clivagem aleatória de pares de alelos e do crossingover.

O ADN recombinante é uma molécula de ADN "montada" num tubo de ensaio utilizando segmentos de ADN de duas fontes diferentes.

As restritases são enzimas que cortam o ADN em sítios estritamente definidos.

Recessivo - uma caraterística ou alelo correspondente que só se expressa no estado homozigótico.

Os ribossomas são pequenas partículas intracelulares compostas por ARNr e proteínas, nas quais são sintetizadas cadeias polipeptídicas.

Um pedigree é um gráfico que mostra o parentesco entre membros de uma mesma família numa série de gerações.

Fenda da sandália - o espaço amplo entre o primeiro e o segundo dedos do pé.

As doenças familiares são doenças observadas em vários membros da família numa ou mais gerações.

Sibs são irmãos e irmãs.

A sindactilia é uma fusão completa ou parcial dos dedos vizinhos da mão ou do pé.
A sinofrisia é uma sobrancelha conjunta.
Rastreio (sinónimo; triagem) - exame de grandes grupos de pessoas para detetar qualquer condição (doença ou portador), a fim de prevenir ativamente formas graves de doença; deteção presuntiva de uma doença não diagnosticada anteriormente, utilizando métodos simples que dão uma resposta rápida.
O splicing é o processo de remoção de intrões e de combinação de exões num ARNm maduro.
Um pé de balancim é uma superfície plantar plana e convexa do pé com um calcanhar saliente.
Estrabismo é **estrabismo**.
O encadeamento genético é a transmissão conjunta de genes (caraterísticas).
Telangiectasia - dilatação excessiva localizada de capilares e pequenos vasos.
Telecanto - deslocamento lateral dos cantos internos das fendas oculares com órbitas e globos oculares normalmente posicionados.
Os telómeros são as secções finais dos cromossomas.
Os corpúsculos de Barr são cromatina sexual.
Um **tetraploide** é uma célula ou um organismo com quatro conjuntos de cromossomas.
Transgenose - procedimento (ou processo) de transferência de informação genética estranha adicional para um organismo ou célula.
Transcrição - leitura da informação hereditária durante a expressão do gene, ou seja, síntese de iRNA na matriz de DNA.
A translocação é a transferência de parte de um cromossoma, normalmente para um cromossoma não homólogo.
Tradução - transferência de informação hereditária; síntese de uma molécula de proteína ou tradução da sequência de bases do ARNm na sequência de aminoácidos de uma cadeia polipeptídica.
Trissomia - presença de um cromossoma extra no cariótipo de um organismo diploide; um tipo de polissomia em que existem três cromossomas homólogos (um indivíduo com trissomia é chamado trissómico).
Triploide - uma célula ou organismo com três conjuntos haplóides de cromossomas.
Frénulo curto da **língua** - fixação do frénulo na área da ponta da língua ou o seu encurtamento, resultando numa mobilidade limitada da língua.
Fenótipo - caraterísticas observáveis que se manifestam como resultado da

ação dos genes em condições ambientais específicas.
Fenocópia - uma caraterística que se desenvolve sob a influência de factores ambientais, mas que apenas copia uma caraterística herdada.
A fetoscopia é um procedimento que examina o feto no útero utilizando uma técnica de fibra ótica.
Fetoterapia - (terapia fetal; terapia pré-natal) - o tratamento do feto antes do nascimento ou imediatamente após o nascimento.
O filtro é a distância entre o ponto nasal inferior e o bordo vermelho do lábio superior.
A focomelia é a ausência ou o subdesenvolvimento significativo dos membros proximais, fazendo com que os pés e/ou as mãos, normalmente desenvolvidos, pareçam ligados diretamente ao tronco.
Cromatídeo - duas vertentes filhas de um cromossoma duplo unidas por um centrómero.
Cromossoma - estruturas nucleoproteicas filamentosas do núcleo da célula que contêm informação hereditária.
Uma mutação cromossómica (ou aberração) é uma alteração na estrutura dos cromossomas.
Conjunto de cromossomas - o conjunto de cromossomas no núcleo de um gâmeta ou zigoto normal.
A hereditariedade **ligada ao X é um** tipo de hereditariedade de caraterísticas cujos genes estão localizados no cromossoma X.
Centrómero - secção de heterocromatina do cromossoma, que é o local de fixação do "fuso de divisão".
Ciclopia - presença de uma única órbita, localizada ao longo da linha média na região da testa, contendo um ou dois globos oculares.
Um exão é um fragmento único de um gene descontínuo que é conservado no ARN maduro.
Exoftalmia - deslocamento do globo ocular para a frente, para fora da cavidade ocular; a fenda ocular está alargada.
A expressividade é o grau de expressão fenotípica (manifestação) de uma caraterística geneticamente determinada.
A expressão genética é a ativação da transcrição do gene, durante a qual o mRNA é produzido no ADN.
O epicanto é uma prega cutânea vertical no canto interno da fenda ocular.
A epispádia é uma fenda na uretra superior, frequentemente acompanhada de curvatura do pénis.
A epistasia é uma dominância não-alélica.
A euploidia é a presença de conjuntos completos de cromossomas num

indivíduo.

Eucromatina - regiões geneticamente activas dos cromossomas.

O organizador do núcleo é a região do cromossoma que contém os genes que codificam o ARNr.

RESPOSTAS.

TESTE-1.

1. c; o cariótipo é o número, tamanho e forma dos cromossomas num conjunto diploide.
2. **c;** os cromossomas estão em equilíbrio na região do equador.
3. **e;** fissão do núcleo primordial.
4. b; o acrossoma contém uma enzima (hialuronidase) que ajuda a dissolver a casca do ovo;
5. **e;** divisão celular mitótica.

TESTE-2.	1. a;	2. c;	3. б;	4. a;	5. д.
TESTE-3.	1.c;	2.a;	Prós;		4.6;5.c.
TEST-4.	16;	2a;	Zs;	4a;	5д.
TESTE-5.	1a;	2c;	Prós;	4д;	5a.
TEST-6.	1a;	26;	Prós;	4д;	5c.
TESTE-7.	16;	2a;	3c;	4a;	56.
TEST-8.	16;	26;	Zs;	4c;	56.

DESAFIO-1.

1. Se contarmos com a mitose, a Drosophila tem 4 pares de cromossomas; os humanos têm 23 pares.

2. a-2n, 4c; b-2n, 2c.

3. 120.

4. [99]num 6-10' mg, em dois 12-10' mg; a causa é a reduplicação do ADN.

5. 1) 2n=8; 4A+2XY; 2) 2n=26; 24A+2XX; 3) 2n=80; 78A+ 2XY; 4) 2n=48; 46A+2XX; 5) 2n=46; 44A+2XX.

6. O conjunto cromossómico das células germinais maduras dos indivíduos do sexo feminino é a fórmula 22A+X e o dos indivíduos do sexo masculino é a fórmula 22A+U.

7. Conjuntos cromossómicos de células somáticas e gâmetas de fêmeas e machos: suínos: 38A+XX, 38A+XU; 19A+X, - 19A+U;
rato cinzento: 40A+XX, 40A+XU; 20A+X, - 20A+U;
coelho:42A+XX, 42A+XU; 21A+X, - 21A+U.
chimpanzés: 46A+XX, 46A+XU; 23A+X, - 23A+U.

DESAFIO-2.

1. a). De acordo com o princípio da complementaridade das bases azotadas na molécula de ADN (A - T, C - G), construímos a segunda cadeia da molécula:
ААГГЦТЦТАГГТАЦЦАГТ - первая цепочка ДНК ТТЦЦГАГАТЦЦАТГГТЦА - вторая цепочка ДНК.

б) De acordo com o princípio da complementaridade das bases azotadas das moléculas de ADN e ARN (A - U, C - G), construímos a cadeia de ARNi:
TTC-CGA-GAT-GAT-CCA-TGG-TCA - segunda cadeia de ADN AAG-GCU-CUA-GGU-ACC-AGU- cadeia de ARNi

в) . A essência do código é que a sequência de nucleótidos no ARNi determina a sequência de aminoácidos nas proteínas.
AAG-GCU-CUA-CUA-GGU-ACC-AGU-ACC-AGU- i-Cadeia de ARN
(lys)-(ala)-(leu)-(gly)-(tre)-(ser)- cadeia de aminoácidos.

2. Os nucleótidos A e T, G e CD são chamados ***complementares.*** Como resultado, em qualquer organismo, o número de nucleótidos adenil é igual ao número de nucleótidos timidil, e o número de nucleótidos guanil é igual ao número de nucleótidos citidil. Esta regularidade foi designada por "regra de E. Chargaff".
Схема: ТТЦЦГАГАТЦЦАТГГТЦА- цепочка ДНК
AAGGTZUCCUAGGUAGGUACCAGU é uma molécula de transcrição de

iRNA.

3. Suponhamos que uma proteína é constituída por n monómeros - aminoácidos. Então, a sua massa molecular será aproximadamente 110 p. Cada aminoácido é codificado por três nucleótidos; portanto, a cadeia de ADN contém 3 n monómeros, e a sua massa molecular é 300 x 3 p = 900 p. Como vemos, a massa molecular de um gene (900 p) é aproximadamente 8,2 vezes superior à massa molecular (110 p) da proteína que codifica.

4. Uma proteína de 400 monómeros é codificada por uma sequência de 1200 nucleótidos (três nucleótidos para cada aminoácido). A massa molecular de uma cadeia codificadora deste tipo é 300 x 1200=360000. Uma molécula de ácido nucleico com uma massa molecular de 107 pode conter aproximadamente 28 genes (107 : 3,6 x 105), ou seja, este é o número de proteínas diferentes que podem ser codificadas nela.

5. Nas condições do problema, são apresentados os tripletos de código de todos os aminoácidos excretados na urina de um doente com cistinúria. Utilizando a tabela de códigos, podemos descobrir que aminoácidos estão presentes na urina de uma pessoa doente: serina, cisteína, alanina, glicina, glutamina, arginina, lisina. Os aminoácidos excretados numa pessoa saudável estão especificados na tarefa. Se os excluirmos da lista, encontraremos a resposta à questão colocada no ponto 1: cisteína, glutamina, arginina, lisina.

DESAFIO-3.

1. (a)

sinal	Gene	Genótipo
Audição normal	*B*	*BB, BB*
Surdo-mudo	*B*	*bb*

P ♀ ***Bb*** x ♂ ***Bb***
G *B* *b* *B* *b*

F₁ ***BB, Bb, Bb, bb***

Resposta: A probabilidade de dar à luz um bebé saudável é de 75%, enquanto a probabilidade de dar à luz um bebé doente é de 25%.

(б)

P ♀ ***bb*** x ♂ ***B_***
G *b* *B –*
F₁ ***bb B-***

Resposta: Uma vez que a surdez-mudez é uma caraterística recessiva, o genótipo da mãe será *bb*. O genótipo do pai pode ser *BB* ou *Bb* - em ambos os casos será saudável. Mas a criança nasceu doente, portanto, recebeu um gene recessivo da mãe e o segundo deveria ter sido dado pelo pai. Assim, o genótipo do pai *é Bb.*

2. (a) Os homozigotos, de acordo com a fórmula N = 2n , formam um tipo de gâmeta (20 = 1):

P aabb

G *ab*

б) Os heterozigotos para uma caraterística dão origem a dois tipos de gâmetas (21 =2): P AABB G *AB AB aB*

в) Os heterozigotos para duas caraterísticas dão origem a quatro tipos de gâmetas (22 = 4): P AaBb G *AB aB aB Ab ab ab*

г) Os homozigotos dão origem a um tipo de gâmeta (20 =1): RAABSS

G *ABC*

д) Os heterozigotos para uma caraterística dão origem a dois tipos de gâmetas (21 =2): RAABSS

G *Abc, abc*

e) Os heterozigotos para três caraterísticas dão origem a oito tipos de gâmetas (23): R AABBCs

G *ABC, aBC, abc, abc, abe, abc, abe, abc, abc, abc.* **3.**

Dado:

B, pé boto; b, estrutura normal do pé; D, metabolismo normal dos hidratos de carbono; d, diabetes mellitus; $, estrutura normal do pé, metabolismo normal dos hidratos de carbono;

$ é uma barra com um metabolismo normal dos hidratos de carbono;

Fl: 1) apenas o estrabismo;

2) apenas diabetes

Esta tarefa diz respeito a cruzamentos di-híbridos. São analisados dois traços - a estrutura do pé e o tipo de metabolismo dos hidratos de carbono. A estrutura do pé é representada por dois traços alternativos. A condição indica explicitamente quais destes traços são dominantes e quais são recessivos. Por conseguinte, é fácil introduzir as designações dos genes e anotar brevemente a condição do problema.

Solução:

A condição do problema não diz explicitamente que tipos de genes os pais e os filhos têm. Por isso, ao escrever o problema, denotamos os lugares dos alelos dos genes nos genótipos dos pais e dos filhos por pontos:

P: ♂ . . . . x ♀. . . .

Gametas:

F1: №1....; №2....

Na primeira fase da resolução deste problema, é necessário restaurar totalmente os genótipos dos pais e dos filhos. Isto pode ser feito parcialmente utilizando a informação da condição problemática. Diz-se que a mãe tem uma estrutura normal do pé e um metabolismo normal dos hidratos de carbono.

A estrutura normal do pé é uma caraterística recessiva, pelo que, para que se manifeste no fenótipo, a mulher deve ter dois alelos recessivos do gene **B** **(bb)**.

Fi: - um diabético de olhares indiscretos?

Sabendo que ela ainda tem um metabolismo normal dos hidratos de carbono, é natural assumir a presença de pelo menos um alelo **D** dominante **(D_)** no seu genótipo. Ainda não se sabe se a mãe é homozigótica ou heterozigótica para esta caraterística, pelo que o segundo alelo continua a ser indicado por um ponto.

O pai tem um metabolismo normal dos hidratos de carbono e, por conseguinte, pelo menos um alelo dominante do gene D (D_) e pé boto (uma vez que não se sabe se é heterozigótico ou homozigótico para esta caraterística, só podemos registar B_).

Da mesma forma, vamos reconstruir os genótipos das crianças: a primeira criança é apenas arisca, portanto, podemos dizer que tem pelo menos um gene dominante de cada par de caraterísticas (B.D.). A segunda sofre apenas de diabetes. Para que a criança tenha diabetes, ela deve possuir dois alelos recessivos do gene D (dd), e para que ela tenha fenotipicamente uma estrutura normal - pés, ela deve possuir dois alelos recessivos do gene (B) - (bb). Assim, o segundo filho é digomozigótico para caraterísticas recessivas.

O registo da solução do problema nesta fase tem a seguinte forma:

Solução:

P: ♂ **B _ D_** x ♀ **bbD _**

Gametas:

Fl:#1B_D_; #2 bbdd

Agora podemos restaurar completamente os genótipos dos pais usando o seguinte raciocínio: na fertilização, o zigoto recebe um cromossoma homólogo do óvulo da mãe e o segundo do espermatozoide do pai. Assim, um gâmeta com alelos recessivos (bd) provém da mãe e o segundo gâmeta com o mesmo alelo provém do pai. Assim, tanto a mãe como o pai têm de ter ambos os alelos recessivos (b) e (d) no seu genótipo. Assim, o genótipo totalmente reconstruído dos pais é o seguinte:

P: ♂ **BbDd** x ♀ **bbDd**

Agora já temos tudo o que precisamos para responder à questão principal do problema. No entanto, para isso é necessário escrever todos os tipos de gâmetas formados pelo pai e pela mãe. A análise mostra que o pai dá 4 tipos de gâmetas, e a mãe - 2 tipos.

P: ♂ **BbDd** x ♀ **bbDd**

gâmetas: BD; Bd, bD; bd;

bD; bd;

Para determinar os genótipos prováveis da descendência, façamos uma rede de Pennett. Os gâmetas do pai, por exemplo, serão escritos na linha horizontal superior, e os gâmetas da mãe na linha vertical esquerda. Nos locais de intersecção, escreva os genótipos da descendência.

♂♀	BD	Bd	bd	bd
bD	BbDD	BbDd	bbDD	bbDd
bd	BbDd	Bbdd	bbDd	bbdd

Pode-se ver que existe apenas uma variante de crianças com o fenótipo desejado. Consequentemente, a probabilidade de dar à luz uma criança diabética (com ambas as anomalias) neste casal é:

Separação por genótipo:

IBbDD : 2BbDd : 2bbDd : IBbdd : IbbDD : 1bbdd

Divisão do fenótipo:

3 :	**3 :**	**1**	**1**
pé boto, normal metabolismo dos hidratos de carbono	*pé normal, normal metabolismo dos hidratos de carbono*	*pé boto, diabetes*	*pé normal, diabetes* **1** *pé normal, diabetes*

R: 3+3+1+1+1 = 8 em 8 é um piscar de olhos. Se contarmos 8 - 100% 1-12,5%

Ao resolver problemas deste tipo, é preciso ter em conta que o cálculo da probabilidade de ter filhos não tem em conta o facto de um determinado casal de pais já ter filhos.

Resposta: a probabilidade de ter filhos com ambas as anomalias é de 12,5%.

4. Este problema requer a análise de um par de caraterísticas, a hipercolesterolemia familiar. Esta caraterística é autossómica dominante. Uma vez que os pais têm apenas um teor elevado de colesterol no sangue, são heterozigóticos. Uma breve descrição da condição do problema será a seguinte

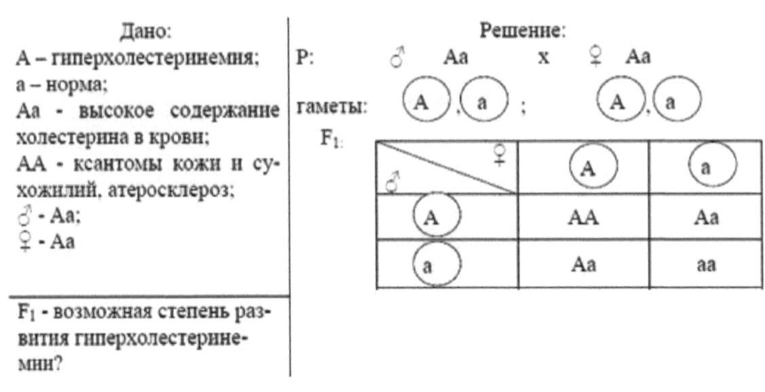

Дано:
A – гиперхолестеринемия;
a – норма;
Aa - высокое содержание холестерина в крови;
AA - ксантомы кожи и сухожилий, атеросклероз;
♂ - Aa;
♀ - Aa

F_1 - возможная степень развития гиперхолестеринемии?

Решение:
P: ♂ Aa x ♀ Aa
гаметы: (A), (a) ; (A), (a)
F_1:

♂ \ ♀	(A)	(a)
(A)	AA	Aa
(a)	Aa	aa

Расщепление в F_1 по генотипу и фенотипу:

1AA	:	2Aa	:	1aa
ксантомы кожи и сухожилий, атеросклероз		высокое содержание холестерина в крови		норма

Dado:

A - hipercolesterolemia: a - normal;
Aa - colesterol elevado no sangue;
AA - xantomas da pele e dos tendões. aterosclerose; d-Aa;
? - Aah! Aah!
Fi - possível grau de hipercolesterolemia myia?
{[7]Estratificação em F por genótipo e fenótipo} :
1AA : 2AA : 1aa
xantomas cutâneos
"a norma.
n tendinite, aterosclerose colesterol no sangue

Por vezes, os alelos que, no estado heterozigótico, determinam o desenvolvimento de uma caraterística, no estado homozigótico são letais para o organismo. Tais alelos são chamados de alelos letais. Por exemplo, nos seres humanos, a mutação dominante da braquidactilia no estado heterozigótico manifesta-se sob a forma de dedos encurtados. No entanto, no estado homozigótico, este gene leva à morte nas fases iniciais do desenvolvimento, devido às deformações esqueléticas resultantes, incompatíveis com a vida. Ao analisar a manifestação letal do traço, a fórmula de clivagem mendeliana passa a ser 2:1.

6. A condição problemática dá indicações claras e diretas sobre os genótipos dos progenitores. ^{AAB}Portanto, podemos adivinhar que o genótipo da mãe é I i e o genótipo do pai é I I . Vamos fazer uma notação múltipla da condição:

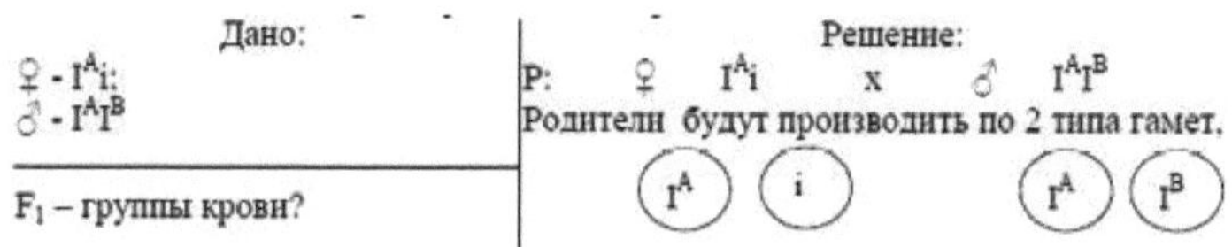

Для выявления сочетания генов в F_1 составим решетку Пеннета:

F_1:

♀ \ ♂	I^A	I^B
I^A	I^AI^A	I^AI^B
i	I^Ai	I^Bi

Генотип: 1 I^AI^A : 1 I^Ai : 1 I^AI^B : 1 I^Bi
Фенотип: II(A) II(A) IV(AB) III(B)

Para identificar a combinação de genes em Fi, criamos uma rede de Pennett:
AAAABBGenótipo: 1 I I : 1 I i: 1 I I : 1 I i
Phenotpp: 11(A) 11(A) 11(A) IV(AB) 111(B)

DESAFIO-4.

1. A aneuploidia é a trissomia dos cromossomas sexuais. Desalinhamento dos cromossomas durante a meiose durante a ovogénese ou a espermatogénese:

a) um óvulo com dois cromossomas X e um espermatozoide com um cromossoma Y fundem-se;

б) um óvulo com um cromossoma X e um espermatozoide com cromossomas X e Y fundem-se. Estes homens são inférteis (síndroma de Klinefelter).

2. Esta mutação cromossómica pode envolver anomalias da meiose durante a espermatogénese. Quatro variantes de espermatozóides podem ser formadas:

1. 23 cromossomas, o cromossoma 21 é livre,
2. 23 cromossomas, mas o cromossoma 21 está translocado;
3. 24 cromossomas à custa de dois cromossomas 21, livres e translocados;
4. 22 cromossomas, faltando o cromossoma 21.

Assim, existe uma elevada probabilidade de ter filhos com a doença de Down.

3. formalizar a condição do problema sob a forma de um quadro:

sinal	Gene	Genótipo	Localização de genes
Sangue Rhesus-positivo	*D*	*D-*	um autossoma:
Ellpptozptoz	*E1*	*E1-*	
Sangue Rhesus-negativo	*d*	*dd*	

A forma normal dos glóbulos vermelhos	*el*	*elel*	} distância *D* - *El* = *3* morganpdas

1). Determinamos o genótipo da mulher pelo fenótipo dos seus pais - ela é heterozigótica para os genes da eliptocitose e para a presença do fator Rh:

dEl

==

Del

2). Determinamos o genótipo do marido - ele é homozigótico para os alelos recessivos d e el:

del

==

del

3) . Anotar o padrão de casamento.

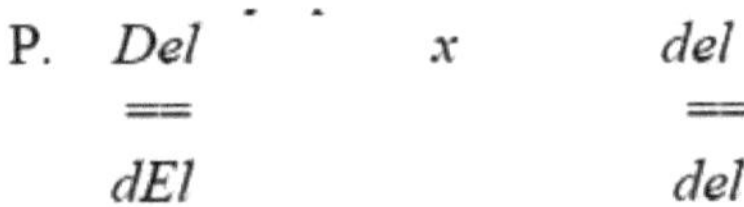

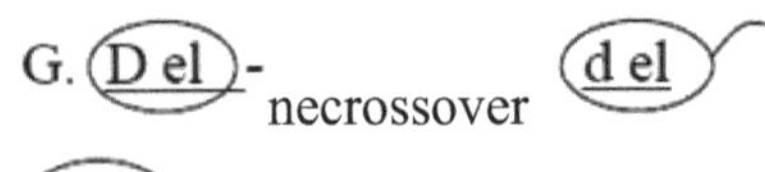

d El -
necrossover

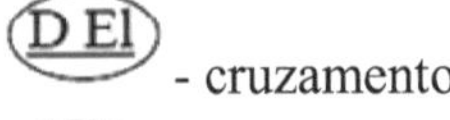

d el
- cruzamento

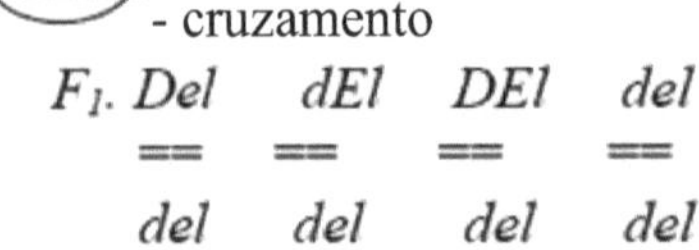

4) Calculamos a percentagem de gâmetas crossover e necrossover. Gâmetas cruzados - 3% (1,5% cada), uma vez que a distância entre os genes é de 3 morganídeos, gâmetas necrosados - 97% (48,5% cada).

5) . Cada gâmeta pode receber apenas um dos cromossomas homólogos. A probabilidade de formação numa mulher de gâmetas com genes Del - 48,5%, dEl - 48,5%, DEl - 1,5%, del - 1,5%. O marido tem gâmetas do mesmo tipo - del.

6) . Determinamos a probabilidade de dar à luz crianças com as combinações de caraterísticas especificadas na condição do problema. Depende da probabilidade de fusão de gâmetas de tipos diferentes: a) 48,5%; b) 1,5%; c) 48,5%; d) 1,5%.

4. Fenocópia. O vírus da rubéola impediu que os genes responsáveis pelo desenvolvimento do órgão auditivo realizassem a sua informação. Neste caso, a surdez é uma caraterística não hereditária, pelo que a probabilidade de uma criança surda voltar a nascer é 0, exceto se a mãe tiver uma recorrência durante a gravidez. A mulher do filho tem surdez hereditária, é homozigótica para o gene da surdez, mas os filhos terão uma audição normal porque recebem do pai o gene dominante para a audição normal; serão portadores heterozigóticos do gene da surdez.

5. A doença está associada, em primeiro lugar, à variabilidade mutacional (mutação generativa num dos antepassados de Edik), que deu origem ao gene da fenilcetonúria nesta família. Em segundo lugar, com a variabilidade combinatória, devido à qual este gene se tornou homozigótico. A recuperação de Edik deve-se à variabilidade de modificação. O genótipo de Edik não se alterou, mas influências externas adequadas normalizaram o seu fenótipo.

DESAFIO-5.

1. Com base nos dados da anamnese, construir uma árvore genealógica.

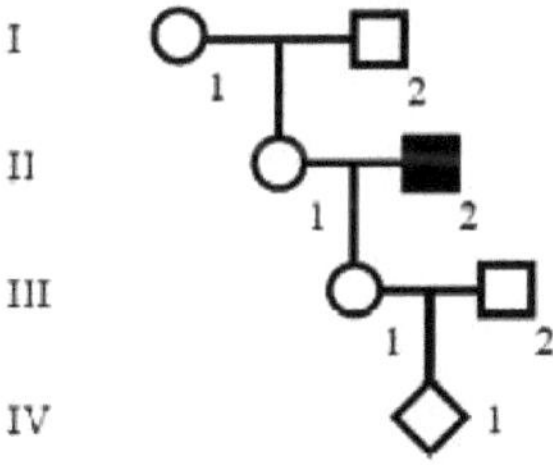

Em seguida, elaboramos a condição problemática sob a forma de um quadro e escrevemos o esquema genético do casamento:

Uma mulher que vai ter um filho é heterozigótica para o gene da ictiose. A probabilidade de dar à luz uma criança doente no casamento com um homem saudável é de 25% de todas as crianças, 50% se nascer um rapaz e 0% se nascer uma rapariga. A corionbiópsia (8-12 semanas de gravidez) e a amniocentese (15-17 semanas de gravidez) são indicadas para esclarecer a possibilidade de dar à luz uma criança doente. Estes métodos permitem determinar a presença de cromatina do sexo X nas células fetais para determinar o sexo.

sinal	Gene	G enotnp
Ictiose	y^7	$^{I}XX, XY$
Norma		$^{ii}XX, XY$

P_0. X^AX^A x X^aY

G. (X^A) (X^a) (Y)

F_1. X^AX^a

P_1. X^AX^a x X^AY

G. (X^A) (X^a) (X^A) (Y)

F_2. X^AX^A X^AX^a X^AY X^aY

Se o sexo da futura criança for masculino (risco genético de 50%), o geneticista deve explicar a gravidade das consequências médicas da doença e recomendar uma interrupção induzida da gravidez. Se o feto for do sexo feminino, o risco de ter um filho doente é de 0%. A mulher que vai ter um filho é heterozigótica para o gene da ictiose. A probabilidade de ter um filho doente num casamento com um homem saudável é de 25% de todas as crianças, 50% se nascer um rapaz e 0% se nascer uma rapariga.

2. Os pais heterozigóticos Aa e Aa casam-se. Fenotipicamente são saudáveis. Quando pais heterozigóticos se casam, os genótipos dos filhos são prováveis:

sinal	Gene	G enotpp
Norma	*A*	*AA, Aa*
Fenilcetonúria (doença)	*a*	*aah*

AA - 25 por cento, Aa - 50 por cento, Aa - 25 por cento.

Consequentemente, a probabilidade de ter filhos saudáveis é de 75% e a probabilidade de ter filhos com fenilcetonúria é de 25%.

3. formalizar a condição do problema sob a forma de um quadro:

sinal	Gene	Genótipo
Tipo de sangue I (0)	I^0	I^0I^0
Tipo de sangue II (A)	I^A	I^AI^A, I^AI^0
Tipo de sangue III (B)	I^B	I^BI^B, I^BI^0
Grupo sanguíneo IV (AB)	I^A u I^B	I^AI^B
Secretários	S, I^A, I^B	$S\text{-} I^A I, S\text{-} I^B I$

Não-secretores	s S u I^0	ss S-I^0I^0

$$P.\ I^BI ss \quad x\ I^AI S\text{-}$$

$$F_1.\ I^AI^B ss \quad I^0I^0\ S\ S\text{-}$$

00B0AComo o segundo filho tem o grupo sanguíneo I (genótipo I I), cada um dos pais tem de ter o gene 10 no seu genótipo, pelo que são heterozigóticos para o grupo sanguíneo (têm genótipos I I e l I°). Uma vez que o primeiro filho não tem antigénios A e B na sua saliva, tem dois genes ss recessivos no seu genótipo, que obteve de cada um dos seus pais.

B0 A0

Assim, não é possível determinar o genótipo do segundo filho através do gene secretor-não-secretor.

4. formalizar a condição do problema sob a forma de um quadro:

atributo	**Gene**	**Genótipo**
Olhos castanhos	*A*	*A-*
Olhos azuis	*A*	*Aa*
Cor do cabelo escura	*B*	*B-*
Cor de cabelo clara	*B*	*VY*

Cada progenitor tem uma caraterística dominante e uma caraterística recessiva, pelo que os seus genótipos são os seguintes

o pai *é aaB-,* a mãe *é aaB-.*

Uma vez que os seus quatro filhos são diferentes, isso significa que os seus fenótipos e genótipos também o são:

- O primeiro filho é um rapaz de olhos castanhos e cabelo escuro (*A-B-*);
- o segundo filho é um rapaz de olhos castanhos e cabelo louro (*A-*ЪЪ);
- O terceiro filho é um bebé de olhos azuis e cabelo escuro (*aaB-*);
- O quarto filho é um rapaz de olhos azuis e cabelo louro (*aabb*).

Conhecendo o genótipo do quarto filho, é possível estabelecer os genótipos dos pais, já que cada um deles deve passar dois genes recessivos para esse filho: *a*Ъ.

Assim, o genótipo do pai é *AaBb e* o genótipo da mãe é *Aabb.*

5. (A) De acordo com as condições do problema, uma mulher saudável, cujo irmão tem hemofilia, casou com um homem saudável. Durante a análise bioquímica dos factores de coagulação do sangue, verificou-se que a doença é causada por uma deficiência do fator de Natal. O diagnóstico foi hemofilia *B.* A doença é herdada como um traço recessivo ligado ao sexo. A análise do pedigree confirmou esta descoberta e mostrou que a mãe da mulher que procurava aconselhamento era heterozigótica. A penetrância da hemofilia é de 100%. BBBbPara determinar a probabilidade de ter um filho doente, começamos por notar que o genótipo da mulher aconselhada pode ser X X , ou X X . BbBComo a sua mãe é heterozigótica X X , e o genótipo do seu pai é X Y , a probabilidade de ela ser homozigótica é 1/2, tal como a probabilidade de ela ser heterozigótica. A probabilidade de uma mulher heterozigótica ter um filho doente quando casada com um homem normal é de 1/4. Portanto, a probabilidade de o filho deste casamento ter hemofilia é

1/2 x 1/4=1/8 (12,5%).

Ao aconselhar este caso, o médico deve ter em conta as seguintes circunstâncias:

Em primeiro lugar, se, com o conselho positivo de um conselheiro, uma família quiser ter dois filhos, a probabilidade de um deles ficar doente é 1/8+1/8=1/4.

Em segundo lugar, a probabilidade de ter um portador heterozigótico é de 1/8 para uma criança numa família e de 1/4 para duas.

A probabilidade de o gene da hemofilia ser transmitido aos descendentes (doentes + portadores) é de 1/4 se houver uma criança na família. Se uma família tiver dois filhos, a probabilidade de um deles ser doente ou portador é de 50%.

DESAFIO-6.

1. As raparigas terão todas hipoplasia do esmalte e, entre os rapazes, a clivagem é de 1:1 (há 25% de hipóteses de ter um filho com dentes normais).

2. As raparigas terão visão normal, mas uma delas é portadora de daltonismo. Os rapazes têm 50% de visão normal e 50% de raparigas.

3. Como o filho tem as duas anomalias, a mãe era diheterozigota e o pai heterozigoto para o segundo par de genes. A probabilidade de nascer com duas anomalias é de 1/16 - 6,25%.

4. 1) 47,XX,13+; 2) 47,XHU,18+ ;3) 47, XHU ,21+; 4) 47,XHU; 5) 45,X.

5) 1) Cariótipo feminino, 46 cromossomas, braço curto alongado do primeiro cromossoma;

6) Cariótipo masculino, deleção do braço longo do cromossoma 14;

7) Cariótipo feminino, 46 cromossomas com um braço curto alongado do cromossoma 14;

8) Cariótipo feminino, 46 cromossomas, deleção do cromossoma 1 (no primeiro segmento, segunda região do braço longo do cromossoma 21);

9) cariótipo masculino, 45 cromossomas autossómicos translocação de braço longo do cromossoma 14 para o cromossoma 21 (ver Apêndices n.º 3).

10) Cariótipo feminino, 46 cromossomas, cromossoma 18 em anel.

DESAFIO-7.

1. Para uma população pequena, a expressão matemática da lei de Hardy-Weinberg não pode ser aplicada, pelo que não é possível calcular as frequências genéticas.

2. Formalizar a condição do problema sob a forma de um quadro:

sinal	Gene	Genótipo
Doença Tay-Sachs	*A*	*Aah*
Norma	*A*	*A-*

Fazemos uma notação matemática da lei de Hardy-Weinberg p + q = 1, p2 + 2pq + q2 = 1.

p - frequência de ocorrência do gene A;

q é a frequência de ocorrência do gene a;

p2 - frequência de ocorrência de homozigotos dominantes (AA);

2pq é a frequência de ocorrência de heterozigotos (Aa);

q2 - frequência de homozigotos recessivos (aa).

A partir da condição do problema, de acordo com a fórmula de Hardy-Weinberg, sabemos a frequência de ocorrência de crianças doentes (aa), ou seja, q2 = 1/5000. O gene que causa esta doença só passará para a geração seguinte a partir de pais heterozigóticos, pelo que é necessário encontrar a frequência de ocorrência de heterozigotos (Aa), ou seja, 2pq.

q = 1/71, p =1-q = 70/71, 2pq = 0,028.

Determinamos a concentração do gene na geração seguinte. Estará presente em 50% dos gâmetas dos heterozigotos, a sua concentração no património genético é de cerca de 0,014. A probabilidade de dar à luz crianças doentes q2 = 0,000196, ou 0,98 por 5000 habitantes. Assim, a concentração do gene patológico e a frequência desta doença na geração seguinte desta população não se alterará praticamente (há uma ligeira diminuição).

3. formalizar a condição do problema sob a forma de um quadro:

sinal	Gene	Genótipo
Norma	*a*	*Aah*
Deslocação da anca	*A*	*A-*

Assim, a partir da condição do problema, de acordo com a fórmula de Hardy-Weinberg, sabemos a frequência de ocorrência dos genótipos AA e Aa, ou seja, *p2+2pq*. É necessário encontrar a frequência de ocorrência do genótipo Aa, ou seja, *q2*.

Da fórmula *p2+ 2pq + q2=1* resulta que o número de indivíduos homozigóticos para o gene recessivo *(aa) q2=l-(p2+2pq).* No entanto, o número de indivíduos doentes dado no problema
(6: 10.000) não representa p2 + 2pq, mas apenas 25 por cento dos portadores do gene A, enquanto o verdadeiro número de pessoas portadoras do gene é quatro vezes mais, ou seja, 24 : 10.000. Logo, *p2 + 2pq* =24:10.000. Então q2 (o número de indivíduos homozigóticos para o gene recessivo) é 9976: 10 000.

4. A caraterística não ocorre em todas as gerações. Isto exclui o tipo de herança dominante. Uma vez que a caraterística ocorre tanto em machos como em fêmeas, isto exclui o tipo de herança holândrica. Para excluir o tipo de herança recessiva ligada ao sexo, é necessário considerar o padrão de acasalamento III-3 e III-4 (a caraterística não ocorre em machos e fêmeas). AAaaaNeste caso, se assumirmos que o genótipo do homem X Y, e o genótipo da mulher X X , não podem ter uma filha com esta caraterística (X X), e no pedigree dado há uma filha com esta caraterística - IV-2. Tendo em conta a ocorrência do traço igualmente em homens e mulheres e o caso de casamento próximo, podemos concluir que neste pedigree existe um tipo de herança autossómica recessiva.

5. Utilize a fórmula de Holzinger para calcular o coeficiente de hereditariedade:

$$H = \frac{КМБ\% - КДБ\%}{100\% - КДБ\%}$$

$$H = \frac{80\% - 30\%}{100\% - 30\%} = 0{,}71$$

Uma vez que o coeficiente de herdabilidade é de 0,71, o genótipo desempenha um papel importante na formação da caraterística.

DESAFIO-8.

1. A caraterística não ocorre em todas as gerações. Este facto exclui a herança dominante. Uma vez que a caraterística ocorre tanto em homens como em mulheres, isto exclui a herança holândrica. Para excluir o tipo de hereditariedade recessiva ligada ao sexo, é necessário considerar o padrão de casamento III-3 e III-4 (a caraterística não ocorre em homens e mulheres). Neste caso, se assumirmos que o genótipo do homem é XAY e o genótipo da mulher é XAHa, eles não podem ter uma filha com este traço (XAHa), e neste pedigree há uma filha com este traço - IV-2. Tendo em conta a ocorrência do traço igualmente em ambos os sexos e o caso de casamento próximo, podemos concluir que neste pedigree existe um tipo de herança autossómica recessiva.

2. Tipo de hereditariedade recessiva ligada ao X.

3. Tipo de hereditariedade dominante ligada ao X.

4. A presença de hemofilia no filho indica que a sua mãe (a conselheira) tem o gene da hemofilia. O pai também tem o gene da hemofilia. Por conseguinte, existe uma probabilidade elevada (50%) de hemofilia não só no filho, mas também na filha, que pode ser homozigótica para o gene. Em ambos os casos, há indicações iguais para a interrupção da gravidez, mas dadas as técnicas modernas de métodos genéticos moleculares, é possível efetuar a amniocentese, encontrar no líquido amniótico do feto células e, através da impressão digital de genes, detetar a presença ou ausência do gene patológico no genótipo. Se este estiver ausente, a gravidez deve ser mantida.

5. c) subluxação do cristalino, defeitos cardíacos, estatura alta, dedos longos e finos, depressão do esterno em forma de funil;

LISTA DE REFERÊNCIAS

1. A.Y.Asanov, N.S.Demikova, S.A.Morozov, Editado por A.Y.Asanov. "Fundamentos de genética e distúrbios hereditários do desenvolvimento em crianças" livro didático para estudantes. Instituições de Ensino Pedagógico Superior/M: Centro Editorial "Academia", 2003.

2. P.R.Olimkhodjaeva, D.R.Inogamova. "Genética médica". - T., Ibn Sino, 2002.

3. D.R. Inogamova. "Coleção de materiais didácticos e tarefas sobre genética médica". - T., Turon-Ikbol, 2005.

4. D.R. Inogamova. "Genética médica". - T, Chulpan, 2009.

5. V.S.Baranov, E.V.Baranova, T.E.Ivashchenko, M.V.Aseev. "O genoma humano e os genes de 'predisposição'". "Introdução à Medicina Preditiva". - SPb.: Intermedica, 2000.

6. N.P. Bochkov. "Clinical Genetics". - Moscovo: Medicina, 1997.

7. E.T.Lilin, E.A.Bogomazov, P.B.Hoffman-Kadoshnikov. "Genética para médicos". - Moscovo, Medicina, 1990.

8. A.A.Kamensky, A.I.Kim, L.L.Velikanov, O.D.Lopatina, S.A.Balandin et al. "Biologia". - M., Slovo, 2001.

9. D.K.Belyaev, G.M.Dymshits. "Biologia geral". - M., Prosveshchenie, 2001.

10. F. Vogel, A. Motulski. "Genética Humana". Em 3 vol. -M., Mir, 1989.

11. P. Harper. "Practical medical and genetic counselling". - M., Medicine, 1984.

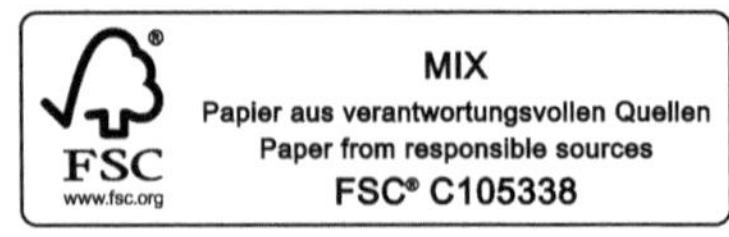

Printed by Books on Demand GmbH, Norderstedt / Germany